U0383823

公共卫生与
预防医学导论

主编　朱长才　王晓南　陈　勇　付生泉　曾春桂

编者　朱长才（武汉科技大学）
　　　王晓南（武汉科技大学）
　　　陈　勇（武汉科技大学）
　　　付生泉（武汉科技大学）
　　　曾春桂（黄冈市中医院）
　　　叶华容（武汉钢铁集团公司总医院）
　　　王步还（鄂州市疾病预防控制中心）
　　　程光文（武汉科技大学）
　　　张　玲（武汉科技大学）
　　　梅　勇（武汉科技大学）
　　　叶方立（武汉科技大学）
　　　常　薇（武汉科技大学）
　　　张连生（武汉科技大学）
　　　石玉琴（武汉科技大学）
　　　周　婷（武汉科技大学）
　　　袁修学（武汉科技大学）
　　　龚瑞龙（武汉科技大学）

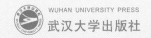
WUHAN UNIVERSITY PRESS
武汉大学出版社

图书在版编目(CIP)数据

公共卫生与预防医学导论/朱长才,王晓南,陈勇,付生泉,曾春桂主编. —
武汉:武汉大学出版社,2013.11(2017.8重印)
　ISBN 978-7-307-12025-9

　Ⅰ.公…　Ⅱ.①朱…　②王…　③陈…　④付…　⑤曾…　Ⅲ.①公共
卫生　②预防医学　Ⅳ.R1

中国版本图书馆 CIP 数据核字(2013)第 264310 号

责任编辑:任仕元　　　责任校对:汪欣怡　　　版式设计:马　佳

出版:**武汉大学出版社**　(430072　武昌　珞珈山)
　　(电子邮件:cbs22@whu.edu.cn 网址:www.wdp.com.cn)
印刷:虎彩印艺股份有限公司
开本:787×1092　1/16　印张:13.5　　字数:319 千字　　插页:1
版次:2013 年 11 月第 1 版　　　2017 年 8 月第 2 次印刷
ISBN 978-7-307-12025-9　　　定价:28.00 元

前　　言

公共卫生与预防医学是隶属于医学学科门类的一级学科，2012 年国家教育部发布的公共卫生与预防医学一级学科招生本科专业包括预防医学、食品卫生与营养学。预防医学是医学学科的分支，承担着健康维护、健康改善、健康促进的作用；食品卫生与营养学是公共卫生与预防医学的学科分支，主要作用是围绕食品安全问题开展微观和宏观研究，以维护食品卫生与食品安全。随着健康新概念和现代医学模式的形成，通过有组织的社会活动来改善环境、预防疾病、延长生命及促进公众心理和躯体健康，成为全社会共同参与的公共活动，即公共卫生活动。公共卫生将医学、预防医学、社会学、管理学等学科有机衔接，最大范围发挥了维护和促进人群健康的作用。因此，将改善环境和促进公众健康的"预防医学"学科规范为"公共卫生与预防医学"学科已经形成共识。

作为一名预防医学专业学生，必须在了解医学学科门类的基础上，充分认识公共卫生与预防医学学科的定义和职能；作为一名公共卫生现场工作人员，应该全面系统掌握公共卫生与预防医学学科的核心知识和工作技能。为此，我们通过总结近年预防医学专业学生导论课程教学经验和征求相关公共卫生现场人员的意见，编写了《公共卫生与预防医学导论》教材。本教材共九章，第一章为绪论，重点介绍了医学相关定义和医学学科分类；第二章和第三章概述了基础医学和临床医学的定义及其与预防医学的关系；第四章为公共卫生与预防医学的概念、特征和主要职责；第五章为预防医学培养方案；第六章为传染病与慢性病预防控制；第七章为环境有害因素识别、评价，重点描述环境监测和生物监测方法；第八章和第九章分别介绍了健康教育与健康促进方法以及卫生法规和卫生事业管理等内容。

本书在编写过程中，得到了武汉科技大学、鄂州市疾病预防控制中心等单位的大力支持，各位作者参阅了国内外大量文献资料，付出了辛勤劳动，在此一并致以谢意，并对所参考文献的作者表示衷心的感谢！

由于编写人员的水平有限，书中差错和失误在所难免，恳请读者批评指正。

朱长才

2013 年 8 月

目　录

第一章 绪 论

第一节 医学的定义、起源与发展

一、医学的定义

医学与社会、文化、经济、科技的发展水平关系非常密切，要给医学下一个最终的、确切的定义比较困难，古今中外许多学者都给医学下过不少定义，众说纷纭。纵观医学的发展史，医学的定义随着历史的发展而不断被赋予新意，每一种定义，都试图提出一个反映一定历史时期的医学总体观的高度概括，现着重介绍一些具有代表性的定义。

我国古代医家对医学提出过自己的看法。"医者意也，医者易也，医者艺也"、"医乃仁术"、"不治已病治未病，不治已乱治未乱"、"下医医病，中医医人，上医医国"、"夫医者须上知天文，下知地理，中知人世"，等等，均从不同的角度说明了医学的内涵、性质和任务。

在西方国家，医学（medicine）是源于拉丁语"medeor"一词，意即"治疗术"。给医学下定义较早而又流传最久的是中世纪伟大的阿拉伯医学家阿维森纳（Avicenna，980—1037），他在其名著《医典》中给医学所下的著名定义为："医学是科学，我们从中学到（1）人体的种种状态：①在健康时，②在不健康时；（2）通过什么方式：①健康易于丧失，②丧失健康时使之恢复健康。换言之，医学就是如何维护健康的技艺和健康丧失时使之恢复健康的技艺。"

这个定义虽写于数百年前，但现在看来仍然是对医学本质揭示得较深刻而全面的。第一，他一针见血地指出了医学是科学，这就使医学彻底摆脱了中世纪盛行的宗教影响，沿着科学的轨道发展；第二，他既指出了医学的科学性又指出了医学的实践性（技艺），使医学理论与实践密切结合起来；第三，他立足于"健康"而不是立足于"疾病"来揭示医学，避免了把医学囿于单纯治病的狭隘观点；第四，阿维森纳的定义在基础医学和预防医学尚未形成之前，实际上已包含了属于基础医学与预防医学的内容，孕育着基础医学、临床医学、预防医学和康复医学的医学结构体系。当然，我们不能说阿维森纳的定义已完善备至。

法国医学家罗歇（Roche）在《医学导论》（1926 年）中认为："医学一方面是一门科学，另一方面被看做是一门技艺。这两种观点都是正确的，就其研究方法来说，医学是一门科学；就其应用而论，它是一门技艺。由此可见，医学科学以研究疾病为对象，医术以维护和恢复健康为目的。"

苏联医史学家彼得罗夫的定义是："医学是一种实践活动，同时也是人们在各种条件下保持健康、预防和治疗疾病的一个科学知识体系。"

我国医史学家陈邦贤在《中国医学史》(1957 年) 中提出："医学是自然科学的一种，它是保持和加强人民健康、预防和治疗疾病的科学知识和实践活动的体系。"

《辞海》(1979 年) 中对医学的定义是："医学是研究人类生命过程以及同疾病作斗争的一门科学体系，属于自然科学范畴。"

哈尔滨医科大学的《医学导论》(1982 年) 中的提法是："医学就其基本方面而言属于自然科学领域中的生物应用科学，但与社会科学密切相关。它是运用自然科学和某些社会科学的理论、技术和方法，认识人体的结构、功能和生命活动规律，研究内、外环境对机体的影响和所致损伤与机体抗损伤的发生、发展规律的科学知识体系。其任务是认识生命现象本质，增进体质，保卫健康，防治疾病，延长寿命，从而保证人类的正常生存和发展。"

理论医学专家彭瑞骢、常青、阮芳赋在《论现代医学的性质和构成》(1985 年) 一文中指出："医学是医学科学和医疗保健事业 (医业) 的综合体。"

《中国百科大词典》(1990 年) 下的定义是："医学是认识、保持和增强人体健康，预防和治疗疾病，促进机体康复的科学知识体系和实践活动。"

这些近代的医学定义大体上与阿维森纳的定义相似，但预防疾病和促进健康的观念更为明确和突出。

我国《辞海》(2000 年) 中的定义为，"医学是研究人类生命过程以及同疾病作斗争的科学体系。从人的整体性及其同外界环境的辩证关系出发，用实验研究、现场调查、临床观察等方法，研究人类生命活动和外界环境的相互关系，人类疾病的发生、发展及其防治的规律，以及增进健康、延长寿命和提高劳动能力的有效措施。"

随着社会的进步和科学的发展，医学的概念、范畴、模式、思维方法等发生着变化。传统概念的医学只是针对人体组织、器官在解剖学上的研究，或是针对疾病在病理、病因、治疗方法上的研究和探索，是纯生物的医学模式，属自然科学范畴。医学的研究对象是人，人具有自然属性又具有社会属性，人生活在社会中，社会环境、经济和文化等因素对人类的健康和疾病有着不可忽视的影响。医学也同样具有双重属性，医学既是自然科学又是社会科学。现代医学不仅仅局限在自然科学的范畴，而是向社会学、心理学、伦理学、美学、生态环境学等领域渗透，不断涌现出社会医学、医学心理学、医学伦理学、医学美学等新型交叉学科。因此，医学不仅仅是研究人的生理机能、病理变化、疾病预防与治疗和保持健康的自然科学，还是关系到人的生存和发展的社会科学，是两大门类科学 (自然科学和社会科学) 相结合的科学。

二、医学的起源与发展

(一) 史前医学

在迄今为止的人类历史上，原始社会最为漫长。一般认为，自人类起源到有文字记载并掌握了金属冶炼技术的城市文明出现的阶段称为史前文明，持续时间从 400 万 ~ 600 万年前至公元前约 3500 年。史前文明中的医学称为史前医学或原始医学。

　　医学是伴随着人类的诞生而产生的。自从有了人类，就有了疾病，人类也就开始寻求减轻痛苦和治愈疾病的方法和手段，于是产生了原始医药。医学最初的目的是为缓解病痛、治愈疾病。

　　原始人以森林、洞窟为家，躲避风雨猛兽；以树叶兽皮为衣，用来遮体避寒，这些成为人类最早的卫生活动。人们过着"茹毛饮血，穴居野处"的生活，与猛兽毒蛇为伴，伤痛是经常发生的，他们也许会压迫那流着血的肢体，也许会抚摸那疼痛肿胀的患部，这可说是最初的止血术和按摩术了。手、语言、石器、火，是原始人类劳动生活的主要武器，也是造成医药的发生与发展的主要武器。

　　人类最初主要靠采集野生植物的果实和根茎作为食物来充饥，在生活实践中，在尝试各种植物的过程中，逐步了解到许多植物的食用或药用价值，比如有的植物能催吐，有的植物能发汗，有的植物能泻下，有的植物尝食之后居然解除了某种病痛，有的植物却毒得置人于死地。这样，植物药就逐渐被认识，并在生活和生产实践中被检验，经过自然淘汰，把有效的部分保存和流传下来。中国古代称药物为"本草"，英语中称药物为"drug"（即干燥的草木），这都说明药物是起源于植物的。

　　随着原始人制造的生产工具的进步和渔猎、农业的出现，食物的种类也逐渐丰富起来，除了植物外还有肉食。但在未发明用火之前，只能生啖其肉，渴饮其血。随着用火特别是人工取火的发明，很多动物肉类成为人们的主要食品来源，使人们更多地接触到了动物的肉、脂肪、内脏、骨骼及骨髓等，促进了人们对各种动物、对人体营养以及毒副作用的认识，发现有些动物的内脏（如肝脏）、血液和骨髓等可以治疗某种疾病，动物药也由此应运而生，并在实践中不断积累。

　　在原始社会末期，随着矿物的开采及金属冶炼技术的发展，人类又发现一些矿物质的药用价值，矿物药就在不断的使用中逐渐被摸索总结出来了。

　　从上面可以看出，原始的医药是人们在长期生产劳动中，在同自然环境和疾病作斗争的过程中的经验总结和智慧结晶。

（二）古代医学

　　随着社会生产力水平发展，劳动生产率的提高，产生了剩余产品和私有制，原始社会走向解体，整个社会分裂成两个对抗的阶级：奴隶和奴隶主，人类进入奴隶社会，建立起奴隶制国家，从此开始了古代文明的时代。古代文明中的医学称为古代医学。

　　最具代表性的四大文明古国都是建立在容易生存的河川台地附近，分别是位于两河流域的古巴比伦、尼罗河流域的古埃及、印度河流域的古印度和黄河流域的古中国，它们创造了各自的文明，产生了自己独特的医学，是人类文明的摇篮。

1. 古巴比伦医学

　　古巴比伦在大致相当于今天的中东伊拉克地区，有两条基本平行、由北向南、最后共同注入波斯湾的河流，即幼发拉底河和底格里斯河，在这两条河之间是一片呈新月形的平原，历史上称为"美索不达米亚"，这是个古希腊语，意为"两条河中间的地方"。古巴比伦就位于美索不达米亚这片肥沃的土地上。

在公元前 4000 年，南美索不达米亚人就已开始形成系统的医学思想，从中产生了亚述、巴比伦的医学。

巴比伦和亚述都比较重视占星术，认为天体的变化和星体的运行与人体的疾病和祸福的发生有密切关系，人体的构造与天体的结构相似，即人体是一个小宇宙，天体对人体会发生重大影响。这种人体是个小宇宙的观念，与我国古代医学中的观念颇为相似。巴比伦人有很发达的占星术和关于行星的知识，他们知道日（月）蚀的周期、行星的升降与太阳的关系，能计算天体运行和月球的相位，能观察陨星并精通算术，认为人体内体液的运行受星辰的影响，如星辰之影响自然力、月球盈亏之影响海潮一样，从研究星辰运行与季节的关系及星辰与某些疾病的关系中，可以找出相应的医疗原则。

巴比伦人的解剖知识与祭祀有关，他们非常重视肝脏，认为血是生活机能的输送者，藏血器官是肝脏，肝脏是生命的重要所在，是非常神圣的东西，常用肝脏来作为祭祀用品和占卜（肝卜），对肝脏进行检查，观察其形状、位置和任何一种异常，以预言凶吉。有的还用陶器刻制成肝脏模型，上面记有文字。

当时已经有了专门的医生，并分为两种：一种是僧侣医生，通过咒文和祈祷为病人治病；另一种是有治病经验的医生，由平民担任。医生还分为内科医生和外科医生。

在有关行医的记述中，提到了多种疾病，比如各种发热病、中风、肺痨、鼠疫；对精神病已能鉴别，认为是由创伤或魔鬼所致；还有眼病、耳病、风湿、肿瘤、脓肿、心脏病和皮肤病等疾病的记载。对于肺结核的症候描写得极为逼真："病人常常咳嗽，痰稠，有时带血，呼吸如吹笛，皮肤发凉，两脚发热，大量出汗，心乱。病极重时常有腹泻……甚至还有病灶传染。"所开处方常很详细，现在尚保存的一个用楔形文字写在陶片上的医疗摘要，其格式分三部分：第一部分是病名，第二部分是药名，第三部分是用法。所用的药物有植物的果实、叶、花、皮、根，有动物的各种脏器，还有矿物药，等等。

世界上最早的体系完备的法典，是古巴比伦国王汉谟拉比（约前 1792—1750 年在位）制定的，用巴比伦人当时通行的楔形文字刻在一根玄武岩石柱子上。法典由序言、正文和结语三部分组成，包括商业、婚姻、债务、遗产继承、奴隶、租佃和雇佣关系等内容，其中有不少条文涉及医疗活动，比如若医生用青铜刀给病人做大手术，并且治愈了，或者用手术刀切开脓肿，并能保存病人的目力，寻常收费十银币；若病人是奴隶，他的主人酬劳医生两银币；若奴隶因医生手术而死亡或致盲，医生须赔偿奴隶主全部或一半的奴隶身价，如果盲目或死亡者为绅士，则医生必定受到断手的严厉处罚。该《法典》尽管是统治者保护自己阶级的法律，但其中有些提法是很有意义的，如明确医生是一门专门职业，并且记有此种职业的人该如何行医，规定了医生的刑事和民事责任，具有极大的历史价值。

2. 古埃及医学

早在 6000 多年前，尼罗河经常会洪水泛滥，在河流两岸冲积成沃土，形成了大片的良田，古埃及人就生活在尼罗河这片沃土上，在公元前 3500 年前后建立了上、下古埃及两个王国，几百年后由美尼斯国王统一了上、下埃及，建立了古埃及第一个王朝，是世界文明发端最早的民族之一。

当时医术很原始，疾病与迷信常混为一谈，人们治病通常依靠祈祷或请一些僧侣医生。因此，埃及人中最有名的医生——医神伊姆霍泰普（Imhotep），或许是一位国王，也许是祭司，他精通医学，被认为可以包治百病，而且能够守护人类死后的灵魂，现在埃及仍有很多他的铜像。

埃及人对于生命的观念与亚述巴比伦人不同，亚述巴比伦人认为肝脏是血液中心和生命之所在，而埃及人认为呼吸是极其重要的生命功能，人死时呼吸的停止在血流停止之前。用河流类比联想的方法，认为人体由固体成分（土）和液体成分（水）构成，脉管相当于"沟渠"，体温是火，呼吸是气，气和体液流注于脉管中。

埃及大部分有关医学的史料都记录在以"纸草文"书写的纸草文献中。当时，尼罗河岸边土地肥沃，草木茂盛，生长着一种长得又长又宽像芦苇一样的植物，人们把它割下来，经过处理晾干成纸，叫"纸草"，然后在上面记录文字，即是"纸草文"。这些纸草文是在近代发现的，现存有五六种，其中三种最为重要，即埃伯斯（Ebers）纸草文，约写于公元前1500年，介绍一般的医学理论；卡亨（Kahum）纸草文，写于公元前2000—前1800年，主要介绍妇科；史密斯（Edivin Smith）纸草文，约写于公元前1700年，介绍外科，这些纸草文均以发现者的名字来命名。在这些纸草文中，记载了带有迷信色彩的咒文、魔术；也有各种药物，如止咳药、吸入药、熏蒸药、坐药及灌肠药等。其中，埃伯斯纸草文是在19世纪由德国考古学家乔治·埃伯斯（Georg Ebers）在尼罗河畔向当地商人购买的，草文幅长20米，记载有古埃及的医学原始资料，里面提到了望、闻、问、切的检查方法，还有内科、外科、妇产科和眼科方面的疾病表现和治疗的记载。内科方面记载有呼吸道疾病、出血病、寒热病等和发汗、吐、泻、利尿、灌肠和刺络等治疗方法；外科方面记载了脓肿切开、浅表肿块切除和包皮环切术等；妇产科方面有妊娠诊断、分娩、催产和促进乳汁分泌的方法和药物记载；还写有眼科方面的手术。在卫生方面，对住宅与身体的清洁等都有规定，且常把动物的分泌物和动物身体的一部分作为药物。

与古埃及医学相关的内容，还应提到"木乃伊"。木乃伊是一种干化尸。因为埃及人迷信，认为如果人死后，把尸体保存下来，则灵魂可以回归。大约在公元前3000年，已实行尸体干化法：通过腹部的切口用一个钩状的工具把内脏器官从体内掏出，通过鼻孔把脑髓吸出，进行清洗后用香料等药品涂抹在尸体里面，放在黏土与碳酸、硫酸和氯盐的混合物中浸泡一段时间，再次清洗，最后用浸过沥青类物质的麻布把尸体全部捆扎起来，装入木匣子，放入墓室里的石棺内或埋在沙漠中，风干后，便形成一种干化尸即木乃伊。木乃伊具有重要的研究价值，由它可观察到古人所患的疾病，如关节炎、软骨病、骨折、动脉硬化、肿瘤等。另外，古埃及人在木乃伊制作中的外科手术方法和技术、尸体防腐保存的知识也是医学研究的一项内容，能将尸体保存五千年的时间，很值得后人深思。

古埃及医学在卫生法规方面已有很大的进步，对于遗体掩埋、居室清洗、沐浴更衣、饮食、包皮环切和堕胎等方面都有严格的规定，这些规定虽然有深刻的宗教意义，但在实践上却也具有一定的卫生学意义。比如供屠宰食用的动物，要先由祭司检查是否健康，否则既不能用于祭祀也不准食用；祭司只准穿白色的衣服，保持身体的高度清洁；禁食某些食物，特别是猪肉和豆类，只准饮用开水或滤过的水；不准经期性交，严禁人工流产和弃婴；婴儿断乳后喂牛奶，后加青菜；男孩到14岁要行包皮环切术，等等。

3. 古印度的医学

古印度得名于印度河，是世界古代文明的发祥地之一，在哲学、天文学、医学等方面都有过较高的成就。印度医学对东方各国特别是南亚各国的医学产生了很大影响。

古印度的医学起源很早，有据可考的就可以追溯到公元前 2000 年的吠陀时代。梵语"吠陀"（Veda）就是"求知"或"知识"的意思。《吠陀经》是古印度的梵文圣典，具有极高的历史地位，其包括四种吠陀，即《梨俱吠陀》、《娑摩吠陀》、《耶柔吠陀》和《阿闼婆吠陀》，其中，《梨俱吠陀》是赞颂神的诗集，大约于公元前 1500—前 900 年间陆续写成，内容包括神话传说、对自然现象和社会现象的描绘与解释，以及与祭祀有关的内容，也提及麻风、结核等疾病及药用植物和水疗法，并将医生分为四个等级：外科医生、内科医生、巫医和中毒救治医生。《阿闼婆吠陀》完成于公元前 600 年左右，主要集录了用于治疗疾病、驱除灾害、恢复和睦、战胜诅咒的诗歌和咒语等，记载有 77 种病名以及对症的药方。

除了上述四种吠陀外，还有四种续吠陀，其中，《阿输吠陀》记录了较多的医学史料，总结了对疾病的诊治经验，积累了相当数量的药物治疗方法，出现了系统的医学理论。首次将医学分为八大分支：内科学、头颈外科学（包括眼科学和耳鼻喉科学）、外科学、毒物学、精神病学、儿科学、老年学和生育学。除此之外，还提出了关于健康与疾病的三体液学说，即人体是由三体液即气（风）、胆（热）及痰（水）组成，三者必须均衡才能保持人体健康，一旦其中一个要素太过或不及，人就会失去平衡而患病。后来，人们又加入了 7 种成分，即乳糜（消化的食物）、血、肉、骨、精、脂和骨髓，认为这 7 种成分均来源于食物，人体的发育与衰老以及人体各要素的循环和我们所吃的食物有关。还有人并入了排泄物，即尿、粪、汁、黏液、发、爪和皮屑，形成了一个较为完整的理论体系，认为疾病来源于体液、身体成分和排泄物的紊乱。

《阇罗迦集》、《妙闻集》和《八心集》一起被称为《阿输吠陀》文献系中的"三位长老"。《阇罗迦集》成书最早，是内科学的"完整体系"，共有 8 篇 119 章，介绍了阿输吠陀之根本性的 5 种疗法：对于钝重感、头痛、鼻炎、半身不遂、头部的寄生虫病、癫痫、嗅觉丧失、精神错乱，可采用胡椒、芥子、郁金、干姜等 23 种植物药、两种盐进行头部的净化；在胆、痰两种病邪增多及胃部疾患时，医生应不伤身体地使用甘草等 10 种植物药作为催吐剂进行催吐；对于发生在肠部的疾患，采用诃梨勒、阿摩勒、菖蒲等 15 种植物药作为泻下剂是有效的；用油剂或非油性灌肠剂灌肠可以治疗大便停滞，并有制压"风"的作用；当血液被污染、治疗无效时，可行放血疗法。还记录了 13 种基于火之特性的发汗法和除去、增加、干燥、油剂、发汗、静固三组含义对立的疗法，以及其他的保健疗法。认为适当运动能使身体发育平衡，关节和筋骨强健，身心快乐。还提到"瑜伽术"（yoga）可锻炼身心和保持健康。

《妙闻集》是外科学的"完整体系"，分 6 篇，共 186 章。介绍了切割术、截除术、缝合术、取异物吸引术、白内障切除术、疝气手术、脱臼复位法及骨折夹板治疗等外科治疗术。8 种外科手术法，即切除、切开、乱刺、穿刺、拔除、刺络、缝合、包扎。印度医学史中最有趣的一点是民间外科学的发达，其中最有价值的是鼻成形术，可能由于削鼻在印度是一种惩罚，也是复仇的手段，所以需要安装假鼻。书中还介绍了作为一位可以

"出诊"的医生应具备的条件："学习了医书，并理解其意义；见习了手术，并经过亲自演习；熟记医书所载内容，并得到国王的许可。然后剪短指甲与头发，清洁身体，着白色衣，持遮阳之伞与手杖，穿鞋，外无傲慢之貌，内怀善心，语言充满爱善，无欺瞒之事，以人类为友，有好的助手相伴，如此这般的医师始可往病家应诊"。

4. 中国古代医学

中国古代医学见"中医学的发展史"部分。

5. 古希腊医学

古希腊位于欧洲南部三大半岛之一的巴尔干半岛的南端，包括巴尔干半岛南部、爱琴海群岛和小亚细亚西岸。约公元前7—前6世纪，古希腊从原始社会进入奴隶制社会。

希腊医学除吸收了上述古埃及、巴比伦亚述的医学以外，还有小亚细亚西部的米诺亚民族的医学。哲学和医学在希腊得到空前发展，很多学者既是哲学家又是著名的医学家。

德谟克利特（Democritus，公元前460—前370年）是原子论的创始人，提出物质是由极小的、看不见的、不可再分的原子构成的，这些原子在不断运动着，时而结合，时而分离。郝拉克利特（Heracletus，公元前540—前470年）则认为，火是万物的本源，万物处于永恒的运动变化之中，他有句名言"人不可能两次踏进同一条河流"，认为宇宙的本质既不是精神，也不是神灵，宇宙是物质的。还指出："人们用祷告向神求健康，而不知道自己拥有保持健康的方法。"

著名的医生和唯物主义哲学家恩培多克勒（Empedocles，公元前约483—前423年）提出，一切物体都是由四种元素组成的，即火、空气（风）、水和土（地），这四种元素以不同数量比例混合起来，成为各种性质的物体。肌肉的形成是由于四种元素等分量的混合，神经由火和土与双倍的水结合而成，骨骼由两分水、两分土和四分火混合而成，汗和泪是由一部分血液变来的，因为这部分血液在温度的作用下流动性较大、更精细，所以能够外流。

亚里士多德（Aristoteles，公元前384—前322年）是与医学和生物学有密切关系的著名学者，他的许多作品流传至今。亚里士多德是柏拉图的弟子，他对生物学有较深入的研究，后世生物学的发展，可以说是以他的发现为基础的。在其著作《自然之阶梯》中，他早已提出类似达尔文进化论的观点。他解剖过不少动物的尸体，指出多数静脉与动脉相伴行，绘制了许多动物的内脏和器官的解剖图片，是最早的解剖图的制作者。

希波克拉底（Hippocrates，公元前460—前377年）被誉为"西方医学之父"，他生于科斯岛的医学世家，父亲和祖父都是著名的医生。年轻时受到家庭影响，精心钻研医学，并巡游各地讲述医学知识、行医和交流，足迹遍布大小都市和乡村。他将"四元素理论"（火、空气、水和土）发展成为"四体液病理学说"。认为有机体的生命决定于四种体液：血、黏液、黄胆汁和黑胆汁，每一种液体又与一定的"气质"相适应，每一个人的气质取决于他体内占优势的那种液体。血液占优势的人，气质上表现热情、敏感、喜交往、反应快、适应性强、外向；黏液质占优势的人，气质上表现沉默寡言、喜静、不善交往、反应慢、善于忍耐、内向；黄胆汁占优势的人，气质上表现直率、急躁、感情易冲动、反应快、精力旺盛、明显外向；黑胆汁占优势的人，气质上表现孤僻、怯懦、不喜交往、反应迟缓、感情丰富而不外露、明显内向。四种体液配合正常则健康，否则就会发生疾病。

他反对巫术与迷信，改变了当时医学中以巫术和宗教为基础的观念，把疾病看做是发展的现象，重视疾病发生、发展过程的全貌，强调自然力的作用，认为疾病是一个自然过程，疾病都有自然康复的趋势，医生的作用主要是帮助患者体内自然抗病能力的恢复，不要妨碍病理变化的自然过程。他强调医生面对的不仅是病而是病人，在治疗中必须注意病人的个性特征、生活方式和环境因素对疾病的影响。他教导年轻的医生，进入一个没有到过的城市时，要研究当地的气候、土壤、水以及居民的生活方式等，作为一个医生，只有预先研究城市中的生活条件，才能做好城市中的医疗工作。他还非常重视饮食疗法、按摩理疗、生活卫生、身体锻炼和疾病的预防，但也不忽视药物治疗。

他很重视临床实践，善于总结经验，注意病史资料的记录，不仅记录成功的案例，也忠实地记录失败的教训。强调医生要在病人床边做细致的观察，要研究一切能看到、听到、感觉到和辨别到的情况。他总结出来不少关于诊断疾病的方法，如将耳朵贴在有肺部疾患的病人胸部，能听到"像发酵的醋一样的沸腾声"，这显然是指"水泡音"；对胸痛、胸膜炎的病人，有时能听到"皮革摩擦样"的声音，这指的是胸膜摩擦音；他还描述病人热病衰竭期表现出来的"希波克拉底面容"；描述慢性肺病患者的杵状指，后世称"希波克拉底指"。这些都是通过细致而精确的观察总结出来的宝贵经验。他在外科方面也颇有成就，强调要用煮沸过的水或酒清洗伤口、伤口要保持干燥、手术者的手要干净；提出了关于骨折、脱臼、头部损伤等方面的治疗措施。

《希波克拉底文集》是目前研究古希腊医学的最重要典籍，其中的医学观点、理论和技术对西方医学理论体系的创立和医学实践的发展有巨大的影响。书中的《誓言》、《原则》、《医师》、《操行论》、《箴言》等各篇中，广泛地论述了医生的道德问题。《希波克拉底誓言》体现了一切为病人利益着想的高尚情操和医德，阐明了师徒之间、医生与病人之间、医生与病人家属之间应具有的关系准则，成为西方医学道德的典范。

在医生的培养方法上，希波克拉底提出"无论任何人，要获得完全的医学知识，必定具备以下特长：天赋的性格，有教养，适于学习研究的环境，而且要勤勉，其中最重要的是天资。若是天资愚蠢，则任何事业都无望。若具有上进的天资，则医学之教导就不难取得良好的效果。有志于医学的学者，必须在医学教育的适当之处，自觉开始学习，经常思考，以适应医学教育的本质之道，为使他日能获完美之结果，必须养成勤勉、忍耐之性格"。这是希波克拉底认为成为一个医生应具有的条件。他对手术医生也提出了一些合理的要求，如术者的指甲不能过长，应练习使用指端的动作；实施手术必须具备技巧、敏捷、优雅、减少病痛的条件；应该叮嘱手术护士将施行手术的部位充分暴露，环境要安静，要使患者保持一个既利于手术又舒适的体位，等等。

6. 古罗马医学

罗马位于地中海亚平宁半岛。公元前2世纪，罗马征服了希腊，建立了一个囊括整个地中海和不列颠在内的帝国。希腊是西方文明的摇篮，而罗马则是希腊文明的继承者。在医学方面，他们都注重实验和临床观察，长于理论概括，积累了丰富的经验，取得了伟大的成就。

罗马统治者好战，常常远征他乡。在远征途中，不可避免遇到士兵生病、受伤，为解决这一问题，罗马人便在远征途中，设置专门机构，收容那些伤病员，这些机构以后发展成了军医院。在此基础上，城市中也出现了专门为官僚、权贵服务的医院，以后又设立了慈善性质的公共病院，后来这些医院演变为中世纪的治疗院。同时，为了防止流行病，还设置了"医务总督"的职位，作为政府行政机关的官员，还负责举行开业医生的考试。在古罗马，医生的社会地位同奴隶一样低下，起初担任医疗工作的医务人员是奴隶、战俘或雇佣外国人，随着希腊医生的不断涌入，他们因为具有较高的医术而逐渐赢得罗马人的信任，声誉也明显提高，至恺撒大帝，才使得城市中开业的医生得到市民权，由此医生的社会地位逐步提高。

罗马在公共卫生方面也有较高水平，早在公元前 312 年就修建了城市的第一条从城外向城内输送饮用水的输水管道，到后期共建造了 14 条输水管。由于这些输水管道都是大理石建造的，非常牢固结实，加上罗马人善于管理，设有专员负责水道的维护，使得这些建筑大部分都保存下来了，成为与埃及金字塔一样的最伟大古代建筑遗迹。除了输水管道，还修建了大型的下水道、公共浴池和厕所等城市卫生设施。对食品卫生也十分重视，不少法律条文都涉及食品卫生问题。有专门用来贮藏小麦的皇家仓库，有食品卫生监督员负责督察市售食品的卫生情况，禁止腐败食品上市出售。在古罗马实施的法律中，有一条规定在孕妇死亡以后，应采取剖腹术，取出孕妇腹中活的胎儿，这可以说是世界上最早的剖腹产术。

古罗马著名的医学家塞尔萨斯（Celsus，公元 1 世纪）是世界上最早用拉丁文写医书的医学家。他的作品虽然缺少个人见解，但他把古希腊医学中的精华部分加工编撰成拉丁文，成为欧洲古代医学家最易阅读的著作。他的书籍涉及医学历史、食物、治疗学、病理学、内科疾病、外科疾病。

盖仑（Galen，公元 129—199 年）是古罗马最著名的医学家。张大萍教授对他有这样一段描述："如果把西方医学史比作一脉峰峦起伏的连山，那么，各领风骚的历代名医就是一座座山峰，'医学之父'希波克拉底是这条连山上的第一座巨峰，经过 500 年左右，又出现了可以与之争高竞秀的第二座巨峰。"足显其西方古代医学之集大成者的地位。盖仑 17 岁时开始学医，曾拜众多名医为师。以后回到家乡，据说他担任过角斗士医生，也从事过护理工作，并知道用酒类给人们治病。公元 162 年，盖仑来到罗马，从此开始了他灿烂的一生。他到罗马以后，一方面讲述解剖学，一方面开展医疗工作，后来还曾担任罗马皇帝的御医。盖仑解剖过许多动物，认识到解剖学在医学上的价值，做过猿的实体解剖，证明了胃壁、肠壁、动脉壁和子宫壁不是均匀同质的，而是分层的；证明了肌肉内有结缔组织和神经分支，而不单是一种肌肉物质；区别了动脉和静脉，研究了血液在人体中的部分流动途径，但他误认为循环系统的中心在肝脏；还做了切断感觉器官神经的实验，证明这些感觉神经与感觉有关。他也非常注意脉搏，确定了结扎动脉或静脉对于脉搏的影响，确定了脉搏搏动与呼吸间的关系。在治疗方面，盖仑除了继承希波克拉底的思想之外，更重视药物治疗。他证明草药中含有应该利用的有效成分，也含有应该放弃的有害成分。他有自己专用的药房，大量利用植物药配制丸剂、散剂、硬膏剂、浸剂、煎剂、配剂、洗剂等各种剂型的制剂，储备待用。直到现在，药房制剂仍称为"盖仑制剂"，就是为了纪念他的缘故。盖仑对解剖学非常重视，而且在《论解剖学》中，对解剖的具体操作记述得非常详细。可以说，东、西方两种医学不仅在文艺复兴以后分成两个不同系统，而且从盖仑时代起，就已经截然不同了。此外，盖仑还写过不少文章，介绍那个时代各个名医的行医经验，特别强调心理疗法。还曾医好许多帝王的疾病，受到皇宫贵族的赞赏。盖仑后随罗马帝国远征德国，在远征途中，仍继续治疗和实验。盖仑对西方医学的影响是深远的，后世公认，西方排在第一位的医生是希波克拉底，列在第二位的便是盖仑。

（三）近代医学

在欧洲，公元476—1453年处于古代向近代过渡时期，故称为中世纪。中世纪的欧洲，由于封建割据、政治分裂、战争频繁，封建统治者与教会勾结，建立起宗教集权的统治政权，致使生产停滞、城市萧条，科学文化受到严重摧残，无数坚持真理的科学家和无辜的平民惨死在教会的火刑柱上，古希腊和古罗马的优秀文化及其传统精华几乎荡然无存。这个时期的科学和医学基本没有发展，故称为医学的黑暗时期。

欧洲中世纪传染病流行，以鼠疫、麻风和梅毒最为猖獗，死者众多，其中麻风在13世纪广为传播时，平均每200人就有一个患者，后经严格隔离才停止蔓延，这促进了隔离医院的兴起。14世纪，意大利的米兰和威尼斯在港口加强检疫，严禁传染病患者入境，开创了世界"海港检疫"的先河。

在15世纪后半叶，欧洲文艺开始复兴，以后的400年间为近代医学时期。

1. 文艺复兴时期的医学

文艺复兴的特征是欧洲封建制度开始崩溃，新兴的资产阶级崛起，他们对封建制度及其意识形态展开了全面的进攻。当时中国的火药、指南针和造纸术已经传到了欧洲，对欧洲文艺复兴起到了推动作用。

这个时期出现了两种情况。一是复古，即古代文化的复兴，人们希望从希腊、罗马所留存下来的宝贵资料中吸取养料；一是个性的复活，尤其表现在对人体和艺术的重新重视，并渴望思想自由和言论自由。在医学领域，古希腊时期以希波克拉底为代表的医学文化在被遗忘了1000多年后，又重新恢复。文艺复兴运动再现了古代文明，创造了资产阶级的古典文学和艺术，同时也孕育了近代自然科学。1543年，哥白尼的《天体运行论》一书出版，证明了地球与其他行星是围绕太阳运转的。他的"太阳中心说"打击了教会关于地球是宇宙的中心、人和神相似的思想。

人体解剖学的创建。欧洲中世纪，在教会的封建统治下，反对进行人体解剖，直到13世纪以后，阿拉伯的一些盖仑注释家的出现，才有了解剖学。其后医学院也设立了解剖课，但很长一段时间，解剖的目的并不是为了研究，只是用解剖的实例来说明教材，而且教师并不亲自操刀，而是由仆人具体操作解剖，学生在旁观看，如果解剖的尸体与权威学说不同，则宁可说尸体生长的缺陷。随着科学的复兴，艺术也开始了复兴运动。许多画家为了把身体正确而忠实地表现出来，也开始进行尸体解剖。其中最著名的是达·芬奇（Leonardo Davinci，1452—1519），其不仅是画家，也是自然科学家和解剖学家。他以极敏锐的眼光研究解剖学，热情地献身于人体的研究，仔细研究每一根骨头、肌肉的结构和功能，描绘心脏、消化道、生殖器官和子宫胎儿的情况，还有上颌窦、神经系统，通过将蜡注入心脏，发现静脉的根源在心脏，否定了盖仑的静脉起源于肝脏的说法。但非常遗憾的是达·芬奇希望把根据观察写出的解剖学著作发表的愿望没能实现。维萨里（Vesalius A.，1514—1564）才是真正的人体解剖学的奠基人，他出生于医生家庭，深受古典主义的影响，热爱自然科学，于1533年到蒙比利和巴黎等大学学医，1537年返回意大利，在巴丢阿大学任教。他进行了大量的解剖工作，当时才20多岁的维萨里无视权威，勇敢地推翻了盖仑的解剖学说，指出盖仑的记述只适用于动物，而对人体的记述则大多不完善甚至是错误的。他1538年出版了一本《解剖记录》，1543年发表了划时代的著作《人体的构造》，此书的出版在当时的学术界引起了极大的震动。他是第一个真实记述静脉和人类心脏解剖结构的人，仔细地描述了纵膈及系膜的解剖结构，纠正了盖仑关于肝、胆管、子宫和颌骨解剖上的错误，说明了胸骨的结构和构成骶骨的个数。在该书的序言中，还提到医生必须要有解剖学的知识，指出医生地位低下是阻碍医学发展的重要原因。

临床医学的发展。中世纪时期，内科医生的地位较高，外科医生的地位较低。外科医生又分两等：做膀胱结石术的医生地位较高，从事当时流行的放血术一类小手术的外科医生地位较低。医生们穿着的服装也不相同，内科医生穿长袍，外科医生穿短服。而当时真正有临床经验能实际操作的是穿短服的低级医生，特别是在战场上更是明显，如取出箭头或子弹、治疗创伤和骨折，他们在长期的实践中，总结了许多外科经验。法国的理发手术匠巴累（Pare A.，1517—1592）就是这样的一个代表，他有一句流传很久的著名箴言："治病在我，愈病在天。"由于他了解较多人体解剖知识，并应用到外科上，使传统的外科有了重大改变，并使外科医生的地位有所提高。他被任命为皇家首席外科医生，历任法国四代皇帝御医，并在晚年创建了皇家外科学会，被誉为"外科学之父"。文艺复兴时期，内科传染病的研究也有较大的进步。意大利医师夫拉卡斯托罗（Fracastro G.，1483—1553）的名著《论传染和传染病》一书中，把传染病的传染途径分为三类：第一类是单纯接触，如疥癣、麻风、肺痨；第二类为间接接触，即通过衣服、被褥等媒介物；第三类为远距离传染。传染病是由一种能繁殖的微小"粒子"引起的。在这一时期的欧洲，发现了一种不知名的传染性疾病，是在哥伦布发现美洲以后，由美洲土著人传染给水手，又由水手带到欧洲的。后来有一位牧羊青年希费利（Syphily）得了这种病，症状非常典型，以后就把这种病命名为"syphilis"，即今天所说的梅毒。"syphilis"一词就是由夫拉卡斯托罗最先提出来的，并且有其独到的见解。

2. 17世纪的医学

16世纪解剖学的发展为医学研究奠定了形态学的基础，数学、物理学的进步给医学的研究提供了机械、力学、量度的概念和方法，从而使近代生理学逐渐形成和确立起来。17世纪意大利学者散克托留斯（Sanctorius，1561—1636）是生物学中最早应用度量原则，确立定量实验法则的先驱。对"无知觉出汗"的研究是他最重要的成果。他设计出一种特殊构造类似小屋样的体重计，成年累月生活在里面，测量身体在不同状态下的体重，经过30年的研究，发现人体排泄物的总重量总是小于摄入量，认为这是无知觉的出汗造成的，每天的体重若能恢复到正常状态，则能保持身体健康。当皮肤和肺的功能发生障碍时，无知觉出汗减少，会引起人体发生疾病，所以，他常用发汗剂来治疗疾病。他的工作是对人体基础代谢最早的控制性实验研究。他还设计了最早的体温计和脉动计，用于测量人体体温和脉搏。

17 世纪医学史上最重要的发现，应该是哈维发现的"血液循环"。哈维（Harvey W., 1578—1657）出生于英国福克斯顿一个富裕的农民家庭，19 岁毕业于剑桥大学医学专业，曾到法国巴丢阿大学和意大利帕多瓦大学学习，5 年后成为医学博士。在意大利时，他常常去听伽利略讲授力学和天文学，伽利略注重实验的做法，对哈维影响很大，为他日后研究医学奠定了基础。他回国后担任解剖学教授，也从事临床医生工作，但以基础实验研究为主。他对心脏的构造很了解，发现心脏就像一个水泵，把血液压出来，是血液循环的原动力，使血液流向全身。通过计算心脏的容量、左右心脏的射血量和回心血量，他发现 1 小时心脏的射血量远远超过人体本身的重量，如此多的血液来自哪儿呢？通过用镊子夹闭血管的方法发现大动脉和大静脉的血液方向，一个是离心性的，一个是向心性的。在经历了多次失败后，终于证实血液是循环的。他把这一发现写成了《关于动物心脏与血液运动的解剖研究》一书，正式提出了关于血液循环的理论。这篇著作奠定了哈维在科学发展史上的重要地位，标志着近代生理学的诞生。

在这一时期，还有一个重大的发现，就是将显微镜应用于医学。最早使用显微镜的人应该是伽利略，他最早利用望远镜进行天文学研究，并且取得了许多成就。他也曾制造过显微镜，但远没有制造望远镜成功，因为他制造的显微镜放大倍数小，应用价值不大。其后又有一些人从事显微镜的研究，但结果都不理想，直到英国人胡克（Hooke R., 1635—1705）和格鲁（Grew N., 1641—1712）、意大利人马尔皮基（Malpighi M., 1628—1694）、荷兰人雷文虎克（Leeuwenhoek A. E., 1632—1723）和斯迈丹（Swammerdan, 1637—1680）等人出现以后，显微镜的研究才有了突破。马尔皮基在 1661 年通过显微镜观察到毛细血管的存在，这一发现填补了哈维血液循环学说中的空白。他还发现了皮肤上的马尔皮基小体；研究了生物体内的红细胞；阐明了肝、脾、肾等脏器的组织结构，因此马尔皮基也被视为组织学的创始人。雷文虎克比马尔皮基小 4 岁，未接受过学校系统教育，完全靠自学成才。他热衷于显微镜的研究，阐明了毛细血管的功能，补充了红细胞形态学的研究，对肌肉组织和精子活动进行了细致的观察。还于 1683 年首次在显微镜下发现了"细菌"，可惜当时未引起重视。由于显微镜的发明和应用，扩大了人们的视野，把人类的视觉由宏观引入微观，了解到动植物的细微结构。

在 17 世纪，内科学没有大的进展，不少医生热衷于解剖学和生理学的研究，而忽视了临床医学，似乎忘记了医生的职责。针对这种现象，西登哈姆（Sydenham T., 1624—1689）医生指出："与医生最有直接关系的既非解剖学之实习，也非生理学之实验，乃是被疾病所苦之患者。故医生的任务首先要正确探明痛苦之本质，也就是应多观察患者的情况，然后再研究解剖和生理等知识，导出疾病之解释和疗法。"这强调临床医学的呼吁赢得了人们的支持，医生们开始回到病人床边，从事临床观察和研究。在此之前，虽也有许多人呼吁重视临床，但只是从西登哈姆开始，才突破了中世纪以来遵从古人教条的格局，回到病人床边，亲自观察疾病变化。西登哈姆在医学史上虽没有重大发明和发现，但由于他重视临床医学，因此被誉为"近代临床医学之父"。

3. 18 世纪的医学

18 世纪大部分欧洲国家相继发生了工业革命，建立了资本主义制度。资本主义生产关系的形成，必然在思想和意识形态领域有所反映。机械唯物主义萌芽于文艺复兴时期，到 18 世纪在法国发展到鼎盛时期，其产生和发展是科学技术不断进步的结果。它是一种比古代朴素唯物主义更高级、与封建势力相对抗、在当时具有进步意义的世界观，对人的有机生命现象主要用机械论的观点来进行解释说明。

18 世纪自然科学的进步主要是在物理学上的发展，牛顿三大定律的出现是物理学的新起点。苏格兰医生布莱克（Black J.，1728—1799）研究发现燃烧后的物质重量非但不减轻，反而增加，否定了过去的燃素学说，为化学的进步作出了突出贡献。法国化学家拉瓦锡（Lavoisier A.，1743—1794）明确了呼吸气体的组成，认为二氧化碳和水是呼吸过程的产物。英国人卡文迪（Cavendish H.，1731—1810）发现氧和氢可以组成水，从而揭示了呼吸产生二氧化碳和水并非是身体内某一器官或血液分泌的，消除了过去的错误认识。意大利解剖学家加瓦尼（Luigi Galvani，1737—1798）发现了给予电刺激可以引起神经兴奋和肌肉收缩。在此时期生理学向更深层次发展。被称为"近代生理学之父"的哈勒（A von Haller，1708—1777），他的八卷本著作《生理学纲要》研究了呼吸运动、骨骼运动和胎儿生长发育，重点研究了神经系统的生理功能。他发现肌纤维在受到刺激时发生收缩，刺激消失后肌纤维又恢复正常，心脏、肠道等器官也有类似的现象，并把肌肉固有的力与来自神经传导的力区别开来，提出一切神经集中于大脑，大脑是神经的中枢所在。

人体解剖学在 18 世纪已发展得十分完善，通过大量的尸体解剖，解剖学家和外科医生除了加深对正常器官的认识外，还结合死者的病史认识到疾病过程中器官的异常变化，标志着病理解剖学研究的开始。既是医生又是解剖学教授的意大利人莫干尼（Morgagni G. B.，1682—1771）是这一领域的代表人物，他出版了不朽的著作《论疾病的位置和原因》。这本书仔细记述了病人的生活史、患病经过、预防死亡的主要措施以及解剖尸体得到各脏器的情况。他肯定一切疾病的发生都有一定的位置，只有脏器变化才是疾病的真正原因，把病灶与临床症状联系起来了，西医诊断开始找病灶。莫干尼因此成为病理解剖学的创始人。

虽然医学进步很大，但在诊断疾病的方法和器械上依然没有太大的进步，直到 18 世纪后半叶才出现叩诊法。叩诊法的发现是个很有趣的故事，发明人是奥地利医生奥恩布鲁格（Auenbrugger L.，1722—1809），幼年时他在父亲的酒店里当学徒，经常看到父亲敲击装酒的木桶，通过发出声响的不同来判断酒桶里面剩余酒量的多少，这样既方便又可以防止因打开桶盖而导致酒的挥发。奥恩布鲁格从维也纳医学院毕业后，留在维也纳医院从事临床工作。由于受到器官分类和找病变思想的影响，他借鉴父亲的做法，开始用叩击的方法来发现器官的病变。他发现用手指叩击胸壁，不同的病理变化会发出不同的声响。经过多年的努力，仔细比较叩诊胸部声音的变化，终于在 1761 年发表了他的成果《对叩诊胸部而发现的不明疾病的新考察》。但直到 19 世纪，临床上才应用推广他的叩诊法。

18 世纪建立了公共卫生学。随着医学的发展，人们对健康和疾病认识的进一步深入，开始重视预防医学，首先是在海军和陆军内提倡疾病的预防，因为当时只有在军队范围内，才有可能对受伤和生病的士兵进行监督、观察和进行疾病的统计。在陆军方面，具有代表性的人物是苏格兰人普林格尔（Pringle J.，1707—1782），他在英国军队中工作时间较长，地位很高，于 1750 年发表了《腐败性和非腐败性的物质实验及其在医学上的应用》，强调腐败作用会导致疾病的发生，阐述了医院热与斑疹伤寒是同一病。他还呼吁改善军营供水和排水，增建军营中必要的卫生设施，适当修建兵营便所，明确一些兵营卫生的规则等。在海军方面，林德（Lind G.，1716—1794）获爱丁堡大学医学博士后，开始在皇家海军医院任职。他很有卫生经验，于1753年发表了论文《论坏血病的研究》。当时在海上长期生活的船员中出现了坏血病，他在前人经验的基础上，认为坏血病可能与饮食有关，便在船上进行实验研究，选择症状相似的12名坏血病患者，分为6组，除全部给予同样的基本饮食外，每组分别添加不同的食品，发现添加柠檬、柑橘类水果的一组治疗效果最明显，其次是苹果汁组。这是最早进行的临床对照试验。1757年他还发表了《论保持海员健康的最适当方法》。他不仅在防治坏血病方面作出了贡献，还在对改善水兵的生活、饮食条件和增进健康方面也做了大量的努力。18世纪中叶以后，城市卫生开始得到改善。1765年伯明翰开始实行卫生法规，1766年在伦敦、1776年在曼彻斯特实行。卫生法规的实施，使污水被掩盖，街道修建、路灯安装、下水设施被改良。医院和药房建筑也有所改进，改进后的医院建筑结构合理、空气流通。小儿健康受到重视，儿童死亡率逐渐下降，少儿卫生水平逐年提高。

18世纪欧洲天花流行严重，死亡人数众多，即便没有死亡的人，也陷入极度恐慌之中。16世纪的时候，在中国就有人用种人痘的办法预防天花，这种方法后来经阿拉伯国家传到欧洲，被广泛应用，收到了一定的效果，但是危险性很高。英国的乡村医生贞纳（Jenner E.，1749—1823）发明了种牛痘的方法，该方法一是受到中国种人痘的启发，二是缘于一件偶然的事件。他听说挤牛奶的女工，一旦出过牛痘，再遇到天花流行也不会被传染上。他在老师亨特（英国著名医生）的鼓励下，在1788—1796年间致力于种牛痘的观察和实验。1796年他把牛痘接种在一名儿童身上，两个月后，又给儿童接种天花病毒，结果这名儿童没有发病。1798年他发表了著名的论文《关于牛痘的原因及其结果的研究》。后来牛痘接种法被世界各国所接受。贞纳去世后，人们在英国伦敦为他立了塑像，目的是为了让人们记住这位普通而又不平凡的乡村医生。1980年，世界卫生组织宣布，天花在全世界范围内已被消灭了，这是人类依靠自己的智慧和力量战胜的第一种传染病。

4. 19世纪的医学

19世纪是资本主义的成熟时期。能量守恒和转化定律、生物进化论和细胞学说，被称之为自然科学的三大发现。医学得到了继续发展。细胞学、细胞病理学和细菌学的建立，使疾病的原因得到了进一步的阐明。叩诊法的推广、听诊器的发明和药理学的发展促进了临床医学的进步。麻醉和消毒法的发明为外科手术创造了条件。同时，护理学的兴起和国际红十字会的成立，使人们认识到救护工作和人道主义的重要意义。

细胞病理学家魏尔啸（Virchow R.，1821—1902），柏林大学的病理学教授，曾创办著名的《细胞病理学杂志》。1858年他的代表作《细胞病理学》出版，在这本书中，他把人体比喻成一个国家，人体的细胞就是这个国家的公民，疾病是外界因素作用的结果，所以他提出从细胞到细胞的学说。魏尔啸的细胞学说概括起来就是：细胞来自细胞，细胞是人体生命活动的基本单位，机体是细胞的总和，机体的病理就是细胞的病理，疾病是由于机体细胞的变化引起的。细胞病理学确定了疾病的微细物质基础，充实和发展了形态病理学，并开辟了形态病理学的新阶段。但是这个学说片面强调了局部变化，将注意力集中在局部现象上，忽视了病理现象是一个发展过程。

法国的曲维尔（Cuvier G.，1779—1832）出生在法国的贫苦乡村，后来到巴黎。他对脊椎动物与无脊椎动物的解剖结果进行了系统的比较论述，研究成果不但影响到法国，而且波及英、德、美各国，使这些国家先后出现了比较解剖学家。他1812年写下关于化石骨骼的论述，奠定了脊椎动物化石学的基础。胚胎学可以说是17世纪由哈维和马尔皮基建立，直到19世纪才成为一门明确的科学。德国人贝尔（Baer K.，1792—1876）发表了胚胎学著作《动物的发育》，提出"胚层说"，认为除了极低等的动物以外，一切动物的发育初期都产生叶状胚层，然后由胚层发育成动物的器官，为胚胎学的发展做出了很大贡献。

19世纪以前，西医就有药物学，采用生药和矿物药，这与中药相仿。由于化学的进步，可以提出生物碱和植物的有效成分，才出现药理学。一些植物药的有效成分先后被提取出来，形成西药的特点。例如：1806年从鸦片中提取吗啡；1817年从吐根中提取土根碱；1819年从马钱子中提取士的宁；1819年从归那皮中提出奎宁等。一系列生物碱有效成分提取成功及药物合成实现之后，人类开始研究药物的性质和功能，以临床医学和生理学为基础，以动物实验为手段，配合实验生理学的知识，药物的作用机制开始得到研究，这样便产生了实验药理学。

19世纪，诊断学有了很大的进步，主要是叩诊法的推广和听诊法的发明。早在18世纪中叶，奥恩布鲁格就已发明叩诊法，然而遭到当时保守派医生的轻视和嘲笑，未能得到及时应用。直到19世纪初，法国医生高尔维沙尔（Corrisart，1755—1821）在经过20年研究后，对叩诊法加以推广，才促进了叩诊法在临床上的应用。发明听诊器的是雷奈克（Laennec R.，1781—1826），他是法国病理学家、临床医学家和巴黎医学院的教授。他从古希腊医学的代表人物希波克拉底的著作中得到心肺可以听诊的启发后，潜心研究听诊法。最初用耳直接听诊，后来用纸和木头制成听诊器。他还进行了许多尸体解剖，把解剖结果与临床现象相对照，积累了大量听诊知识。1819年他发表了论文《间接听诊法》，提出可以通过听诊协助诊断肺脏和心脏疾病。叩诊法以及听诊法的发明和应用，奠定了物理诊断方法的基础。许多临床辅助诊断方法的应用都是在19世纪，如血压测量、体温测定及体温曲线的应用等。特别是体腔镜的发明和运用，如喉镜、膀胱镜、胃镜和支气管镜等，丰富了临床内科的诊断手段，并使体腔内治疗成为可能。在化学检验诊断方面，可以检查血液成分的变化，补充了物理诊断方法的不足。

19世纪的细菌学研究可以说是硕果累累，这与当时许多细菌学家的刻苦研究是分不开的，法国的巴斯德和德国的科赫更是其中的佼佼者。当时法国的酿酒业很发达，酿造的葡萄酒和啤酒远销国外，但由于路途遥远，常常出现酒变酸变苦的现象，严重影响了法国酒类的出口。为了解决这个问题，法国政府请求巴斯德的帮助。巴斯德经过研究发现，酒发生变质是一种微生物在作怪。经过思考，他决定把酒加热到60℃左右，时间20~30分钟，这样既杀死了致发酵的微生物而又不至于使酒挥发，这种方法很见效，被后人称为巴氏消毒法。当时法国的支柱产业除了酿酒业以外，还有从中国传去的蚕丝业。法国的蚕丝业在19世纪也出现了问题，蚕一批批地死去，政府又请巴斯德帮忙。巴斯德认为蚕病也是由微生物所致，隔离病蚕与健康的蚕将有助于控制此病，这种方法又使法国的丝织业免遭重创。

科赫（Koch R., 1843—1910）潜心从事比较单调的细菌学研究，1876 年他开始研究炭疽杆菌，以及炭疽杆菌与牛羊和人类的关系，发现在动物体外培养几代的炭疽杆曲，仍然可以在动物体内引起炭疽病的现象。他的这一发现在当时虽然遭到反对，但因得到巴斯德的支持，最后为人们所接受。1877—1878 年，科赫先后对细菌学技术进行了改进，解决了很多问题，比如把细菌干燥在玻璃片上的方法；将细菌的鞭毛染色的方法等。这些学术成就使他于 1880 年成为德国政府卫生研究所的研究员。1882 年是科赫受人瞩目的一年，因为那一年他发现了困扰人类的结核杆菌。翌年又发现了霍乱弧菌和结膜炎杆菌。细菌学在 19 世纪后半叶发展迅速，各种致病细菌几乎都被发现。

随着细菌学的进步，免疫学也逐步发展起来。免疫的概念在历史上早就有了，中国的人痘接种术和 18 世纪贞纳发明的牛痘接种法，都可以说是免疫方法的早期应用，但是科学的免疫学研究是从 19 世纪下半叶才开始的。巴斯德用毒力减弱的细菌预防鸡霍乱的传染；把毒力减弱的炭疽杆菌注射给羊，可以预防羊发生炭疽病。这是属于自动免疫。1890年，贝林（Behring E. A., 1854—1917）和北里柴三郎（1852—1931）用白喉抗毒素防治白喉，使白喉死亡率大大降低，这是被动免疫。1901 年贝林因此成为诺贝尔生理学与医学奖的首位获得者。

自古以来，疼痛一直是外科领域的一大难题。在中国的三国时代，华佗曾创造过用麻沸散止痛的方法，这是世界医学史上使用麻醉药的最早记录。欧洲也有过麻醉药的记载，但都不是现代意义上的麻醉。真正的麻醉法是在 19 世纪中叶才兴起的，用一氧化二氮、乙醚和氯仿这三种麻醉药进行全身麻醉。后来又发明了可卡因等局部麻醉药。麻醉法发明以后，外科的发展相当迅速。

提到消毒法，首先应该介绍匈牙利的塞麦尔威斯（Semmelweis J. P., 1818—1865），他于 1844 年获得医学博士学位，1866 年成为维也纳产科医院的助理产科医生。就是这位年轻的产科医生，发现当时严重威胁产妇生命的产褥热，是由于医生不干净的手造成的。学生们常常是在上完解剖课以后，没有洗干净手就去给产妇接生。根据他的提议，医生在检查孕妇或产妇前都要用漂白粉溶液清洗双手，并用刷子仔细刷洗指甲缝。这项简单的措施实行两个月后，就使病房的产褥热死亡率骤降。外科消毒法的真正创始人应该是英国人李斯特（Lister J., 1827—1912），他于 1852 年毕业于英国的伦敦大学。当时外科面临重大问题，多数患者在手术后发生败血症，或者出现类似丹毒的情形。根据巴斯德关于发酵是微生物引起的理论而受到启发，他猜想败血症等疾病也是微生物造成的。于是借鉴巴斯德的消毒方法，用石炭酸消毒获得成功。1865 年，他第一次把石炭酸应用在复杂的骨折手术中，获得了满意的效果。他根据实验结论总结出两篇论文，发表在《柳叶刀》杂志上。他不仅用石炭酸清洗伤口，还用来消毒手术台、手术室，大大降低了因感染、化脓的死亡率。1886 年德国人别格曼（F. von Bergmann, 1836—1907）采用高压消毒法进行外科消毒。到了 19 世纪末，人类才真正进入无菌外科手术时代。

18 世纪开始，人们开始重视预防医学，但实施的程度和范围有限。到了 19 世纪，预防医学进入了环境卫生阶段。人们开始注意对流行病学和环境卫生学方面的调查研究。英国于 1818 年设立卫生总务部，规定一些预防疾病的法令。此后不久，英国发生了霍乱大流行，死亡大约 6 万人。在霍乱流行期间，开展对其传染源的调查，经过统计分析，显示霍乱的传染媒介是饮用水。于是采取措施清洁水源，有效地控制了霍乱的进一步流行。1856 年在英国大学第一次开设了公共卫生课程，使预防医学从医学中独立出来，建立起一套比较完整的理论和方法，公共卫生成为一门新兴的学科。德国公共卫生学家皮腾科费尔（Pettenkofer M.，1818—1901）将物理和化学方法应用到卫生学。他用实验方法研究卫生学，研究空气、水、土壤对人体的影响；测定了大气中二氧化碳对呼吸的意义，并发明了测定空气中二氧化碳含量的方法；研究了住宅的通气和暖气设备，于 1882 年发表了《卫生学指南》一书。继皮腾科费尔之后，研究职业病的劳动卫生学和研究食品工业的食品卫生学、食品营养学相继产生。

在疾病的治疗中，护理是不可缺少的，但长期以来却不受重视，从事护理工作的护士地位低、待遇低。中世纪的护士待遇与杂工一样，他们大多既无专业又无护理经验。经过训练的护士是在 19 世纪中叶以后才出现的。1836 年，弗利德纳（Fliedner T.，1800—1864）与其妻子在德国莱茵河畔开办了一所小医院，在实践中他们意识到护理的必要性，于是在这所医院里，挑选那些品德好的妇女，让她们在医生的指导下学习护理工作，这样便出现了专门从事护理的妇女。南丁格尔（Nightingale F.，1820—1910）出生在意大利，是英国一个贵族家庭的女孩，长大后对护理工作非常感兴趣，曾来到德国莱茵河附近的小医院访问，学习有关护理知识。回到英国以后，她到过不少医院了解护理工作情况，并写了一本相关的书。1854 年克里米亚战争爆发，南丁格尔组织护士赶赴前线参加战地救护。她们出色的工作赢得了士兵的信任和英国政府的好评。1860 年南丁格尔通过募捐设立了以她名字命名的南丁格尔基金，并成立护士学校正式培养护士。南丁格尔是一位杰出的女性，她不仅善良，而且果敢、坚强、有毅力。她认为只有那些有教养、讲道德的妇女，才能胜任护理工作。她曾经说过一句名言："人生要像蜡烛一样，燃烧自己，照亮别人。"这句话不仅适合护理工作，也适合一切有利于人类的工作。南丁格尔的行动不但震动了欧洲大陆，而且还波及美洲。1873 年，美国设立了第一间护士学校。

（四）现代医学

20 世纪科学技术得到了飞速发展，特别是 40 年代开始，以原子能、电子和航天技术等为代表的一系列高科技技术先后问世，形成了第三次科技革命，世界经济得到飞跃式发展。医学在科学技术的推动下也发展迅速，硕果累累。

1. 药物学与治疗学

1910 年，德国化学家埃利希（Ehrlich P.，1854—1915）在化学疗法上贡献突出，他研制出了 Salvarsan 散，即第 606 号砷的化合物（简称 606）。20 世纪各种病菌几乎都被发现，人们期待能有一种化学药物将这些细菌杀死，而且不会对人体造成伤害。埃利希经过多次试验发明的这种 606，以为满足了人们的心愿，但后来发现 606 并不能杀死细菌，可对梅毒螺旋体却有很强的杀伤力。埃利希与一同从事砷化物研究的日本人秦佐八郎（1895—1938）共同试验，又将 606 改进成毒力很小的药物，命名为 914，使长期流行的梅毒得到有效的控制，开创了化学疗法，推进了化学药物的研究。

1935 年，德国化学家杜马克（Domagk G.，1895—1964）发现一种红色染料，是对氨基苯磺酸的衍生物，俗称百浪多息（Prontlosil），它对小白鼠的葡萄球菌感染很有疗效，从此开辟了人工合成对人体无害，却能高效杀死细菌的合成药物的新途径。百浪多息本身无抑菌作用，但进入体内代谢产生"对氨基苯磺酰胺（简称磺胺)"，这才是真正有抑菌作用的有效成分。磺胺类药物的出现对 20 世纪治疗学产生了很大影响。

1928 年，英国细菌学家弗莱明（Fleming A.，1881—1955）在培养细菌的实验中，一个偶然的机会无意中发现培养基被青霉菌污染了，青霉菌周圈葡萄球菌的菌丝变得透明甚至溶解消失。他将青霉菌除掉，惊奇地发现上述现象仍可发生，于是他断定这种起杀菌作用的物质是青霉菌在生长过程中产生的代谢物，称之为青霉素。弗莱明从事青霉素的研究达 4 年之久，后因青霉素性质很不稳定且大批量生产青霉素遇到困难，便中止了研究。后来在另外两位科学家的协助下，发现了青霉素不稳定性的原因。1943 年青霉素第一次成功地用于病人的治疗。1944 年美籍俄国人瓦克斯曼（Waksmann S. A.，1888—1974）从灰链丝霉菌的培养基中培养出可以杀死结核杆菌的抗生素——链霉素。1947 年又发现了氯霉素。1948 年发现了金霉素。再以后四环素、土霉素等抗生素陆续被发现并用于临床。抗生素的发现是 20 世纪药物学和治疗学的重大进步。

2. 分子生物学

分子生物学是集生物化学、细胞生物学等多门相关学科的研究成果，经过互相渗透而形成的一门边缘学科，是在分子水平上研究生命现象的科学。早在 20 世纪 20 ~ 30 年代，已有人开始从事分子生物学研究，但直到 20 世纪 50 年代，分子生物学的研究才有了飞跃的发展。1953 年，美国的沃森（Watson J. D.，1928—）和英国的克里克（Crick F. H. C.，1916—2004）在解释英国物理学家威尔金斯（Wilkins M. H. F.，1916—2004）X 射线衍射结果时，发现了 DNA 分子双螺旋结构的三维模型，并于 1953 年 4 月发表了题为"核酸的分子结构——脱氧核糖核酸的一个模型"的论文，他们的科学结论被以后的科学实验所证实。因此，沃森、克里克和威尔金斯三人分获 1962 年诺贝尔生理学或医学奖。1955 年，格谋（Gomow W.）提出了遗传密码假说；1956 年科伯格（Komberg A.）等首次在试管内合成 DNA；1962 年霍莱（Holley R. W.）等人破译了遗传密码，阐明了蛋白质的合成机制；1965 年，我国合成结晶牛胰岛素，宣告人工合成蛋白质成功；20 世纪 70 年代发表了反转录酶和限制性内切酶的作用；80 年代基因工程开始用于治疗疾病。分子生物学发展迅速，虽然兴起的时间不长，但其影响已经渗透到生物学和医学的各个领域，产生了一系列新兴学科，如分子遗传学、分子细胞学、分子药理学、分子病理学、分子免疫学等。

3. 医学免疫学

免疫学是研究机体免疫系统结构和功能的科学。免疫学的发展分三个时期。第一个时期开始于 16 世纪，我国医学家开创了用人痘苗预防天花的实践，称之为免疫学的经验时期；第二个时期开始于 18 世纪末，贞纳牛痘疫苗的发现到 20 世纪中期，人们对免疫现象的认识从人体观察进入科学实验。第三个时期从 1945 年到现在，是现代免疫学时期。1907 年多纳特（Donath）和兰德茨坦纳（Landsreiner）在阵发性血红蛋白尿患者身上发现了抗自身红细胞的抗体。1938 年多梅什克（Domeshek）发现自身溶血性贫血时，提出自身免疫可能是平常的现象。1942 年在孔斯（Coons）发明了免疫荧光技术之后，可以证明患者血清内自身抗体的存在。自 1945 年免疫耐受现象被发现之后，免疫学逐渐从抗感染免疫的经典概念中解脱出来。免疫反应并不只是机体对外源性抗原的特有反应，丰富了传统的抗感染免疫的概念。

1945 年欧文（Owen）发现自异卵双生的两头小牛个体内存在着抗原性不同的两种血型红细胞，称之为血型细胞镶嵌现象。这种不同型血细胞在彼此体内互不引起免疫反应的现象，被称为天然耐受。1949 年伯纳特（Burnet）从生物学角度提出了宿主淋巴细胞有识别自己和非己的能力的假说。1953 年梅达沃（Medawar）用遗传系不同的纯系小鼠的淋巴细胞，注入另一纯系胚胎鼠内，出生后可接受供体的皮肤移植，不产生移植排斥现象，成功地进行了人工诱导耐受实验。自此，经典免疫学的观点受到严重挑战。1958 年伯纳特又提出关于抗体形成的细胞系选择学说。随后，在细胞免疫和体液免疫方面也取得了较大的进展，发现了与免疫反应有关的 T 淋巴细胞和 B 淋巴细胞。70 年代中又发明了单克隆抗体技术，制出的单克隆抗体被称为"生物导弹"，可以理想化地导向攻击目标，为免疫学开辟了广泛的前景。免疫学已经成为影响生物学与医学的重要基础学科之一，随着免疫学研究的深入，逐渐形成了免疫化学、免疫生物学、免疫遗传学、免疫病理学、肿瘤免疫学和移植免疫学等分支科学。

4. 器官移植和人造器官

器官移植是指将健康器官移植到另一个个体内，并使之迅速恢复功能的手术。器官移植已成为治疗因严重疾病而器官功能严重受损病人的重要手段。1933 年异体角膜移植成功。1954 年美国的医生们在一卵双生兄弟之间实施肾移植首次获得成功。1960 年代以后，由于血管吻合技术的进步，特别是显微外科技术的突破，离体器官保存方法的改进，运用免疫抑制法控制排斥反应，以及人体组织移植规律的发现，使器官移植术出现了新的飞跃。先后进行了肝移植（Starzl，1963）、肺移植（Hardy，1963）、胰腺移植（Lillehei，1966）和心脏移植（Christiaan Barnard，1967）。1980 年代以来，骨髓移植也取得了很大成就。20 世纪下半叶，现代的科学技术直接进入医学领域，医学与生物学、化学、力学、电子学、高分子化学、工程学等融为一体，出现了生物医学工程学，使人造器官成为可能。1945 年荷兰人柯尔夫（Kolff W. J.）经两年的研究和应用，人工肾用于治疗急性肾衰获得成功。1962 年斯达尔（Stall）采用人造球形瓣膜更换二尖瓣成功。1950 年代以来，人工心肺机、人工低温术在临床应用，使体外循环心内直视手术得以进行。1982 年美国给一位 61 岁的老人植入了"贾维克-7"型人工心脏，使这一领域进入新阶段。进入 1990年代中期，许多发达国家的政府和大公司投巨资发展"器官移植用转基因猪项目"，科学家们将建立这种转基因猪的生产基地——器官农场。这种器官农场将提供各种所需的移植器官，如肾、心脏、脾、胰腺、肝等。1996 年我国政府批准了湖北省农科院畜牧兽医研究所的"转基因作为器官移植供体的研究项目"，这标志着我国在器官移植研究方面的进步。

5. 医学影像学

1895 年，德国物理学家伦琴（Rontgen W. C.，1845—1923）发现了 X 射线，并指出这种射线的穿透能力强于其他光线。在 1898 年，美国医学家坎农（Cannon W. C.，1871—1945）发现用铋或钡配合 X 光检查可以清楚地观察到动物的食管。以后 X 射线普遍应用到人体全身各器官的检查中，并成为诊断学不可缺少的内容。X 射线不仅是一种诊断手段，而且还可用于肿瘤等疾病的治疗。在不到 100 年时间里，医学影像学迅猛发展，令人叹为观止。1935 年，X 射线断层技术的发明解决了病灶与前后组织重叠、影像模糊的问题。1952 年，X 射线装置使用了影像增强技术，其亮度比荧光屏增大了几千倍。使用 X 射线电视后，操作人员可明显减少接受损伤人体的 X 射线剂量。1961 年，减影技术的应用进一步提高了血管造影的影像质量。X 射线诊断技术的最大发展是于 1972 年出现的电子计算机体层摄影技术（Computed Tomography，CT），它不仅促进了医学影像学的发展，也促进了现代临床医学的进步。在磁共振频谱学与 CT 基础上发展起来的医学影像学的又一高新技术就是磁共振成像技术（Magnetic Resonance Imaging，MRI）。虽然 MRI 被广泛应用于临床的时间还不太长，但已显示出它的广阔应用前景及独特的优点与潜力。在 X 射线诊断技术不断发展的同时，超声诊断技术的发展也日新月异。

（五）21 世纪医学的发展趋势

1. 分子生物学将继续成为医学科学发展的带头科学

20 世纪 50 年代，分子生物学的研究开始快速发展。1953 年，沃森和克里克发现了 DNA 分子双螺旋结构的三维模型，阐明了生物遗传基因密码的秘密，为人类从分子水平认识生命过程的发生、遗传、发育、衰老以及细胞和器官的结构、功能，奠定了坚实的基础。

1990 年被誉为继"曼哈顿原子弹计划"、"阿波罗登月计划"之后的人类自然科学史上最大的研究计划——人类基因组计划（Human Genome Project，HGP），经过一年多的酝酿、筹备，由美国牵头，协同英国、德国、法国、日本和中国共同实施的全球性研究计划正式启动。历时 10 年，耗资 27 亿美元。2000 年 6 月，举世瞩目的人类基因组具有 90% 序列的"工作框架图"面世，这项复杂工程的初步完成，标志着人类从改造自然的领域进入改造自己的全新领域，是人类科学史上的一个重大突破。2003 年 4 月，人类基因组序列图绘制成功，完成 4 张图谱的测定。这 4 张图谱覆盖了人类基因组所含基因区域的 99%，精确率达到 99.99%，测出了人体基因组中包含的 30 亿个碱基对的排列顺序，确定了 23 对染色体上的基因分布，绘制了一幅分子水平的人体解剖图。人类基因组图谱的完成，标志着生命科学的发展在经历了 20 世纪的分子生物学时代、结构基因组时代之后，正式进入了功能基因组时代，即后基因组时代。但当我们在庆幸单基因遗传病的秘密被揭穿以后，不免又陷入了新的困境；许多疾病如癌症、心血管疾病等是多种基因共同作用的结果，而基因的作用最终需要蛋白质来体现。任何一种疾病都与通过基因所编码的蛋白质有着密切关系。

1994 年澳大利亚学者 Wolkins 和 Williams 首次提出了蛋白质组（proteome）一词，源于蛋白质（protein）和基因（genome）两个词的组合。蛋白质组是指一个基因组、一种细胞或组织、一种生物体所表达的全部蛋白质。蛋白质组学（proteomics）是以蛋白质组为研究对象的新的研究领域，其研究内容主要包括两方面，一是表达蛋白质组学，在整体水平上研究生物体蛋白质表达的变化；二是功能蛋白质组学，研究蛋白质的细胞定位、相互作用等，以揭示基因和蛋白质的功能，从而阐明疾病的分子机制。中国科学家团队于 2002 年在国际上率先提出了"人类肝脏蛋白质组计划"，并提出了蛋白质组"两谱"（表达谱和修饰谱)、两图(连锁图和定位图)、三库(样本库、抗体库和数据库)的科学目标,获得国际学术同行的认同与响应,这是第一个人体/器官的蛋白质组研究计划。近年,蛋白质组学技术已在对癌症、老年痴呆等人类重大疾病的临床诊断、治疗和发病机制以及新药物的开发等领域显示出十分诱人的应用前景。蛋白质组学研究必将成为 21 世纪生命科学研究的前沿和支柱。

2010 年 5 月,克雷格·文特尔(Craig Venter J.,1946—)宣布,他们应用四种核苷酸人工设计、合成并装配了一种细菌的基因组,导入一种不能复制和无生命的细菌体中,使这种无生命的物质重新获得了生命,从而完全用人工合成的方法,再造了一种新的生命形式——人工细胞。它是合成生物学的一个新成就,是人类生命科学的又一个划时代的新突破。这一成就说明 21 世纪的主流生命科学家不仅仅能从分子水平观察生命,而且能够操控生命。

2. 医学与众多学科融合发展为疾病诊断和治疗带来新突破

自 20 世纪 30 年代开始,物理学、化学的新概念和新方法被大量引入生物学和医学,使生物学和医学有了长足的进步和发展。医学从科技进步中获得了巨大的动力和长足的进步,并取得了辉煌的成就。21 世纪医学的发展依然取决于整个现代科学的发展,未来医学上突破性的进展,不仅取决于医学家的努力,而且,很大程度上将取决于数学、物理学、化学、计算机技术等的发展及其与生物医学的结合。将更广泛地与自然科学、社会科学、工程技术和信息技术等多学科交叉渗透,呈现高度综合的趋势,其交叉融合的结果将会产生一些新的学科及高新的疾病诊治技术。

在诊断方面,物理学与医学的交叉发展出现了分子影像技术,带来了人体活体观察的革命。医学分子影像学被美国医学会评为未来最具有发展潜力的 10 个医学科学前沿领域之一,被誉为 21 世纪的医学影像学,该研究是与生命科学交叉的研究方法和手段的突破与创新。只有在分子水平发现疾病,才能真正达到早期诊断,克服"一症多病"和"一病多症"的临床难题,实现"预防为主、标本兼治"的目标。除了早期诊断,分子影像技术还可明确疾病的分期、分型,提示肿瘤的恶性程度和预后;各种内窥镜和导管技术等无创或低创性直视检查将深入到人体各个脏器和部分,获得精确的形态、功能和病理诊断;生物技术将提供多种多样的、敏感性和特异性都非常高的检测试剂,检测有关疾病的性质和程度;将来每个人特定的"信息卡"将可记载其一生的健康与疾病和全部相关的影像资料,对疾病的快速诊断提供帮助,并可进行网上和远程卫星会诊。

在治疗方面,到 21 世纪中叶,除了大脑之外,其他所有人体器官几乎都可以移植。免疫反应这一器官移植的最大难题将被克服,甚至可以实现异种移植和自体体外培养移植,甚至可以培养出某些大脑组织,注入老年痴呆患者体内,让其病情得到改善甚至康复。治疗学上的最大突破将是基因治疗的广泛应用。随着基因技术的进步,靶向药物引领下的"基因药物"的发展,不仅可以用相对简便的方法治疗众多基因缺陷和与之有关的疾病,而且可以设想通过基因的重组和修补,修改自己、特别是后代的基因,从而改善人体的性状,预防和治疗疾病。

3. 预防医学发展将促进卫生革命

21 世纪,随着科技、经济、文化、社会的不断发展和人类对健康要求的增强,一方面，人类对自身认识的要求越来越迫切，对生存和生命的价值越来越重视，对卫生保健、身心素质的要求越来越高；另一方面，生产力的高度发展，人类在征服自然取得巨大成功的同时，也带来了危及人类生存的后果，如环境污染、生态破坏等。工业化、城市化、人口老龄化进程的加快、使与生态环境、生活方式相关的卫生问题日益加重。此外，社会变动加快、社会文化变迁、社会关系变化、家庭结构改变、新技术革命成果大量引入医学领域等，均会带来许多新的社会卫生问题。

预防医学是从医学分化出来的一个独立学科群。它以人类为研究对象，应用生物医学、环境医学和社会医学的理论，研究疾病发生的分布规律以及影响健康的各种因素，制定预防措施和对策，以达到预防疾病、促进健康和提高生命质量的目的。在21世纪，预防医学将在分子生物学和生物技术等科学的促进下，产生出多种高效安全的疫苗以及新的预防药物，结合环境保护、人群自我保健能力的提高，为疾病的预防开创新纪元。在保护人民健康、防治重大疾病、控制人口增长、提高人口健康素质、保护社会和自然环境、促进社会物质文明和精神文明建设以及保证经济、科技、文化、社会协调发展方面发挥巨大的作用。

（六）中医学的发展史

中国医药学有着悠久的历史，有其独特的理论体系、诊治方法和丰富多彩的内容，是我国宝贵文化遗产的重要组成部分。中医学和其他学科一样，也有着自己的起源与发展历史，经历了由简单到复杂，由实践经验积累到理论形成的过程。

1. 中国医药的起源

中国医药起源于五千年前的新石器时代。历史上传说的"伏羲氏制九针"、"神农氏尝百草"，伏羲氏族和神农氏族的活动约在新石器时代的早期和晚期，这都属于原始社会。殷墟出土的甲骨文，便有头疾、耳疾、眼疾、鼻疾、牙疾、腹疾、足疾等文字，说明最迟在商代（公元前1765—前1122年）已有对多种疾病的认识，那时还是奴隶社会。到了封建社会初期（公元前1121—前249年）人们已能认识疾病之所以发生的道理，已具有初步的医学理论知识。由于医学知识开始提高，药物知识亦随之而丰富，如《山海经》中记载的药物就有一百多种，包括植物、动物、矿物等，同时亦开始用分科的方法对医药进行管理和研究。

2. 战国至秦汉时期的医学

由战国到两汉，即公元前475—公元265年，由于社会的巨大变革，医学科学日益发展起来，突出地表现在医学理论体系的逐渐形成。著名的经典著作《黄帝内经》就产生于这个时期，它在朴素的对立统一规律学说——阴阳学说和朴素的系统论——五行学说的思想指导下，确立了中医学独特的理论体系，其中主要包括脏腑学说、病机学说、诊法学说、辨证学说、治则学说等。这个理论体系一直是中医学理论的基础，它指导着中医学的临床实践。药物学也在这个时期奠定了基础，《神农本草经》就是其代表作，它共收载药物365种，其中植物药252种，动物药67种，矿物药46种，共分为上、中、下三品，并提出了七情和合、四气五味、君臣佐使等药物配伍应用的基础理论。由于医药奠定了理论基础，伟大的医学家如扁鹊、张仲景、华佗等相继产生了。扁鹊精于脉学，著有《八十一难经》；张仲景精于方药，著有《伤寒杂病论》；华佗精于针刀，著有《中藏经》。中医学在这个时期，无论理论和临床实践，都达到了相当高的水平，就国际范围来说，在当时可以说是走在最前列的。

3. 晋南北朝隋唐五代时期的医学

到了晋及五代（公元235—960年），中医学的基础理论、临床治疗、药物研究三方面，又各有新的进展，基础理论方面，症候学的知识相当丰富了。以巢元方著的《诸病源候论》为代表，他把内、外、妇、儿、五官各科疾病分作67门，叙述了1700多种证候。以王叔和著的《脉经》为代表，基本上定出24种脉象，一直运用到现在。在临床医学方面，内科有孙思邈著的《千金方》，外科有龚庆宣著的《刘涓子鬼遗方》，伤科有蔺道人著的《仙授理伤续断秘方》，妇产科有徐之才著的《十月养胎法》，小儿科有无名氏著的《颅囟经》，五官科载于《千金方》中，并已经有了补唇、镶牙、手术摘除白内障等。针灸科有皇甫谧著的《甲乙经》，说明医学又进一步向专科的道路发展了。对药物学的研究也是相当突出的，首先是陶弘景在《神农本草经》的基础上对本草学进行了一次总结，写成了一本草本学名著《本草经集注》。大约在公元657年，唐官方组织了苏敬、李勣等人编修本草，于659年完稿，定名《新修本草》，是我国由政府颁布的第一部药典。外国药典以纽伦堡（Neurenberg）政府颁行的为最早，是在公元1542年，但已晚于《新修本草》九个世纪了。它包括本草、药图、图经三部分，约五十四卷，药图和图经早已遗失，现只残存本草部分十一卷。其他还有专门记载食物药的《食疗本草》，记载外来药和少数民族药物的《海药本草》等。对于药物的炮制这时也很注意了，雷学敩著有《雷公炮炙论》三卷，是制药学的专著。炼丹术在这时期亦很有研究，葛洪著有《抱朴子》，陶弘景著有《合丹法式》，他们可以说是制药化学的先驱者。由于这个时期的医药科学又有所提高，与国外的交流亦日益增多，特别是与朝鲜、日本、越南、印度以及阿拉伯国家之间的相互交流，尤为频繁。

4. 宋、金、元时期的医学

宋元时期，即公元960—1368年，时间虽不太长，但于医学书籍的整理、医学教育的开展、药物鉴定的研究、医学流派的争鸣等，都是很有成就的。由于这时的印刷技术相当发达，给各种书籍的印刷带来很大便利，因而这时医药书籍的整理编印，盛况是空前的。中医学中许多经典以及有名的著作，如《黄帝内经》、《伤寒论》、《金匮要略》、《神农本草经》、《脉经》和《千金方》等，都从此得以流传下来。正因为医学书籍的广泛流传，给医学教育创造了极有利的条件。药物学发展到了这个时期，分别从品种、成药两方面开展研究。大约在公元1110—1358年这段时间里，先后出现了刘完素、张从正、李东垣、朱震亨等大医学家。他们分别创造了不同的学术流派，极大地丰富了中医学理论。

5. 明清时期的医学

由明清到鸦片战争前夕，即公元1368—1840年，中医学较突出的特点是从理论方面去探讨。以药物学为例，湖北的李时珍用了三十年的工夫，参考了八百多种书籍，跑遍了许多高山深谷，写成了载有1892种药物的《本草纲目》，五十二卷，附图一千余幅。它最大的特点是，发明"序录"，把运用药物的基础理论大大提高了一步，这是以前各家《本草》所不及的。还有刘若金的《本草述》、邹润安的《本经疏证》、张璐的《本经逢源》等，都是阐明药物性用的理论，是以前任何时期所不能比拟的。在临床医学方面，对于温热病学有特殊的成就。吴有性的《温疫论》、叶天士的《温热论》，为我国温病学说的发展提供了理论和辨证的基础，提高了临床疗效。

6. 中国近代医学

从鸦片战争到中华人民共和国成立前，即公元 1840—1949 年，是中国沦为半封建半殖民地的时期。随着帝国主义的入侵，西医迅速在中国传播开来，从此，中医数千年来的一统天下的局面被打破，开始出现两医并存的情况。北洋军阀和国民党政府排斥、限制和消灭中医学的措施，使中医学受到了严重摧残。但由于广大中医药人员的共同努力和人民群众防治疾病的需要，中医学仍取得了一定的成就，临床各科积累了一些新的经验，并有一些较好的著作问世；学术思想方面，产生了"中西汇通派"，他们的活动在当时的历史条件下对于保存中医精华具有重要意义。

7. 新中国成立后的中国医学

新中国成立后，党和政府十分关心中医药事业的发展。早在 1950 年第一届全国卫生工作会议上，就制定了包括"团结中西医"在内的卫生工作方针。1956 年在北京、上海、成都、广州建立了 4 所中医学院，并将南京中医学校改为南京中医学院。1958 年，毛泽东在卫生部党组关于"西学中"班的总结报告上批示："中国医药学是一个伟大的宝库，应当努力发掘，加以提高"。十年动乱，中医药事业遭受了严重摧残，粉碎"四人帮"后，中医药事业才得以迅速恢复和发展。特别是 1982 年将"发展现代医药和传统医药"正式载入宪法，使中医药学的发展有了法律保证。1986 年成立了国家中医药管理局，加强了对全国中医药事业的统一领导，促进了中医药事业的不断发展。1991 年，我国组织召开了国际传统医药大会，由十个国家共同起草了"北京宣言"，为世界传统医药学的发展起到了推动作用。在临床治疗方面，中医诊治也取得多项成就，成为医治疾病、保护人民健康的重要力量。

第二节　医学的学科分类与医学教育简史

一、医学的学科分类

现在是知识爆炸的时代，医学飞速发展，作为一门综合性很强的应用科学与其他学科相互影响，已形成了一个庞杂的知识与技术体系。同时，随着医学研究面的拓展，涉及的知识领域越来越多，学科的分化也越来越细。根据一定的原则，对医学进行科学分类，使其系统化、条理化和实用化，对于医学的研究和医学的组织管理、医学临床分科教育及医学的发展都有重要意义。

以往相当长的时间里，是按照医学的研究内容、对象和方法，分为基础医学、临床医学和预防医学三个部分。此外，还有海洋军事医学、法医学、航空医学和航海医学等特种医学学科，各自又包括不同的专门学科。1980 年，我国学者阮芳斌提出了新三分法，把医学分为基础医学、应用医学和理论医学，该分法比过去的三分法有很大进步，但其不完善之处就是没有给为医学服务的广大工程技术队伍留下位置。为弥补不足，1985 年，艾钢阳在新三分法的基础上提出了四分法，包括基础医学、应用医学、理论医学和医学工程学。其中，基础医学包括形态医学（如解剖学、组织胚胎学、病理解剖学等）、功能学科（如生物学、生物化学、生理学、药理学、免疫学等）和病原生物学科（如微生物学、寄生虫学等）。应用医学包括临床医学、预防医学、康复医学和特种医学。其中临床医学包括临床诊断学科（如物理诊断学、实验诊断学、放射诊断学、心电图、脑电图、肌电图、超声诊断学、核素诊断学等）和临床治疗学科（内科学、外科学、妇产科学、儿科学、传染病学、眼科学、精神病学、耳鼻喉科学等）；预防医学包括卫生学、流行病学、卫生统计学、环境医学等；康复医学包括老年康复学、精神康复学和职业康复学等；特种医学包括军事医学、核医学、法医学、航天医学、航海医学、潜水医学、高山医学、运动医学和家庭医学等。理论医学包括医学教育学、医学导论学、医学史学、医学心理学、医学伦理学、医学社会学、行为医学、医学情报学和临床医学导论等。医学工程学包括生物力学、生物材料学、生物磁学、生物影像学、纤维光学技术、激光医学应用、超声医学技术、人工器官、核医学技术、生物控制、生物工程技术和冷冻医学技术等。

2012 年，教育部颁布了《普通高等学校本科专业目录》医学学科分类情况。它规定了专业划分、名称及所属门类，是设置和调整专业、实施人才培养、安排招生、授予学位、指导就业，进行教育统计和人才需求预测等工作的重要依据。与国务院学位委员会、教育部 2011 年印发的《学位授予和人才培养学科目录（2011 年）》的学科门类基本一致，分设哲学、经济学、法学、教育学、文学、历史学、理学、工学、农学、医学、管理学、艺术学 12 个学科门类。医学门类下设专业类 11 个，44 种专业。医学学科具体分类如下：

10 学科门类：医学

1001 基础医学类 100101K 基础医学

1002 临床医学类 100201K 临床医学

1003 口腔医学类 100301K 口腔医学

1004 公共卫生与预防医学类 100401K 预防医学 100402 食品卫生与营养学（注：授予理学学士学位）

1005 中医学类 100501K 中医学 100502K 针灸推拿学 100503K 藏医学 100504K 蒙医学 100505K 维医学 100506K 壮医学 100507K 哈医学

1006 中西医结合类 100601K 中西医临床医学

1007 药学类 100701 药学（注：授予理学学士学位） 100702 药物制剂（注：授予理学学士学位）

1008 中药学类 100801 中药学（注：授予理学学士学位） 100802 中药资源与开发（注：授予理学学士学位）

1009 法医学类 100901K 法医学

1010 医学技术类 101001 医学检验技术（注：授予理学学士学位） 101002 医学实验技术（注：授予理学学士学位） 101003 医学影像技术（注：授予理学学士学位） 101004 眼视光学（注：授予理学学士学位） 101005 康复治疗学（注：授予理学学士学位） 101006 口腔医学技术（注：授予理学学士学位） 101007 卫生检验与检疫（注：授予理学学士学位）

1011 护理学类 101101 护理学（注：授予理学学士学位）

学科分类的原则主要包含下列几个方面：①科学性原则：根据学科所具备的客观的、本质的属性特征及其相互之间的联系，划分不同的从属关系和并列次序，组成一个有序的学科分类体系；②实用性原则：对学科进行分类和编码，应以满足国家宏观管理的应用需求为基本目标，列入分类体系内的学科覆盖领域应全面、适中；③简明性原则：对学科层次的划分和组合，力求简单明了；④兼容性原则：考虑国内传统分类体系的继承性和实际使用的延续性，并注意提高国际可比性；⑤扩延性原则：根据现代科学技术体系具有高度动态性的特征，应为萌芽中的新兴学科留有余地，以便在分类体系相对稳定的情况下得到扩充和延续；⑥唯一性原则：在学科分类体系中，一个学科只能用一个名称、一个代码。某学科被调整变更后，其原有的分类代码撤销，不得再赋予其他学科使用。学科分类的标准主要依据学科的研究对象、学科的本质属性或特征、学科的研究方法、学科的派生来源、学科研究的目的与目标等五方面进行划分。

该新目录和新规定的实施，是关系到我国高等教育改革与发展的一项带有基础性、全局性、战略性的重要举措，关系到教育资源的配置和优化，对于提高人才培养质量、促进高等教育与经济社会的紧密结合，都具有十分重要的意义。

二、医学教育简史

（一）西方医学教育简史

人类的教育是伴随人类社会的产生而产生的。在劳动过程中，人们传递生产经验和生活经验的实际社会需要推动了人类教育起源。医学教育也是随人类医药行为的产生而产生的，随医药学的发展而发展。原始社会的人类，在劳动过程中积累了简单的医药知识，把这点滴经验传授给集体成员和后代，可以说是最初的医学教育。

奴隶制社会时期的医学教育 在上古时代，人类最初的文明产生于农业生产效率较高的大河流域，在大河流域出现了世界历史上的四大文明古国，四大文明古国创造了各自的文明，产生了自己的医学和医学教育。古埃及在公元前 2000 年就有了记载医学资料的纸草文。神庙不仅是祭祀的地方，也是哲学、医学的活动中心，各地神庙设有医学校，其中较著名的是伊姆霍特普神庙的医学校，许多希腊人、犹太人、波斯人都曾来此学习。古巴比伦建立了古巴比伦王国，创造了辉煌的巴比伦文化科学及医学知识，影响了邻近国家，流传到以后的希腊、古罗马和阿拉伯国家，西方医学可以说是古希腊和古罗马医学的直接继承者，其影响至今还广泛存在。西方医学史的主线，也是从这里开始的，他们注重实验和临床观察，长于理论概括，积累了丰富的经验，医学教育也随之发展起来。开始时主要通过口传家授，希腊也出现了科斯（Cos）和尼多斯（Knidos）两所著名的医学校，但这还并不是真正意义上医学院校，只不过是当地行医的医生一起进行交流学习和讨论的场所。公元前 5 世纪，古希腊在著名的伯利克里（Pericles，公元前 490—前 429）执政时期，国运昌盛，政治开明，医学上名医辈出，被后世尊称为"西方医学之父"的希波克拉底就是这个时代涌现出的众多杰出人物之一，并逐渐形成了各种医学学派，如克罗顿医学学派、西西里医学学派、尼多斯医学学派和科斯医学学派。当时的医学教育还是以各医学学派以师带徒为主的教学形式，医学教育都是相当孤立的。盖伦认为，只有经过长期培养和训练才能成为一名合格的医生，他反对不重医术、只重赚钱的庸医。在罗马时代，妇女学医逐渐合法化，到公元 1 世纪左右，妇女在医学教育或专业实践方面已享有同男子相同的权利。

中世纪时期的欧洲医学教育　公元 5—15 世纪的 1000 年间的中世纪，即自盖伦以后到欧洲文艺复兴时期以前的一段时间，在教会统治下，欧洲医学迟滞发展，科学技术进步很小，医学教育中渗透着浓厚的宗教色彩，医学也由僧侣掌握，在公元 10 世纪达到鼎盛时期，以后日渐衰落。随着城市的发展，学生们开始大量涌入并集中起来，他们寻找老师，一些知识分子也感到教会、教堂讨论问题受到约束，就出来自己兴办教育，设立学校，大学开始兴起，形成了学校教育的模式。到了 14 世纪，欧洲已有 40 余所大学。欧洲最早的大学是意大利的萨勒诺大学（Salerno），建于 11 世纪，为中世纪医学的发展和医学教育的进步作出了重大贡献。当时著名的大学还有：法国的蒙彼利埃大学（Montpellier）、巴黎大学（Paris）、英国牛津大学（Oxford）、剑桥大学（Cambridge）、意大利的波伦亚大学（Bologha）等。医学课程有解剖学、生理学、病理学、诊断学、外科学、妇产科学和眼科学等，教材以希波克拉底、盖伦和阿维森纳的著作为主，并实行考试，学生毕业时被授予医学学位。如牛津大学，可以授予学士、硕士和博士学位这三种称号。一般修业时间为 4—8 年。形成了初步的医学课程体系和医学教育制度。

文艺复兴后的医学教育　14—16 世纪意大利的文艺复兴运动，使人们摆脱了教会的思想束缚，是欧洲文化与思想发展的一个重要时期。意大利先后建立了 10 余所大学医学院。17 世纪以前，欧洲的医学院校没有实施有组织的临床教学，学生在校以自习为主，考试及格就可以毕业。17 世纪初，荷兰的莱顿大学成为有国际影响力的神学、自然科学和医学的中心，是欧洲最早建立临床教学体系的大学，曾吸引大批欧洲学者。18 世纪，临床教学兴盛起来，莱顿大学在医学院设立教学床位，使学生有了医学实践的环节。布尔哈夫（Boerhave H.，1668—1738）是一位知识渊博的解剖学家和临床医学家，临床经验丰富，充分利用教学资源开展床边教学，在做病理解剖之前，尽量给学生提出临床症状与病理变化的关系，开创了临床病理讨论会的先河。18 世纪后期，德国的医学教育受洪堡独立和自由教育思想的影响，形成了德国医学教育的独特特点，教学内容、教学方式和学术自由，可以自由选修、自由听课和自由转学，研究与教学相结合，重视临床实习，使德国医学从 19 世纪起迅速跃居世界前列。19 世纪中期，英国有名望的医院把医学教育作为医院工作的一部分，兴办多家医院医学院，伦敦各医院医学院的毕业生可通过考试向伦敦大学申请学位。受到英国和德国医学教育的影响，美国的医学教育也有了一定的发展，约翰·霍普金斯大学医学院于 1893 年建立，是一所示范性的医学院，对教育制度进行了重大改革，其教学模式在 1920—1950 年成为美国高校培养模式的典范，即所谓传统的美国医学教育制度。

（二）中国医学教育简史

中华民族具有悠久的历史和灿烂的文化，在长期的生产劳动和生活实践活动中，积累了丰富的与疾病作斗争的经验和知识，逐步形成了我国独特的医学和医学教育体系。

古代医学教育（即远古开始到1840年鸦片战争之前这段时期）　在公元前22世纪以前，没有专职的医生，人类的医疗卫生活动与生产劳动、宗教活动相融在一起。当时没有文字和书本，只能靠简单的口耳相传和观察模仿来传授医疗卫生知识。这是人类最初的、经验式的医学教育活动。公元前22世纪到公元5世纪，是奴隶制开始建立到封建社会形成初期，生产力有了较大的发展，奴隶社会开始产生了文字，医巫开始分离，医药卫生活动比较活跃。这一时期的医学教育活动，主要是以师带徒的方式进行。公元5世纪到鸦片战争前，长达1400年，几乎占了整个封建社会时期，这一时期又被称为我国传统医学教育时期。早在公元420年南北朝时期，我国就出现了最早的官方设立的医校，有了学院式教育，比国外最早的医科学校意大利萨勒诺大学还要早400年。公元642年，隋朝设立太医署，是当时全国最高的医学教育机构，负责教育和培训医生。唐朝是医学教育史上一个重要发展时期，教育制度有了显著的发展。不仅有中央政府办的，也有地方州县办的医学校，而且规定了专业设置、学制、教学内容和课程结构。到了宋朝，医学教育有了飞速发展。从太医署分出专司医学教育的机构太医局，医学教育受到重视，形成了3个专业（方脉科、针科、疡科）、13个学科的专业体制。唐、宋朝的医学教育对以后元、明、清各代都有深远影响。到了清代，由于清政府对医学教育不重视，加之政府腐败，民族矛盾、阶级矛盾日益尖锐，清代医学教育日趋衰败。

近代医学教育（即自1840年鸦片战争到1949年新中国成立这段时期）　清政府在鸦片战争前已经腐朽不堪，而西方资本主义正在迅猛发展，在双方力量对比越来越悬殊的情况下，西方资本主义发动了侵略中国的战争，近代中国沦为半殖民地半封建的国家。在医学领域，帝国主义利用医药作为侵略工具，西医开始传入我国，我国医学教育出现了传统的中医教育与现代西医教育并存、互相渗透的局面。传教士医生为了医疗工作上的需要，在医院或诊所招收中国学徒，向他们传授浅显的医学知识，目的是使他们能担当起护理和助手的工作。一些洋务派效仿西方也办起了医学校，设立的第一个西医学校是1881年由李鸿章在天津创办的北洋医学堂。以后又开办了一些西医学堂，大多是为陆军、海军服务的军医学堂。《辛丑条约》签订后，教会医学教育迅速发展起来，1900年到1915年，已经建立23所教会医学院（校）、36所护士学校以及药学校和助产学校等。西方医学的传入，客观上为中国带来了新的科学知识，促进了中国医学的进步，对我国的医疗卫生事业的发展、医学队伍的建设产生了深远的影响。同时，西方医学对中国传统医学造成了很大冲击，传统的中国医学队伍产生了分化，出现了各种思想和主张。一些追求进步的医学家认识到中西医学各有所长，努力探索沟通中西医学的渠道，并逐渐形成了中西汇通的思想和学派，成为中国医学发展上一支新生力量。也有认为西医不适合中国国情的保守思想派。另有一些初步接受现代科学文化、对中国传统医学不甚了解的人，对我国传统医学持轻视和否定态度，为后来中西医之争甚至中西医对立埋下了种子，给中医的保存和发展带来了极大的困难。

新中国成立后的医学教育　1949年中华人民共和国的成立，标志着中华民族进入了一个新的历史阶段，为教育事业开创了新局面，医学卫生教育事业得到了蓬勃发展。1952年，卫生部对全国医学院校进行了系统的调查研究，针对当时相当部分院校规模小、设备简陋、师资缺乏、布局不合理的状况，将44所医学院校合并成37所。1954年，卫生部成立了独立管理医学教育的专门机构——医学教育司。1957年确定了我国高等医学院校学制为5年，少数为6年或8年，专科学校为3年。到20世纪60年代，全国有高等医学院校85所，形成了较为完善的高等医学教育体制。与此同时，中医教育也得到了很大的发展，政府和人民采取了一些有力措施来恢复和发展中医药事业。同时，我国的药学教育、预防医学教育、初中等医药学教育、继续教育都得到了相当的发展，形成了我国医学教育层次较为完善、门类较为齐全的体系，为中华医学教育的腾飞打下了良好的基础。从1949年到1965年，我国独立医学院校发展到92所，专业发展到11个（医学、卫生学、儿科医学、口腔医学、中医学、蒙医学、药学、中药学、护理学、医学检验学、药物化学），在校医学生近8.3万人。但是，1966年发生了"文化大革命"，十年动乱使我国医学教育受到了严重摧残。党的十一届三中全会后，党全面纠正了"文化大革命"的错误，我国科学技术和文教卫事业开始出现勃勃生机，医学教育事业逐渐走上正轨。1977年恢复高考制度，1978年恢复研究生制度。1982年，我国正式建立了学士、硕士和博士三级学位制度。重新修订了各种教育和管理方面的条例和草案。到1987年为止，先后两次修订教材，出版了各专业的、门类齐全的、高质量的教材，有力地保证了教学质量。1988年4月，国家教委将我国高等院校教育的学制进行了规范。从1949年到1989年，短短40年的时间里，高、中等医药院校培养了二百多万医学人才（不包括初级人才），取得了史无前例的伟大成就。

第三节　健康与疾病

生命、健康、疾病、死亡是最基本的生物医学现象，具有极其复杂的矛盾运动形式。医学不仅要在个体、系统、器官、组织、细胞、分子等微观层面上，还应从家庭、社区、社会、生物界、地球、宇宙等宏观系统中，去揭示和把握上述基本现象的本质和相互联系，才能更好地理解健康与疾病等问题的真谛。

一、生命

21世纪是生命科学的世纪。生命科学是研究生命现象、生命活动的本质、特征和发生、发展规律，以及各种生物之间和生物与环境之间相互关系的科学。认识生命可以帮助我们有效地控制生命活动，能动地改造生物界，造福人类，促进人民健康和社会发展。

1. 生命的定义

19世纪，恩格斯主要从大分子的角度定义生命。他认为，生命是蛋白体的存在方式，这种存在方式本质上就在于这些蛋白体的化学组成部分不断地自我更新。

20世纪50年代以后，DNA双螺旋结构的发现及其遗传功能的研究进展改变了人们关于生命的本质是蛋白质的看法，开始把生命的分子基础看做是能够自我复制和携带有遗传信息的核酸。

物质、能量和信息是任一自动控制系统不可缺少的三要素，人体是一个多层次的复杂的自动控制系统。

生命可以定义为：生命是由核酸、蛋白质等生物大分子组成的生物体进行的，以物质、信息和能量三种要素为代表的综合运动形式。人的生命是自觉和理性的存在，是生物属性和社会属性高度统一的整体。

2. 生命的特征

所有生物或大多数生物表现出的共同特征叫做生命的特征。除了病毒以外的所有生命，从最简单的原核生物如细菌，到最复杂的高等动物如人，都有以下的基本特征：①具有特定的物质结构（细胞）：生物体的各种化学成分在体内不是随机堆砌在一起的，而是严整有序的。生命的基本单位是细胞，细胞内的各结构单元都有特定的结构和功能；②通过物质和能量交换维持生存（新陈代谢）：生物体是开放系统，生物体和周围环境不断进行着物质的交换和能量的流动；③有对内外刺激产生反应并进行自我调节的能力（应激）：生物能接受外界刺激而发生反应，包括感受刺激和反应两个过程；④可产生与自己相同的个体（生殖与发育）：生物都能通过生殖产生子代使生命得以延续，通过代谢而生长发育；⑤在漫长的物种生存中，其生活形态和方式既保持相对恒定又会发生相应变化（遗传与变异）：子代与亲代之间在形态构造、生理机能上的相似便是遗传的结果，而亲子之间的差异现象由变异导致；⑥生命的发展经历了由简单到复杂、由低级到高级的漫长过程（进化）：由简单到复杂，由低级到高级的演变过程便是进化的结果。

3. 人的生命标准与价值

对于人的生命标准有两种理论体系，即个体/生物学标准和承认/授权标准。个体/生物学标准认为从受精卵着床那一刻起，或者从 28 周孕龄胎儿离开母体并具有生存活力时，生命就开始了。承认/授权标准是社会学标准，强调胎儿必须得到父母和社会的接受，生命才算开始，社会的授权可以部分地由医生来决定和完成。由于人的社会性是人区别于其他动物的最本质特征，因此人的生命开始的时间显然不能只从生物、遗传等自然科学范畴来判断，还必须有政治、经济、文化、道德等人文社会因素的参与。

人的生命的价值是物质价值、精神价值和人性价值的统一。生命的物质价值认为人是创造物质和精神财富的主体，维系一个人的生命具有很高的价值。生命的精神价值即生命的心理学价值，强调生命的保持是某些个体或群体的一种精神寄托。生命的人性价值即生命的道德价值，强调从人道主义出发对已不能对社会做出任何贡献的生命亦应予以善待。人类全部医疗活动，包括人工流产、试管婴儿、克隆生命、安乐死等，都应从物质价值、精神价值和人性价值的原则出发，完整体现人的生命价值。

二、健康和疾病

医学不仅是研究疾病的科学，更是研究健康的科学，对于健康和疾病的认识关系到医学的根本目的。医学的本质不仅是生物学问题，还是重要的社会学问题。

1. 健康定义

健康在英语中被诠释为强壮（hale）、结实（sound）、完整（whole）。健康是人类社会生存发展的一个基本要素，没有健康将一事无成，因此健康问题既属于个人，又属于社会，健康是人们共同追求的目标。健康的概念是与时俱进的，是一个动态化的过程，是一个具有强烈时代感的综合过程，随着人类对客观世界认识的不断深化而改变。

古希腊医学家希波克拉底认为，四种体液的平衡是健康，失去平衡就是疾病。盖伦认为，疾病是体液（主要指血液）的败坏，而健康则是体液没有败坏时的人体状态。

20 世纪 50 年代以前，科学发展的初级阶段，人们对健康的理解仅仅局限于"不生病"的生理概念上，人们普遍认为健康就是没有疾病，有病就是不健康。

1948 年的《世界卫生组织宪章》指出：健康不仅为疾病或羸弱之消除，而系体格、精神与社会之完满健康状态。

20 世纪 50 年代以后，随着科技发展和生活水平提高，人们开始关注生活质量，重视情绪心理因素致病。《渥太华宪章》指出："良好的健康是社会、经济和个人发展的主要资源，也是生活质量的重要部分。"

1978 年的《阿拉木图宣言》重申："健康不仅是疾病与体虚的匿迹，而且是身心健康、社会幸福的总体状态。"

1984 年，联合国世界卫生组织在制定的《保健大宪章》中指出："健康不仅是没有疾病和虚弱症状，而且包括身体、心理和社会适应能力的完满状态"（Health is a state of complete physical，mental and social well being and not merely the absence or infirmity）。

1989 年，世界卫生组织又提出了四位一体的健康新概念："健康不但是没有疾病，而且包括躯体健康、心理健康、社会适应良好和道德健康"。

世界卫生组织对健康的定义有其优点：（1）指出了健康不仅仅是没有疾病，把人看成是一个结构与功能整体、躯体与精神适应、生物-心理-社会和谐的整体；（2）个体健康与群体健康有密切关系；（3）健康包括对社会环境的良好适应，既考虑到人的自然属性，又侧重于人的社会属性。

2. 健康的标准

为了更加具体地理解健康的内涵，世界卫生组织将人类身心健康的标准简单地归纳为是否能做到"五快"、"三良好"。即：

"五快"——躯体健康的标准。快食：指胃口好，不挑食、不偏食，而不是狼吞虎咽，说明消化吸收的功能好；快眠：指入睡快，睡眠质量好，说明神经系统协调能力强；快便：指大小便通畅，便时无痛苦，排便后感到舒服，说明肠道的排泄功能和泌尿系统功能良好；快语：指说话流利，口齿清楚，表达准确，说明思维敏捷；快行：指行动自如，步伐轻盈、敏捷，说明运动系统功能良好。

"三良好"——心理健康的标准。良好的个性：心地善良，乐观处世，为人谦和，正直无私，情绪稳定；良好的处世能力：能正确面对现实，有良好的自控能力，能较好地适应复杂的环境变化；良好的人际关系：能助人为乐，与人为善，人缘关系好。

3. 亚健康的定义

亚健康是指介于健康和疾病之间的中间状态，在相当高水平的医疗机构经系统检查，未发现有疾病，而病人自己确实感觉到了躯体和心理上的种种不适。

20 世纪 80 年代中期，苏联学者研究指出，人体除健康状态和疾病状态之外，还存在着一种非健康非患病的中间状态，称为亚健康状态，简称亚健康。1995 年 5 月，在北京召开了"首届亚健康学术研讨会"，确定了"亚健康状态"这一名称以及广义的亚健康状态的概念，将疾病与健康之间的过渡状态称为亚健康状态。亚健康状态是机体介于健康与疾病之间的一种生理功能低下的特殊状态，已有不同程度的各种患病的危险因素，机体尚无器质性病变，但体力降低、反应能力下降、适应能力减退、精神状态欠佳和人体免疫功能低下等。亚健康状态又称为第三状态，也称灰色状态、病前状态、亚临床期、潜病期等。

亚健康概念的提出标志着人类对疾病的策略真正从治病转向对疾病的预防，是社会进步的标志。

4. 疾病的定义

从古至今，在漫长的历史长河中，人类同疾病进行了不懈的斗争，对疾病的认识水平也在不断提高，但要给疾病下个清晰而准确的定义，还是比较困难。在历史各个阶段产生了对疾病的不同认识、不同的观点和学派。①原始医学的疾病观：在原始蒙昧时代，生产力水平十分低下，科学和文化知识极度匮乏，人们把自然界各种力量理解为一种神奇的力量。认为生命是神灵所赐，疾病则是神灵的惩罚。人之所以患病，是因为鬼神缠身。治疗疾病多占神问卜，或者是医巫混杂；②自然哲学的疾病观：随着生产力的发展和经验的积累，医学逐渐脱离了巫术的羁绊，人们开始形成了自然哲学的疾病观。借助当时的哲学和医学来解释疾病。古希腊医学家希波克拉底认为，四种体液（血、黏液、黄胆汁和黑胆汁）失去平衡就是疾病。我国古代传统医学中阴阳五行说认为，阴阳失去平衡就会导致疾病的发生；③自然科学疾病观。由于解剖学、生理学、物理化学等自然科学的发展，逐步形成了自然科学的疾病观。18世纪的意大利病理学家莫尔干尼提出，疾病是器官内发生了解剖学变化。19世纪德国病理学家魏尔啸认为，疾病的本质在于特定细胞的损伤，是由于致病因子直接作用于细胞的结果。通过观察和利用实验来支持对疾病现象的解释；④现代医学的疾病观：目前认为，疾病是机体在某些致病因素的作用下，因自稳态调节紊乱而发生的生命活动异常，使机体组织、细胞产生病理变化，出现各种症状、体征和社会行为的异常，以及对环境适应能力和生命质量的降低。

5. 疾病的进程和分类

任何疾病都有一个发生发展的过程。疾病的进程大致分为4个阶段。第一阶段即易感期。是指机体已具备了发病的基础条件，但尚未发病，一旦致病因素达到一定程度，或机体免疫防御功能明显下降，就有可能发病。这是疾病预防的最佳时期。第二阶段即发病前期，也称潜伏期。是指病因作用于人体至开始出现临床症状的时期。其时间长短因病因情况和机体本身的状况而异。这是早期发现和诊断疾病的大好时期。第三阶段即发病期，也称临床期。是指机体在结构、形态、功能、代谢等方面已经出现了明显的病理改变，出现了相关的临床表现依据。通过这些依据可以对疾病进行诊断，需要对疾病进行治疗和护理。第四阶段即发病后期，也称转归期。指大多数疾病发展至一定阶段后终将结束的时期。一般有下列几种结果：完全康复、不完全康复、迁延不愈或转为慢性、蔓延扩散、并发症和后遗症或死亡。

目前广泛使用的，是由世界卫生组织颁布的"疾病和有关健康问题国际统计分类（international classification of diseases, ICD-10）"。这是全球疾病损伤及死亡原因的统一标准化分类，具体分类如下：①某些传染病和寄生虫病；②肿瘤；③血液及造血器官疾病和某些涉及免疫机制的疾病；④内分泌、营养和代谢疾病；⑤精神和行为障碍；⑥神经系统疾病；⑦眼及其附器疾病；⑧耳和乳突疾病；⑨循环系统疾病；⑩呼吸系统疾病；⑪消化系统疾病；⑫皮肤和皮下组织疾病；⑬肌肉骨骼系统和结缔组织疾病；⑭泌尿生殖系统疾病；⑮妊娠、分娩和产褥期疾病；⑯起源于围生期的某些情况；⑰先天性畸形和染色体异常；⑱症状、体征、临床与实验室异常所见，不可归类在他处者；⑲损伤、中毒和外因的某些其他后果；⑳疾病和死亡的外因；㉑影响健康与保健机构接触的因素。

三、死亡

1. 死亡的定义

死亡是机体生命活动不可逆转的终结，是一切生命有机体发展的必然归宿。死亡可分为生理性死亡、病理性死亡和意外死亡3种。生理性死亡即自然死亡，是机体器官自然老化所致。病理性死亡是由疾病导致的死亡。意外死亡是指除病理性死亡之外的非正常死亡，如自然灾害、交通事故、医疗意外、自杀或他杀等引起的死亡。死亡的过程又分为三期：濒死期、临床死亡期和生物学死亡期。

2. 死亡的标准

死亡的标准随着社会和医学的发展而有所不同。长期以来，"循环和呼吸中止的死亡标准"一直是死亡无可争辩的标志，被所有国家接受，为医学上及立法上的死亡标准。但是，随着科学技术的不断发展和人类文明的进步，医学的快速发展，心肺复苏技术可以使心跳、呼吸停止的人"复活"，有些大脑功能严重损坏的患者，可以靠呼吸机等人工方法维持其心肺功能和躯体的生物活性，传统的死亡概念已日益受到挑战。

1968年，美国哈佛大学医学院脑死亡定义审查特别委员会提出了"脑功能不可逆性丧失"作为新的死亡标准，并制定了第一个脑死亡诊断标准：①不可逆的深度昏迷；②自主呼吸停止；③脑干反射消失；④脑电波消失（平坦）。凡符合以上标准，并在24小时或72小时内反复测试，多次检查结果无变化，即可宣告死亡。但需排除体温过低（<32.2℃）或刚服用过巴比妥类及其他中枢神经系统抑制剂两种情况。同年，世界卫生组织建立的国际医学科学组织委员会将脑死亡标准确定为：①对环境失去一切反应；②完全没有反射和肌张力；③停止自主呼吸；④动脉压陡降；⑤脑电图平直。其基本内容同"哈佛标准"。

脑死亡是整个中枢神经系统的全部死亡，包括脑干在内的全部脑机能的不可逆转状态。既是生物学死亡也是社会学死亡。脑死亡概念对于准确判断个体死亡时间，确定终止复苏抢救行为，对于器官移植的供体来源，都具有十分重要的医疗、法律和伦理学意义。

美国率先制定脑死亡法，在法律上确定以脑死亡作为自然人的死亡标准。随后，德国、英国、日本和我国香港、台湾都纷纷仿效确立了脑死亡标准，目前该观念已为国际社会广泛接受，各国也针对脑死亡的诊断标准制定了诸多规定。脑死亡在我国近年来也是医学界和法医学界讨论的热门话题。

1980年美国律师协会和法律官员国家委员会的代表提出一个综合传统死亡概念和脑死亡概念的立法上的死亡定义："一个人如果按照医学标准发生了不可恢复的循环和呼吸机能的中止或者全脑（包括脑干）所有机能的不可恢复的中止，即可认为死亡已经发生。"这个死亡定义也完全可以作为医学和法医学上的死亡概念，既有科学性、先进性，又有现实性。

3. 安乐死

安乐死一词源于希腊文 euthanasia，"eu"是"好"的意思，"thanasia"是"死"的意思，即快乐的或有尊严的死亡。安乐死通常指对那些患有不治之症，承担着巨大痛苦，要求适时地、迅速地死去的病人，用医学的方法使其无痛苦地终结生命。其中，因停止人工抢救以缩短其生命过程者，称为消极安乐死（听任死亡）；使用加速死亡的药物和方法者，称为积极安乐死（主动死亡）。

对安乐死目前仍有许多争论，除了荷兰、日本、瑞士等少数几个国家外，包括我国在内的绝大多数国家仍未通过安乐死的立法，因为涉及医学、社会学、法律学和伦理学上的许多问题还没有解决。持支持观点的人认为安乐死有助于解决病人的折磨和痛苦，有利于家庭，有利于社会，等等。持反对观点的人认为安乐死不是解决临终病人问题的合适办法，是在杀死一个无辜生命，对于医务工作者来说，这是绝对不允许的，等等。在当前缺乏法律支持的情况下，医务工作者面对要求安乐死的病人和家庭一定要持十分慎重的态度。

临终关怀不同于安乐死，它既不促进也不延迟病人的死亡。临终关怀是指对生存时间有限（6个月或更少）的患者进行适当的医院或家庭的医疗及护理，使其在较舒适的状态中走完人生最后的旅程。

现代的临终关怀创始于 1967 年 7 月，英国的西希里·桑德斯博士创办了第一所圣克里斯多弗临终关怀院，被誉为点燃了世界临终关怀运动的灯塔。随后，美国、法国、日本、加拿大等 60 多个国家相继出现临终关怀服务。1988 年 10 月，我国在天津成立了第一个临终关怀研究中心，各地先后建立了一些不同类型的临终关怀机构，服务质量逐步提高，从事临终关怀工作的队伍也逐渐扩大，并逐渐引起了全社会的关注。

临终关怀主要由临终关怀团队为临终患者及家属提供包括生理、心理、社会、精神、宗教等全方位的身心舒缓照护，以提升患者的生活质量。临终关怀对象包括恶性肿瘤晚期患者、严重心肺疾病失代偿期病危者、多脏器衰竭病情危重者、衰老并伴有多种慢性疾病、中风偏瘫并发危及生命疾患的患者、全身情况极度衰竭行将死亡者以及其他处于濒死状态者。临终预示着生命即将结束，但临终并不等于死亡，它仍是生命的一部分，提高临终生命质量体现了对生命的尊重。

第四节　世界卫生状况与中国卫生国情

一、世界卫生状况

（一）世界卫生问题

1. 疾病谱发生变化

由于传染病的防治取得了巨大进展，城乡的疾病谱和死因谱发生了明显的变化。1957年急性传染病还居第二位，20 世纪 80 年代已下降为第 10 位，而慢性、非传染性疾病逐渐上升到主要地位。主要是心脑血管病、肿瘤、糖尿病及精神方面疾病。在贫穷国家、发达国家与发展中国家的贫困社区，孕产妇死亡率、围产儿和婴儿死亡率仍很高。营养不良和食品不足仍是数亿人民的问题。在多数国家，工伤和交通事故及故意伤害造成的损伤和死亡不断增加，而且主要是年轻人。由于现代交通的发达，人们交往日益频繁，像艾滋病这类新发传染病往往是跨国传播，对人类产生了极大的威胁。

2. 人口增加及其老龄化加剧

世界人口在 1930 年是 20 亿，1960 年是 30 亿，1987 年是 50 亿，到 2013 年达到了 70 亿。人类生活空间是有限的，地球上的资源也是有限的，人口的增加必然加重社会的负担，带来营养、居住、教育和卫生保健服务等一系列问题。人口城镇化速度过快，使形势更加严峻。1977 年联合国人口年鉴显示，人口平均预期寿命已达到 72 岁的水平，1995 年全世界 65 岁以上老年人占世界总人口的 6.5%，2010 年为 7.3%，与老年人相关的疾病如肿瘤、心脑血管疾病、糖尿病、骨质疏松、视觉困难、帕金森氏病及阿尔茨海默病亦相应增加。

3. 环境污染加剧，生活环境质量恶化

人类生活环境包括大气圈、水圈、土壤圈，这是人类赖以生存的必需条件。人类生活环境质量与人类的健康密切相关。工业企业所形成的废水、废气、废渣，有的未经过很好处理就直接排放到环境中，农业生产中大量使用农药，造成空气、土壤、水和食物的污染。生活垃圾、污水、粪尿等生活废弃物也是污染的重要来源。还有交通运输工具产生的噪音、震动和各种废气，通信设备与电器产生的微波和电磁污染，等等，均可使环境受到不同程度的污染，造成不良后果。还有吸烟、酗酒、吸毒、性乱等生活恶行，均对人类健康构成了威胁。

（二）全球卫生战略

健康是人类的基本权利之一，是一项基本人权。实现卫生服务全民覆盖，人人享有卫生保健是全球性的战略目标。卫生服务包括健康促进、疾病预防、治疗和康复等。促进与保护健康对于人类福祉和经济与社会持续发展不可或缺。30 多年前《阿拉木图宣言》就指出，"人人享有卫生保健不仅有利于提高生活质量，同时也有利于世界和平与安全"。因此，人们把健康列为最优先考虑的问题也不奇怪，在许多国家，对健康的关注仅次于对经济问题的关注。

1. 卫生服务全民覆盖的现状

人人都能够获得卫生服务，早已成为国际社会的共识。但现实状况是世界各国距离实现这一目标还有较长距离。在一些国家，新生儿由卫生专业人员接生的比例只有 10%，而在孕产妇死亡率最低的国家，这一比例几乎是 100%。收入情况阻碍了低收入人群获得卫生服务，看病就医导致全球每年大约有 1.5 亿人遭受灾难性医疗支出，其中有 1 亿人被推向贫困线以下。与此相同，富裕儿童寿命远长于贫穷儿童；缩小 5 岁以下富裕儿童与贫穷儿童卫生服务覆盖率的差距，特别是开展常规免疫接种，将挽救 1600 多万儿童的生命。据国际劳工组织声称，世界上只有 1/5 的人享有全面的社会保险，可以覆盖因病失去收入的情况，而世界上一半以上的人群没有任何一种正式的社会保障。在中等收入国家，社会保障的覆盖率为 20%～60%。卫生服务实现全民覆盖需要大量资金，卫生筹资系统能否筹集到足够的资金，影响着全民覆盖的进程和速度。各个国家卫生服务实现全民覆盖的方式不同，有的改革卫生筹资方式，有的建立各种形式的预付制和统筹资金，加强疾病经济风险保护，有的则致力于提高资源利用效率和改善公平性。

2. "2000 年人人享有卫生保健"的全球卫生战略

1998 年 5 月，在日内瓦召开的第 51 届世界卫生大会，审议通过了世界卫生组织提出的"21 世纪人人享有卫生保健"的全球卫生策略。（1）总目标：①使全体人民增加期望寿命和提高生活质量；②在国家之间和国家内部改进健康的公平程度；③使全体人民能利用可持续发展的卫生系统所提供的服务。（2）具体目标：①到 2005 年，将在国家内和国家间使用健康公平指数，作为促进和监测健康公平的基础，最初将以测定儿童发育为基础来评价公平；②到 2020 年将实现在世界会议上商定的孕产妇死亡率、5 岁以下儿童死亡率和期望寿命的具体目标，即到 2020 年孕产妇死亡率要低于 100/10 万，5 岁以下儿童死亡率要低于 45‰，所有国家出生期望寿命达到 70 岁以上；③到 2020 年全世界疾病负担将极大减轻，将通过实施旨在扭转目前结核、艾滋病、疟疾、烟草相关疾病和暴力与损伤引起的发病率和残疾上升趋势的疾病控制规划予以实现；④到 2010 年麻风病将被消灭，到 2020 年麻疹将被根除，淋巴丝虫病的传播将被阻断，沙眼、维生素 A 和碘缺乏病将在 2020 年前被消灭；⑤到 2020 年所有国家将通过部门间行动在提供安全饮用水、适当的环境卫生、数量充足和质量良好的食物和住房方面取得重大进展；⑥到 2020 年所有国家将通过管理、经济、教育、组织和以社区为基础的综合规划，采纳并积极管理和监测能巩固促进健康的生活方式或减少有损健康的生活方式的战略；⑦到 2005 年所有会员国将有制定、实施和监测与"人人享有卫生保健"政策相一致的各项具体政策的运行机制；⑧到 2010 年全体人民将在其整个一生获得由基本卫生职能支持的综合、基本、优质的卫生保健服务；⑨到 2010 年将建立起适宜的全球和国家卫生信息、监测和警报系统；⑩到 2010 年研究政策和体制的机制将在全球、区域和国家各级予以实施。

二、中国卫生国情

（一）我国卫生改革与发展的成就

中华人民共和国成立以后，大力进行卫生事业建设，根本改变了旧中国的卫生状况，提高了人民的健康水平。据 1982 年人口普查资料统计，1981 年我国婴儿死亡率由新中国成立前的 200‰左右下降到 34.68‰，平均期望寿命由 35 岁提高到 67.88 岁。这两项指标都已接近当时发达国家的水平。

新中国成立后，我国卫生工作沿着为人民服务、为社会主义建设服务的方向，遵循着"面向工农兵、预防为主、团结中西医、卫生工作与群众运动相结合"的四大方针，大力进行了城乡卫生机构的建设，建立了一个遍布城乡的医疗卫生网；积极发展了医学教育，培养了一支专业齐全的医药卫生技术队伍；有计划地开展了防治疾病工作，消灭和基本消灭了严重危害人民健康的烈性传染病，降低了各种疾病的发病率。但是，由于"左"的思想影响和"文化大革命"十年动乱，卫生事业遭受了严重的摧残和破坏。

1978 年党的十一届三中全会以后，我国卫生事业建设进入了新的历史时期，开始了医药卫生现代化建设。根据"调整、改革、整顿、提高"的八字方针，把卫生工作的重点放在整顿和建设现有医疗卫生机构上。对各级卫生机构普遍进行了整顿，培训了干部，加强了基层和薄弱环节的建设，在一部分卫生机构中进行了管理制度的改革，从而使卫生工作走上了正轨，为我国卫生事业的进一步发展创造了十分有利的条件。

2012 年发表的《中国的医疗卫生事业》白皮书指出，2010 年人均期望寿命达到 74.8 岁，其中男性 72.4 岁，女性 77.4 岁。孕产妇死亡率从 2002 年的 51.3/10 万下降到 2011 年的 26.1/10 万。婴儿死亡率从 2002 年的 29.2‰下降到 2011 年的 12.1‰，5 岁以下儿童死亡率从 2002 年的 34.9‰下降到 2011 年的 15.6‰，提前实现联合国千年发展目标。建立起覆盖城乡的医疗卫生体系，卫生资源持续发展。截至 2011 年底，全国医疗卫生机构达 95.4 万个（所），执业（助理）医师 246.6 万人，每千人口执业（助理）医师数由 2002 年的 1.5 人增加到 1.8 人，注册护士 224.4 万人，每千人口注册护士数由 2002 年的 1 人增加到 1.7 人。医疗卫生机构床位数 516 万张，每千人口医疗卫生机构床位数由 2002 年的 2.5 张提高到 3.8 张。医疗卫生服务利用状况显著改善。

我国政府坚持"预防为主，防治结合"的方针，不断加大传染病防治力度，降低了传染病发病率，有效控制了传染病的流行和蔓延。同时，把防治慢性病作为增进公众健康、改善民生的重要任务，逐步建立起覆盖全国的慢性病防治服务体系，全面提高慢性病综合防治能力，努力降低人群慢性病危险因素水平，减少慢性病发病率、致残率和死亡率。高度重视妇女儿童的生存和健康状况，健全妇幼卫生服务体系，实施妇幼公共卫生服务项目，使广大妇女儿童健康权益得到有效保护。积极扶持和促进中医药事业的发展。积极参与全球卫生事务，广泛开展卫生领域的政府间和民间的多边、双边合作交流，积极参加国际社会、国际组织倡导的重大卫生行动。

（二）我国的卫生事业发展面临的挑战

中国是一个世界人口大国，人口数占世界人口总数的五分之一。约 1.7 亿高血压患者，1.4 亿城市流动人口等，卫生服务的需求异常巨大。随着中国经济、社会快速发展，健康转型的速度也非常迅猛，短短二三十年间发生的改变就相当于其他富裕国家几乎一个世纪的变化，百姓生活习惯和生活方式发生了显著变化，使中国既要面临发展中国家传统的健康问题，又要面临发达国家的健康问题。空气和土壤污染、噪音、辐射和电磁波危害，饮用水质量恶化，直接影响到居民的生活环境，进而引发各种健康问题。工业化也带来了职业病的问题，全国受到职业病威胁的超过 2 亿人，给职业病防控带来了巨大挑战。不良的生活方式给健康带来了威胁，吸烟、缺乏运动、饮食结构不合理、饮酒等因素的长期积累，可导致血压升高、血脂异常、超重肥胖等生理生化改变，最终导致冠心病、脑卒中、癌症、慢性呼吸系统疾病和糖尿病等慢性病的发生。经济发展不平衡导致健康不公平，在卫生投入方面，城乡之间、不同地区之间存在较大差异。在经济尚不发达背景下的快速老龄化，目前中国是世界上拥有老龄人口最多的国家。老龄化不仅给社会和经济的发展带来压力，也给人群健康带来新的挑战。价格机制、医疗机构补偿机制、按项目付费的支付方式、分配机制、监督机制等不合理或不到位，有待进一步健全和完善。

但只要我国继续深入推进改革，全面发展医疗卫生事业，就能更好地维护、保障和增进全体居民的健康，到 2020 年建立起健全的覆盖城乡居民的基本医疗卫生制度，实现人人享有基本医疗卫生服务。

第五节　现代医学模式与医学人文

一、医学模式的概念

模式是指从事物中抽象出某些特征，构成关于某种事物的标准形式。建立模式是科学研究的一种方法。医学模式又叫医学观，是人们对于健康和疾病的总的观点和本质的概括，是医学实践的产物。

二、医学模式的演变历程

医学模式是人类获取健康和与疾病作斗争的经验总结，与社会文明的发展一直息息相关，且随着医学科学的发展与人类健康需求的不断变化而转变着。从社会发展与医学发展史来看，大体经历了下列几种医学模式。

1. 神灵主义医学模式

远古时期，由于人类文明刚刚起步，生产力水平还很低下，对许多问题的认识都处于模糊、朦胧和猜测阶段，人类对疾病的治疗方式和手段也极其原始，对疾病的诊疗几乎无能为力，因而神灵医学模式盛行，认为鬼神主宰着人的疾病与健康，保护健康和诊疗疾病要靠神灵保佑，超自然的力量主宰着自然的一切。疾病是身外之物，与人体是分离的，是来自神灵的惩罚或妖魔鬼怪的附体。对于疾病的治疗就像他们在变化无穷的自然现象面前束手无策一样感到无能为力，对健康的保护和疾病的防治主要依赖祈祷神灵的保佑。这种把人类的健康与疾病以及生与死都归之于无所不在的神灵，就是人类早期的健康与疾病观，即神灵主义医学模式。是一种唯心主义的医学观。

2. 自然哲学医学模式

进入奴隶社会后，随着医疗实践的发展和古典哲学的兴起，人们在探索自然本原的同时也开始探求生命的本原，以自然哲学理论为基础的思维方式来解释健康与疾病，如古希腊的医学就认为，生命是由土、气、火、水四种元素组成，四元素与冷、热、干、湿四种物质配合成四种体液，即血液、黄胆汁、黑胆汁和痰，四种体液的协调与平衡决定人体的体质和健康。中医认为世间万物都是由金、木、水、火、土五种元素构成，彼此相生相克，相互制约，相互协调，保证人体健康。人类认识到了自己在宇宙间的独特地位和价值，倡导天人同构、天道人道同理，将人与天、时节、气候、自然界相类比，肯定了人的独立主体性价值。试图利用自然界的物质属性来解释人的生命属性，把健康、疾病及人类生活的自然环境与社会环境联系起来了。自然哲学医学模式运用朴素的辩证法和唯物主义观解释健康和疾病现象，把哲学思想与医疗实践联系起来，使医学在一定程度上跳出了唯心主义的泥坑，迈进了唯物主义的天地。此时，医学发展的主要动力靠的是经验的积累，而尚未认识到实验验证的重要性。

3. 机械论医学模式

14—17 世纪的文艺复兴运动，带来了社会变革，瓦特发明了蒸汽机，使机械生产代替了手工生产，掀起了产业革命的浪潮，机器似乎成了无所不在、无所不能的神。受此影响，医学也把人体分解为不同的器官、组织、细胞、分子等，将人物化为无灵无欲的机器及元素，生命活动是机械运动，疾病则是机器出现障碍或失灵，因此，需要修补和完善，健康维持就像机器维修。人沦为一个个功能性的部件，丧失了主体性和自由，成为被修补和操作的对象。在机械医学模式的影响下，人们进行了大量的科学实验，促进了医学的发展和分科。这种模式在当时有其进步意义，对于医学摆脱宗教、经验哲学和唯心主义的影响无疑起到了积极的作用，但忽视了人体的生物复杂性和社会复杂性，导致了对人体和疾病研究的机械性和片面性。

4. 生物医学模式

从 18 世纪下半叶到 19 世纪，随着科学技术的进步，医学的研究逐渐从宏观步入微观，涌现出一系列重大发现。显微镜的发明，创立了细胞学说；能量守恒和转化定律及生物进化论的发现，动摇了形而上学、机械唯物论的自然观；工业化、都市化导致的传染病蔓延，推动了细菌学的发展。一些医学基础学科，如生理学、病理学、寄生虫学、药理学、免疫学等都在蓬勃发展。自然科学的三大发现（能量守恒和转化定律、生物进化论和细胞学说）揭示了自然界的规律，为自然科学的研究成果应用于医学领域创造了条件。法国化学家巴斯德和德国微生物学家科赫等人，不仅发现了细菌的存在，而且通过培养基培养先后认识了伤寒、霍乱、白喉、麻风、破伤风、鼠疫等 20 多种导致人发病的细菌，使医务人员对抗感染治疗、对疾病发病机制的认识提高到细胞分子水平，取得了前所未有的一系列成就，传染病得到了前所未有的控制。

自然科学的长足进步，生物医学模式迅速崛起，人们开始运用生物医学的观点认识生命、健康与疾病，把医学研究对象的人当成生物学中的人来看待，依据人体的器官、组织、细胞等层次来研究人体的生理及病理的变化规律，认为任何疾病都能用生物机制的紊乱来解释，都可以在器官、组织和生物分子上找到形态、结构和生物指标的特定变化，从而确认出生物的、物理的、化学的致病原因，进而采取相应的治疗措施。因此，其着眼点在于系统器官的疾病，而不是着重于患病的人。重视微生物和各种病原体是致病的因素，而轻视影响健康的心理、社会因素，重视疾病的生物学治疗，而忽视作为一个社会性人的心理方面的改变。人的疾病及诊治成了客观对象，人的主观感受被抹杀，医务人员成为健康状况的唯一评定者，患者的能动性丧失，健康成为疾病的剩余范畴。

生物医学模式重视疾病的生物学因素，并用该理论来解释、诊断、治疗和预防疾病以及制定健康保健制度。尽管这种医学模式有其局限性或不足，忽视了人的社会属性，但在认识致病及影响健康因素的方法和途径上，无疑是进步和科学的，使人类深刻认识到致病和影响健康的客观生物因素，极大地推动了医学的发展，也使人的生命生存受到了前所未有的保障。

5. 生物-心理-社会医学模式

随着现代社会的发展，医学科学有了更大的进步，一些由生物因子（细菌、病毒、寄生虫）所致的疾病已逐渐被控制，而另一类疾病，如心脑血管疾病、肿瘤、精神病等，已成为人类健康的主要危害。人们发现，曾经为人类健康作出过重大贡献的生物医学模式，在这些疾病面前显得束手无策。因为这类疾病的发生原因主要不是生物学因素，而是社会因素或（和）心理因素所致。1977 年美国罗彻斯特大学精神病学和内科学教授恩格尔（G. L. Engel）在《需要新的医学模式：对生物医学的挑战》一文中，率先提出了综合生理、心理和社会因素对人类健康与疾病影响的医学观，这就是生物–心理–社会医学模式，即现代医学模式，实现了对生物医学模式的超越。

三、现代医学模式

生物–心理–社会医学模式保留了生物医学模式的积极意义，充分考虑了心理、社会因素对人类健康和疾病的影响，拓展了认识健康和疾病的视野。人类健康的维护不仅取决于医疗技术，生态环境、文化心理、生活方式、经济发展等因素也起着某种程度的决定性作用。

（一）生物–心理–社会医学模式的基本内涵

1. 恢复了心理和社会因素在医学中应有的地位

古代医学就已经注意到心理和社会因素对人体健康和疾病的重要影响，如我国古代医学就发现"太过"的情感会影响脏腑，"怒伤肝，忧伤肺，喜伤心，思伤脾，恐伤肾"，并提出"天人相应"的观点和"七情六欲"的致病观点；古希腊著名医学家希波克拉底认为，知道患有某病的人是什么样的人比知道某人所患的是什么样的病要重要得多。这都显示了心理、社会因素对疾病与健康具有影响。对生物医学模式只单纯注重生物因素的不合理框架进行了修正，恢复了心理和社会因素在医学中的应有地位，使医学模式更加趋于合理和完善。

2. 更加准确地肯定了生物因素和生物医学的价值

现代医学模式的提出并没有否定生物医学模式，而是对以往的模式进行了哲学上说的"扬弃"，并非"抛弃"，属事物的螺旋式上升。这种模式强调医学的系统整体观，其中生物、心理、社会三个要素组成现代医学模式系统，三者之间有着特定的联系，在疾病发生发展中的作用是不同的。社会因素和心理因素只是导致机体健康或疾病的原因和中介，生物学指标是人体健康与疾病的重要标志，是医学研究与医疗诊治的出发点和落脚点，生物因素仍是医学的中心。生物因素的核心地位，决定着它对社会和心理因素的制约作用。

（二）生物–心理–社会医学模式产生的意义

1. 导致思维方式的变革

作为医学研究对象的人，不仅是由各种器官组织构成的有机体，而且是具有复杂心理活动的社会成员，一切不良精神刺激，不恰当的生活方式和行为与环境因素都可能导致疾病的发生。比生物医学模式更加全面和深刻地认识现代人类与疾病和健康因素有关的系统问题，以及几者之间的关系、地位和作用，这符合辩证唯物主义全面地、联系地、辩证地分析和认识事物的观点，也符合医学实践的实际，它将促使人们的医学理念发生深刻的变革。

2. 促进医学发展

对临床医学产生了影响，改变了临床医学传统的习惯。要求临床医生全面接触病人，在情感和实践上体现对患者整体人的充分理解，除对患者的生理机能完全掌握外，还必须深入了解患者的非医学问题，并作出充分反映，给予综合分析；高度弘扬医学人道主义精神，尊重患者的生命价值、尊严、地位和自主权，平等对待每一位患者。医学目的也由原来的"治疗疾病，延长生命，降低死亡率"拓展到"预防疾病、减少疾病发生率和优化生存环境、增进身心健康、提高生命质量"，积极参与社区预防、保健和康复服务工作，加强愈后追踪服务，保障全人类健康的增进，等等。对预防医学也带来了变革，要求预防医学把生物学预防和医学预防扩大到社会预防和心理预防。

3. 使医学更好地履行社会功能

生物-心理-社会医学模式把健康推进到一个新的战略高度，认为健康是每个人的权利和义务，维护健康是各级政府、各个部门的责任和义务。国家、社会各系统把健康和幸福作为共同的社会目标，医学社会化，把封闭式的"小卫生"观转变为开放式的"大卫生"观。要求人们必须从多方面、多层次，积极地防治疾病，促进健康，提高生活质量。

4. 对医学教育提出了更高的要求

医学教育的目的就是要培养符合时代要求的医学人才。一个合格的医学人才，必须具备高水平的分析问题以及综合运用多方面的知识解决问题的能力。这就需要医学生具有科学的世界观、人生观、价值观，既要有广博的医学知识，更要有丰富的人文知识，在知识结构上更切合生物-心理-社会医学模式的要求。

四、医学人文

人文是指人类社会的各种文化现象。人文包括四个方面的含义：人文精神、人文主义、人文价值和人文学科，涵盖文化、艺术、美学、教育、哲学、国学、历史等方面。人文精神是对人的存在的思考，是对人的价值、人的生存意义的关注，是对人类命运、人类痛苦与解脱的思考探索。医学人文精神是人文精神在医学领域的表现，是在医疗活动中对人生命的关注。其出发点是"人"，其核心是"以人为本"。

（一）医学人文的历程

1. 古代医学阶段

人类对自身疾病、死亡、繁衍等的探索，开始了早期的医学活动。在人们认识自身和自然的过程中，医学、宗教、哲学相互渗透。最早的医学院产生于神庙或教会。印度《吠陀经》既是医学巨著又是文学作品。中医提出的"医乃仁术"，"夫医者须上知天文，下知地理，中知人事"，唐代医学家孙思邈在《大医精诚》中提出，"凡大医治病，必当安神定志，无欲无求，先发大慈恻隐之心，誓愿普救含灵之苦……勿避险巇、昼夜寒暑、饥渴疲劳，一心赴救，无作功夫形迹之心。如此可为苍生大医。"西方医学奠基者希波克拉底强调"医术是一切技术中最美和最高尚的"。都体现了医学以人为本的人文精神。

2. 近代医学阶段

16世纪后，科学技术的突破性进展，使医学取得了前所未有的发展，人体解剖学、细胞学、微生物和免疫学等学科的创立、X 射线的应用等为近代医学奠定了理论基础，形成了生物医学模式。表现为从生物学的角度去认识健康和疾病，依赖自然科学技术、排斥人文，注重个体、以疾病为中心。

3. 现代医学阶段

20 世纪以来，特别是 60 年代以后，人类的疾病谱发生了很大变化，由社会因素、心理因素诱发的心脑血管疾病、精神疾病、肿瘤等非传染疾病的发生率大量增加。社会因素、心理因素、文化因素对疾病和健康的影响愈发明显。健康被赋予新的内涵，不仅是没有疾病，而是一种在身体上、精神上、社会上完好的状态。1977 年恩格尔提出了现代医学模式的概念，即生物–心理–社会医学模式。开始意识到医学人文对于救死扶伤的意义，强调人体的整体性、人体与自然和社会的和谐统一，既要关注人的生物属性也要关注人的社会属性，要具有综合思维。就这样，医学人文经历了从被崇尚到偏离再到回归的历程。

（二）医学人文精神的内涵

人文精神提倡把人的地位、尊严、价值、权利及自由与发展放在首位加以关怀。医学人文精神是对人的生命神圣、生命质量、生命价值和人类健康与幸福的关注，是对人类身心健康与自然、社会及人之间的和谐互动和可持续性发展的关注。

医学人文精神的基本内涵包括人文关怀、人文思想和人文行为。主要表现在以下几个方面：道德精神、科学精神、公正精神、合作精神和艺术精神。

医学作为直接面对人的科学比其他科学更强调人文关怀。医学被认为是最具人文精神传统的学科。随着医学模式由传统生物医学模式向现代生物–心理–社会医学模式转变，呈现在医务工作者面前的不只是作为健康与疾病载体的人体，而是现实完整的活生生的人了。要从以往的以"疾病为中心"转变为"以人为中心"，注重对生命内在质量的关怀。现代医学教育应该加强医学生的知识结构和整体职业素质培养，强化人文教育对培养有高度责任感、健康人格、创造型人才所具有的重要意义，医学生应成为具有医学专业素质与人文素质的综合型人才。

第二章 基础医学概要

第一节 基础医学的定义、特征和研究内容

关于医学（medicine），英国《简明大不列颠百科全书》中的定义是："医学是研究如何维持健康及预防、减轻、治疗疾病的科学，以及为上述目的而采用的技术。"而《中国百科大辞典》（1990）则给出了这样的解释："医学是认识、保持和增强人体健康，预防和治疗疾病，促进机体康复的科学知识体系和实践活动。"从以上的定义中，我们不难看出，医学的结构体系主要包括三大方面，分别是：基础医学、临床医学和预防医学。临床医学和预防医学属于应用医学，而基础医学则是与应用医学有关的各基础学科的总称。目前，还有学者在基础医学和应用医学的基础上，提出了理论医学的概念，主要指医学社会学、医学伦理学、医患关系学等人文学科。这一概念的提出，充分表明了医学的双重属性，即医学既是自然科学，也是社会科学。

基础医学是人类在认识自身以及与疾病斗争的过程中产生的重要学科群之一，以正常人体以及作用于人体的生物、药物为研究对象，主要研究人体的正常结构与功能、遗传与发育以及各种因素对机体的影响，探究疾病的发生、发展与转归的规律，并寻求有效的诊断与治疗方法。

基础医学历经16世纪解剖学、17世纪生理学、18世纪病理解剖学、19世纪细胞学和细菌学的发展，如今，已经成为一个拥有众多学科的庞大知识体系。根据研究内容和性质的不同，基础医学可分为形态学科、机能学科和病原生物学科三个学科群。其中，描述人体形态和器官构造并研究其规律的学科属于形态学科，主要包括人体解剖学、组织学与胚胎学、病理学等；通过研究机体的各种不同功能来揭示生命活动规律的学科是功能学科，包括生理学、生物化学与分子生物学、病理生理学和药理学等；从疾病的生物学原因进行基础研究的学科称为病原生物学，主要有微生物学和寄生虫学等。

应该说基础医学各学科之间又有着广泛的联系和融合，如病理学（又称病理解剖学）和病理生理学，其研究对象都是患病机体，主要任务都是揭示疾病发生、发展和转归的规律，但前者主要从形态学改变的角度来认识疾病，而后者主要从机体功能和代谢变化的角度来揭示疾病。生物化学与分子生物学的知识主要来自于生物学、遗传学和有机化学，但随着自身的发展，其理论和技术又广泛渗透到医学的其他学科，而产生了分子病理学、分子药理学、分子免疫学等新型学科。由此可见，在进行学科分类的过程中，不能把各学科完全隔离开来，孤立地、片面地去认识它们，而应该把它们有机地结合起来。

医学是一门实践性很强的学科，实验是基础医学非常重要的组成部分。基础医学实验

包括形态学实验、机能学实验（机能实验学）、生物化学与分子生物学实验、免疫学实验以及病原生物学实验等。传统的基础医学实验多与理论课同步，以验证理论知识为主要目的，如形态学的普通光学显微镜技术，机能学的实验动物基本操作技术，生物化学的电泳、层析和分光分析技术等，它们对于医学生基础医学知识的掌握起到了重要的作用。近年来，随着实验技术和方法的革新，基础医学实验课程中不断推出综合性实验、创新性实验、研究性实验以及独立开设的实验课程，这些实验的开设可以大大提高学生的实践动手能力和创新思维能力。

传统的基础研究和医学应用之间存在着一系列的障碍，双方缺乏沟通。导致虽然基础医学研究成果层出不穷，却无法满足临床对疾病防治的需求。在此背景下，美国国立卫生研究院（NIH）于 2003 年正式提出了转化医学的概念，旨在打破基础医学与临床医学、预防医学、康复医学和药品研发等应用医学之间的固有屏障，在基础医学研究者和临床卫生工作者之间架起一座有效联系的桥梁，从而缩短从实验室到病床边以及从病床边到实验室的双向循环过程。

转化医学可以将基础医学的研究成果迅速转化为临床诊疗手段、疾病防控方案和药物研发产品，使广大民众能直接快速地享受到科学进步的成果，从而推动医学全面、持续地发展。目前，转化医学的意义和价值已引起世界各国的高度重视并催生战略行动。2006年，美国 NIH 开始实施临床与转化科学基金计划，每年出资 5 亿美元，至 2012 年已在多所大学建立了 60 个转化医学中心。在我国，转化医学尚处于起步阶段，但发展很快，全国一些院校和科研单位都相继成立了转化医学研究中心。此外，很多企业也加强了在转化医学方面的投入，如全球知名医药企业阿斯利康中国创新中心首次在华开展了针对中国基因的转化医学研究，为研发新药建立了基地。

第二节　基础医学的主要课程及学习方法

一、系统解剖学

解剖学是最古老和最经典的医学基础课之一。系统解剖学是按人体的器官系统（如运动系统、消化系统、呼吸系统、泌尿系统、生殖系统、脉管系统、感觉器、神经系统和内分泌系统等）阐释正常人体器官形态、相关功能及其发生发展规律的科学，是基础医学科学中的支柱学科，是医学生的必修课。

学习系统解剖学的任务是让医学生了解、熟悉和掌握人体各器官系统的正常形态结构、位置毗邻、生长发育规律及其功能意义，为学习其他基础医学和临床医学课程奠定坚实牢固的形态学基础。只有在正确掌握人体形态结构的基础上，才能正确理解人体的正常生长发育和疾病的发生发展过程，正确区分人体的正常与异常，鉴别生理与病理状态，从而对鉴别进行正确诊断和治疗。医学中大量的名词、术语均来源于解剖学，解剖学是学习基础医学和临床医学各学科不可动摇的基石。

1. 系统解剖学主要教学内容

（1）绪论；

（2）运动系统（骨学、关节学、肌学）；

（3）内脏学（总论、消化系统、呼吸系统、泌尿系统、男女生殖系统、腹膜）；

（4）脉管系统（心血管系统、淋巴系统）；

（5）感觉器（总论、视器、前庭蜗器）；

（6）神经系统（总论、中枢神经系统、周围神经系统、神经系统的传导通路、脑脊髓被膜血管）；

（7）内分泌系统。

2. 系统解剖学课程的教学重点、难点

重点：学习正常人体的形态结构和基本功能，包括构成人体的九大功能系统各器官的位置、形态、构造、相互位置毗邻关系、主要功能及常见的畸形和变异。掌握人体各部的层次结构特点及临床意义，人体各局部重要脏器的位置毗邻、构造特点、血液供应、淋巴回流和神经支配以及重要的临床意义，人体各部重要的局部解剖结构的位置、边界、内容和临床意义。

难点：人体解剖学是一门典型的形态学课程，所包含的知识内容繁多而复杂，讲起来比较枯燥，解剖名词多而难记；特别是中枢神经系统部分，学生在以往的学习中接触很少，内部结构抽象，立体概念难以建立，普遍感到难于理解和记忆。

在学习人体解剖学时，一定要坚持形态与功能相依存、进化与发展相一致、局部与整体相统一、理论与实践相结合的观点，坚持实践第一。在学习中，学会将教材、图谱、标本、挂图和教学多媒体软件等有机结合起来，以达到正确、全面地认识和记忆人体形态结构，学好人体解剖学的目的。

二、细胞生物学

细胞生物学与分子生物学、神经生物学和生态学并列为生命科学的四大基础学科。对医药院校来讲尤其显得重要，因为细胞既是人体结构和功能的基本单位，也是人体疾病结构和功能的基本单位。因此细胞生物学是医学基础的基础课程。

细胞生物学以细胞为研究对象，从细胞的整体水平、亚显微水平、分子水平三个层次，以动态的观点，研究细胞和细胞器的结构和功能、细胞的生活史和各种生命活动规律。

1. 细胞生物学主要教学内容

本课程主要内容包括细胞膜与物质跨膜运输及细胞膜异常与疾病、内膜系统与囊泡转运及其与医学的关系、线粒体与细胞的能量转换及其与细胞凋亡、细胞骨架与疾病、细胞核与疾病、细胞信号转导与疾病、细胞增殖与调控及其与医学的关系、细胞分化与肿瘤细胞、细胞衰老与凋亡等。

2. 细胞生物学课程的教学重点与难点

重点：细胞的基本概念、原核细胞与真核细胞的异同；细胞生物学的各种研究方法；细胞膜、细胞连接以及细胞外基质；物质的跨膜运输、细胞通讯与信号传递；内膜系统的结构、功能、发生以及细胞内蛋白质的分选；线粒体与叶绿体在结构和功能方面的异同；细胞核的结构与功能；胞质骨架和细胞核骨架；细胞分裂及细胞周期的调控；细胞分化与癌细胞；细胞的衰老与细胞凋亡。

难点：膜脂的结构特点及流动性、细胞膜内外物质的交换、细胞通讯与信号传递、粗面内质网的蛋白质合成、染色质的结构、细胞周期的调控以及细胞凋亡。

三、组织学与胚胎学

组织学与胚胎学是相互关联的两门学科，均属形态学科范畴。组织学是研究机体微细结构及其相关功能的科学。微细结构是指在显微镜下才能清晰观察的结构，因此，组织学也称为显微解剖学。

组织学是生物学的一个重要分支，是基础医学的一个骨干学科。组织学是一门重要的基础医学课程，只有学好组织学，认识人体的微细结构及其相关功能，才能在解剖学的基础上，从宏观到微观，全面掌握人体的形态结构，探索生命现象的物质基础。也只有认识了人体的正常结构，才能更好地分析和理解人体的生理过程和病理过程，才能学好生理、病理学和其他医学课程、临床课程。

1. 组织学与胚胎学主要教学内容

组织学以显微镜观察组织切片为基本方法，研究机体微细结构及其相关功能，主要介绍上皮组织、结缔组织、肌组织、神经组织的结构特征以及器官系统中各器官的微细结构及功能。胚胎学是研究个体发生和生长及其发育机理的科学，其研究内容包括生殖细胞形成、受精、胚胎发育、胚胎与母体的关系、先天性畸形等。通过胚胎学的学习，学生需掌握人体的发生、发展及其变化规律，为临床学习畸形的产生及预防打下基础。

2. 组织学与胚胎学课程的教学重点、难点

重点：构成人体的四种基本组织的结构特点、重要器官的组织结构、人体早期发生的基本过程和机制以及各重要器官发生发育的特点和常见先天性畸形。

难点：①平面结构与立体结构的关系、宏观与微观结构的关系、结构和功能的关系。②胚胎的发生过程。由于形态学的知识比较枯燥、难记，而众多组织和器官的结构既有区别又相似或相关，易于混淆，尤其是胚胎发育抽象、时空概念强难以理解和记忆。因此，把握好实践教学过程将是学习本课程的关键所在。

3. 组织学与胚胎学课程的学习方法

组织学研究机体各个器官在组织、细胞、超微结构等多层次的结构，这些知识大多是通过观察固定组织的切片而获得的，通过学习能在显微镜下识别机体的重要组织和器官就是最终目的。因此，在学习时应该注意几个方面：

（1）建立动态与立体的概念。

组织切片和显微图片显示的是组织细胞在某一时刻的平面结构，同一细胞因取材时间的不同其结构可能不同，如饱食和饥饿时肝细胞中糖原颗粒的多少和分布不同；同一结构因切面的不同也可呈现不同的图像，如血管在横切、纵切、斜切时的形状不同。因此，学习时要全面观察，善于思考，从大量静止的结构中发现其动态变化规律，从不同切面的二维结构中抽象出其立体结构，这样才能真正理解和掌握人体的微细结构。

（2）注意结构和功能的联系。

人体是一个结构与功能的统一体，任何结构都有其相应的功能，而任何功能也必定有

其结构基础。如神经细胞具有丰富的粗面内质网与发达的高尔基复合体，其蛋白质合成必定旺盛，以维持其轴突的生长和功能；具有较强吞噬功能的细胞，必然含有较多的溶酶体，以消化吞噬物。虽然组织学以研究形态结构为主，但如能时时联系功能，则既可以增加学习兴趣，又可以深入理解和记忆组织细胞学的结构。

（3）重视理论与实践的结合。

组织学的实践性很强，要求能在镜下识别机体的主要组织和器官。因此，要高度重视实验课，要认真仔细地观察组织切片、显微图片、电镜照片、多媒体课件，要动眼看、动脑想、动手画，以加强对理论知识的理解与记忆。通过理论与实践的结合，提高自己观察问题、分析问题、解决问题的实际能力。

四、生理学

生理学是生物科学的一个分支，是研究生物体及其各组成部分正常功能活动规律的一门学科。生物体，也称有机体（简称机体）是自然界中有生命的物体的总称。人和许多高等动物的机体结构复杂，由不同的系统、器官、组织和细胞组成，各系统和器官具有不同的功能，如呼吸、消化、排泄、血液循环、肌肉收缩等，并在神经和内分泌系统的调节下相互协调、相互配合、相互制约，共同维持整个机体的生命活动。生理学的任务是阐明机体以及各组成部分所表现的各种正常生命现象、活动规律及其产生机制，以及机体内外环境变化对这些功能性活动的影响和机体所进行的相应调节，并揭示各种生理功能在整体生命活动中的意义。

在现代医学课程体系中，人体生理学是一门重要的基础医学理论课程。它以人体解剖学、组织学为基础，同时又是药理学、病理生理学等后续课程和临床课程的基础，起着承前启后的作用。医学生必须在了解正常人体各个组成部分的功能的基础上才能进一步学习和理解各种疾病时身体某个或者某些部分发生的变化、器官在疾病时发生的功能变化与形态变化中间的关系、一个器官发生病变时如何影响其他器官的功能等，即病理学和病理生理学的知识；同时也才能理解各种药物治疗疾病的原理，即药理学知识。在此基础上就能进一步学习和掌握临床医学知识，理解各种器官系统疾病的临床表现、诊断和治疗原则。

1. 生理学主要教学内容

生理学课程内容包括概论、细胞的基本功能和各系统生理学三部分。概论讲述生理学的概念及生命活动的基本特征，生命活动调节的基本方式；细胞的基本功能讲述人体基本功能单位细胞在生命过程中如何进行膜两侧的物质交换，如何进行信号转导，生物电的产生机制及传导方式等内容；各系统生理学讲述各系统生理功能的发生规律及影响因素。

2. 生理学课程的教学重点与难点

重点：生理学从分子水平、细胞水平、器官水平和整体水平阐述正常人体的心脏、血管、神经、肾脏、肺、消化器官、内分泌腺、血液、生殖等生理功能的作用途径、作用原理、产生条件、影响因素等内容。因此，本课程的教学重点是让学生掌握生理学的基本概念、基本原理和基本知识。具体的重点内容包括：心血管生理、神经生理、细胞生理、肾脏生理、呼吸生理、消化生理、内分泌生理。通过对各章节重要的生理学概念、各器官的主要生理功能的学习理解，使学生扎实掌握基本知识、基本理论，并通过生理实验训练学生的基本技能，培养学生的科学思维、创新意识和批判性思维。

难点：细胞生物电形成的电学基础、心肌的力学分析、心血管活动的调节、呼吸节律的形成、尿液浓缩稀释的过程和原理、血浆清除率的概念、神经元间的信息传递、感觉的形成和躯体运动的调控。

五、生物化学与分子生物学

生物化学是应用化学的原理和方法研究生命现象的科学，其特点是在分子水平上探讨生命现象的本质。生物化学主要研究生物体分子的结构与功能，物质代谢及其调节，遗传信息传递的分子基础与调控规律。其中，核酸、蛋白质等生物大分子的结构与功能及基因结构、基因表达与调控等内容被视为分子生物学，分子生物学是生物化学的重要组成部分，也被视作生物化学的发展和延续。

医学生物化学是主要研究人体的生物化学，它是一门重要的医学基础课程。近年来，生物学、微生物学、免疫学、生理学和病理学等基础医学学科的研究均深入到分子水平，并应用生物化学的理论和技术解决各个学科的问题。同样，近代医学的发展经常运用生物化学的理论和方法来诊断、治疗和预防疾病，而且许多疾病的机理也需要从分子水平上加以探讨。生物化学课程的主要任务是介绍生物化学的基本知识，以及与医学相关的生物化学进展，为学生学习其他基础医学和专业课程奠定扎实的基础。也是医学各专业的必修课。

1. 生物化学的主要教学内容

生物化学的内容十分广泛，医学生物化学的内容主要包括以下方面：

（1）生物大分子的结构与功能。

生物体内的生物大分子主要是蛋白质（包括酶）和核酸，它们种类繁多，结构复杂，功能各异。其种类、结构、功能的多样性决定了生物体生命活动中多种多样的生理功能。

（2）物质代谢及其调节。

生物体的基本特征是新陈代谢，所以生命活动的维持，依赖于生物体内所进行的众多物质代谢，包括糖代谢、脂类代谢、氨基酸代谢、核苷酸代谢等。这些物质的代谢之所以有条不紊地进行，依赖于体内多方面有序的调节。因此，正常物质代谢是生命过程的必要条件，而物质代谢发生紊乱则可能引起疾病。

（3）基因信息的传递及其调控。

基因信息的传递包括 DNA 的复制、基因的转录、蛋白质的生物合成等，通过基因表达调控的一系列机制维持其过程的正常进行。基因信息传递涉及遗传、变异、生长、繁殖等众多生命过程，也与遗传病、恶性肿瘤、心血管病等多种疾病发病机制有关。

（4）与临床疾病防治有关的内容。

与临床疾病防治有关的内容包括糖代谢、脂类代谢、氨基酸代谢、核苷酸代谢、血液生化、肝胆生化、维生素等。各种物质正常的代谢是生命活动所必需的，如果代谢异常，可直接造成各种临床疾病。

医学分子生物学是从分子水平研究人体在正常和某些疾病状态下生命活动及其规律、从分子水平开展人类疾病的预防、诊断和治疗研究的科学。它主要研究人体生物大分子和大分子体系的结构、功能、相互作用及其同疾病发生、发展的关系。作为一门课程，医学分子生物学涵盖了医学各专业学生必须学习的分子生物学基础知识，以及分子生物学在医学领域中形成的专门研究领域及相关知识。这些基础知识将为医学各学科专业知识的学习、为将来了解各学科领域的研究进展奠定坚实的基础。分子生物学的理论与技术已在医学领域广泛应用。学习医学分子生物学这门课程，既要较系统地了解分子生物学的基础理论知识和技术理论知识，也要了解分子生物学在医学领域的应用和相关研究进展。

医学分子生物学的内容主要包括以下方面：

（1）与医学密切相关的分子生物学基本知识。

包括基因和基因组的基本概念与基本特点、DNA 的复制与损伤修复、基因表达和功能蛋白质的形成与降解、基因表达的调控、细胞间通信与信号转导的基本概念和基本理论、细胞增殖与凋亡的相关分子生物学机制。

（2）基因操作的基本知识。

包括基因提取、基因分析、基因功能研究和基因克隆与表达的有关基本知识和研究策略，这些知识是从事医学科学研究、掌握医学各学科研究进展、了解分子生物学在临床医学中的应用所必备的基础知识。

（3）疾病相关的分子生物学机制。

包括基因和基因组、细胞间通信和信号转导与人类健康和疾病之间的关系。

（4）分子生物学理论和技术在医学中的应用。

包括基因诊断和基因治疗的基本概念与相关研究、药物相关的分子生物学研究等内容。

（5）分子生物学的新兴研究领域、生物信息学在基因和蛋白质研究中的应用

2. 生物化学与分子生物学课程的教学重点、难点

生物化学与分子生物学是一门理论性很强的基础医学学科，课程中包括的内容繁多，既有众多的生物大分子的结构与三大营养物质的代谢途径，又有大量的生物大分子功能及其生理意义；既有遗传信息的传递方向及其过程，又要讨论细胞间的信息传递分子及其传递途径，还有一些与临床相关的生化知识。总之，本课程包括了"繁"、"难"、"多"三个字，是医学生们深感难学的课程之一。

重点：蛋白质（包括酶）与核酸的结构与功能，酶促反应的特点和作用机制，糖、脂类、蛋白质三大营养物质代谢及其调节，基因复制、转录、翻译的基本原理和过程，基因表达调控的机制，细胞信号的转导，基因工程与分子生物学常用技术的基本原理和过程。

难点：生物大分子的空间结构、物质代谢的过程及调控机制、基因表达调控的机制、细胞信号的转导等。

学习办法：一是善于动脑，在理解的基础上再记忆，切忌死记硬背；二是平时用功，生物化学与分子生物学内容繁、难、多，平时要多看书，多理解；三是加强联系：在学习过程中要注意前后内容的联系、整体与局部的联系、理论与实验的联系、基础与临床的联系。

六、人体寄生虫学

人体寄生虫学是一门独立的医学基础课，是研究与人体健康有关的寄生虫的形态结构、生活活动、生存繁殖规律，阐明寄生虫与人体和外界环境因素相互关系的一门科学，属于病原学的范畴。主要研究寄生虫的形态结构、生活史及致病，重点研究寄生虫与人体及外界因素的相互关系，并从病原学和病原种群动力学角度，揭示寄生虫病发病机制及流行规律，为控制、消灭与预防寄生虫病提供病原学依据。人体寄生虫学是临床医学、预防医学等专业学生必须选修的基础课程。

1. 人体寄生虫学主要教学内容

人体寄生虫学由原虫学、蠕虫学和医学节肢动物学三部分组成，研究对象包括寄生原虫、吸虫、绦虫、线虫及医学节肢动物等。人体寄生虫学系统介绍了国内外常见的与人体健康有关的寄生虫的形态结构、生态与生活史、致病、诊断、流行因素及防治原则等，以寄生虫的生活史、致病或传病作用及病原诊断为重点，联系流行因素及防治（制）原则，围绕生活史，讲解致病和诊断、防治的策略，并适当介绍本学科某些成熟的理论和技术的新进展及我国寄生虫病防治的重要成就。

2. 人体寄生虫学课程的教学重点、难点

（1）总论。

主要叙述寄生虫病对人类的危害性及寄生虫学在寄生虫病防治中的地位；寄生虫学的一些基本概念以及寄生虫与宿主之间的相互关系；寄生虫感染免疫特点；寄生虫病及其流行病学特点以及防治原则。

（2）医学原虫。

介绍医学原虫在动物界的地位及分类依据；医学原虫的形态特征和生活史规律及其繁殖方式。重点掌握疟原虫、溶组织内阿米巴；了解机会致病原虫的危害。

（3）医学蠕虫。

了解与医学有关的各类蠕虫（线虫、吸虫、绦虫）的生物学地位、分类。掌握它们的生活史、形态特征、致病情况、实验诊断方法、流行及防治原则。重点掌握血吸虫、肺吸虫、肝吸虫、钩虫及带绦虫。

（4）医学昆虫。

介绍医学昆虫与疾病的关系；医学昆虫在预防医学上的重要地位；医学昆虫的生活史、变态、生态、致病及传病方式；医学原虫的防制原则。

七、医学微生物学

医学微生物学是一门既古老又不断丰富、更新、发展的学科。由于微生物有十分微小但又高度多态性的基因组，有与宿主及周边环境的密切相关性，医学微生物学不仅涉及临床医学、预防医学等诸多学科，还是生命科学中的重要组成部分。人类通过与疾病斗争和科学实践，不断推动医学微生物学的发展，而有关医学微生物学或与其密切相关学科理论和技术的突破，又总是促进疾病防治水平不断提高。近年来席卷全球的新发、再发传染病更显示了医学微生物学已经成为各国学者们角逐和研究的热门学科之一。

学习医学微生物学的目的，在于了解病原微生物的生物学特性与致病性；认识人体对病原微生物的免疫作用，感染与免疫的相互关系，掌握传染病及与微生物有关的其他疾病的诊断方法、预防和治疗的基本原则，以能运用医学微生物学的基础理论、基本知识和基本技能，为今后学习有关基础医学和临床医学打下基础。

1. 医学微生物学主要教学内容

（1）细菌总论。

主要叙述细菌的形态、结构、生长繁殖、变异、致病性等生物学特性，以及理化、生物因素对细菌的影响。

（2）免疫学基础。

主要阐明病原微生物和宿主机体相互作用的一般规律；传染病的特异性预防、诊断和治疗；并叙述非传染性免疫的有关理论。

（3）细菌各论。

阐述医学上重要的各种病原菌的生物学特性、致病性与免疫性、微生物检查法和特异性防治。

（4）其他微生物。

分别列述与医学有关的病毒、衣原体、立克次体、支原体、螺旋体、放线菌和真菌的生物学特性、致病性与免疫性、微生物学检查法和防治原则。

2. 医学微生物学课程的教学重点、难点

重点：微生物的基本结构、特殊结构及其与致病的关系；微生物的形态、染色及培养特点；微生物的抗原结构与免疫检测和疫苗研制；微生物的致病物质及致病机制；微生物的遗传与变异及其与流行关系；微生物的早期诊断技术；微生物的感染与免疫、微生物感染的预防与治疗。

难点：一是弄清楚细菌、病毒和真菌三大类微生物的区别与联系；二是弄清楚胞内寄生微生物和胞外寄生微生物感染与免疫的特点及防治特点；三是弄清楚正常菌群、条件致病菌和二重感染的关系；四是弄清楚微生物的变异给微生物所致疾病的防治带来的困难及相应的对策；五是弄清楚细菌耐药性产生的机制及控制策略。

八、医学免疫学

免疫学是人类在与传染病斗争过程中发展起来的一门既古老又年轻的科学，是研究人体免疫系统的基本结构、生理功能及规律的科学，是研究机体免疫系统识别并消除有害病原生物及其成分（体外入侵、体内产生）的应答过程及机制的科学，是研究免疫系统对自身抗原耐受，防止自身免疫病发生的科学；是研究免疫功能异常与相应疾病机制及其防治措施的科学。免疫学发展极为迅速，在基础理论和应用领域已不断取得引人瞩目的新成就。现代免疫学已超越狭义"免疫"的范围，以分子、细胞、器官及整体调节为基础发展起来的现代免疫学研究生命中的生、老、病、死等基本问题，是生命科学中的前沿学科之一，推动着医学和生命科学的全面发展。免疫学覆盖面极广，并与基础医学和临床医学各学科广泛交叉，已成为医学本科生的一门重要的主干课程。

医学免疫学是临床、预防、口腔、精神、检验等医学专业的基础课程和主干课程，其任务是通过教学使学生掌握免疫学的基础知识和基本技能，为学习其他基础医学课程和临床医学课程奠定基础，使学生更好地了解机体免疫系统的组成与功能，了解免疫系统在病理状态下组成与功能的改变及其在发病机制中的作用，更好地将免疫学的基础理论和实验技术应用到各学科。同时结合教学实践，培养学生独立思考、独立工作的能力和严谨的科学作风。

本课程包括理论课和实验课。本课程的前修课程为解剖学、组织胚胎学、生物学、生理学、生物化学与分子生物学、医学遗传学及细胞生物学。

1. 医学免疫学主要教学内容

医学免疫学的主要教学内容可以分为基础、核心、扩展三大模块。基础模块（免疫系统与组成等基础概念）：免疫组织和器官、抗原、免疫球蛋白、补体系统、细胞因子、主要组织相容性复合体、免疫细胞；核心模块（免疫反应机制、异常免疫过程及其临床表现与防治）：免疫应答、超敏反应、免疫诊断、免疫学防治；扩展模块（免疫学在重大临床疾病中的诊断与防治的主要原则）：免疫耐受、自身免疫性疾病、免疫缺陷病、肿瘤免疫、移植免疫。

2. 医学免疫学课程的教学重点、难点

重点：本课程的教学重点在于帮助学生理解和掌握特异性免疫应答（T 细胞、B 细胞介导的免疫应答）的过程及机制。

难点：本课程的难点主要是 T、B 淋巴细胞的发育，MHC、淋巴细胞抗原识别受体的编码基因及多样性的产生，免疫应答的信号转导。

为帮助学生较好地理解和掌握免疫学知识，我们以免疫应答过程为主线和中心模块，其他知识模块和知识点贯穿于其中，突出免疫学理论的整体性，并将免疫学理论知识与临床免疫性疾病发生发展及防治相结合，做到夯实基础、突出重点、繁简结合，帮助学生建立起知识的整体框架，较好地解决了课堂教学时间少与教学内容多的矛盾。教学过程采取教师讲解、课堂讨论、提问、总结、协作性学习等多种形式组织教学，利用多媒体课件、动画等教学资源，使免疫学教学内容图文并茂、形象直观，方便学生学习和掌握。

九、病理学

"病理学为医学之本"，是研究疾病的病因、发病机理、病理改变和转归的一门医学基础主干学科。病理学学习的目的是通过对上述问题的了解来认识和掌握疾病本质和发生发展规律，为疾病的诊断和治疗及其预防提供理论基础。同时病理学诊断还是目前临床疾病诊断的金标准。病理学是连接基础医学与临床医学之桥梁课程。正如 William Osler 称病理学为医学之本。因此，病理学是各类医学专业的主干必修课程，具有极其重要的基础地位和辐射性影响。

病理学需以基础医学中的解剖学、组织胚胎学、生理学、生物化学、细胞生物学、分子生物学、微生物学、寄生虫学和免疫学等为学习的基础，同时又为临床医学提供学习疾病的必要理论。因此，病理学在基础医学和临床医学之间起着十分重要的桥梁作用。

1. 病理学主要教学内容

病理学既是医学基础学科，同时又是一门实践性很强的具有临床性质的学科，称之为诊断病理学或外科病理学。病理学诊断常常是以诊断为目的，从病人或从病人体内获取的器官、组织、细胞或体液为对象，包括尸体剖检、外科病理学和细胞学。病理学的主要任务是研究和阐明：①病因学，即疾病发生的原因，包括内因、外因及其相互关系；②发病学，即在病因作用下导致疾病发生、发展的具体环节、机制和过程；③病理变化或病变，即在疾病发生发展过程中，机体的功能代谢和形态结构的变化以及这些变化与临床表现（症状和体征）之间的关系——临床病理联系；④疾病的转归和结局等。病理学为掌握疾病的本质，疾病的诊断、治疗和预防奠定了科学的理论基础。而诊断病理学的主要任务是研究人类各种疾病的病变特点，从而做出疾病的病理学诊断和鉴别诊断，直接为临床防治疾病服务。

病理学课程内容由总论与各论两大部分组成。总论阐述不同疾病的共同病变基础，包括细胞和组织损伤与修复、局部血液循环障碍、炎症和肿瘤。各论属于系统病理学，是在总论基础上研究和阐述各器官系统疾病的特殊规律，包括心血管系统疾病、呼吸系统疾病、消化系统疾病、泌尿系统疾病、内分泌系统疾病、传染病和寄生虫病。通过本课程学习，使学生认识和掌握疾病的本质和发生发展规律，从而为防治疾病提供必要的理论基础和实践依据。

2. 病理学课程的教学重点、难点

总论部分细胞和组织适应损伤与损伤的修复、局部血液循环障碍、炎症、肿瘤等均属重点，各论部分心血管、呼吸、消化、泌尿系统疾病和传染病为教学重点。主要难点有细胞和组织适应损伤的机制、损伤修复的分子调控、血栓形成、炎症介质、肿瘤发生分子基础、癌基因、动脉粥样硬化、肝硬化、肾小球肾炎等。

十、病理生理学

病理生理学是以疾病为研究对象，从功能和代谢的角度探讨疾病发生机理的科学。它阐明疾病发生发展和转归的规律，为临床诊断和治疗提供理论基础。人类疾病繁杂多样，疾病的临床症状和体征千姿百态，但就在这种"剪不断，理还乱"的复杂中却蕴藏着疾病发病学的一般规律与各种基本病理过程的发生机制。在漫长的探索过程中，病理生理学以疾病为研究对象，逐步加深了对疾病发病学本质的认识，不断丰富着以诠释疾病发生机制为主导的病理生理学理论体系。病理生理学在医学教育中属于医学基础课程，是联系基础医学和临床医学的"桥梁"，是一门综合性很强的交叉学科，是各专业各层次医学生的必修课。

1. 病理生理学主要教学内容

病理生理学的内容包括概论、基本病理过程及系统病理生理学三部分。

（1）概论。

主要讨论疾病的概念和疾病发生发展的普遍规律，为正确理解和掌握具体疾病的特殊规律打下基础。

（2）基本病理过程。

讲述疾病过程中共同的病理生理变化，如缺氧、发热、应激、休克、缺血-再灌流损伤、水电解质平衡紊乱。强调了细胞信号转导异常与疾病、细胞凋亡和增殖与疾病等机制。

（3）系统病理生理学。

讲述各系统疾病的共同发生规律和主要器官的功能衰竭，如心功能不全、肺功能不全、肾功能不全、肝功能不全。随着神经生物学等的发展，增加了脑功能不全的内容，加强了全身炎症反应综合征的分子机制等内容。

2. 病理生理学课程的教学重点、难点

本课程的教学重点主要在基本病理过程和系统病理生理学。

本课程的教学难点主要是水及电解质代谢紊乱、酸碱平衡紊乱、休克、DIC、心衰、呼衰的发生机制等。

学习过程中应该注意：

（1）用动态、联系和辩证的思路学习。

本课程是一门研究发病机制的基础课，需要学生从正常人体的知识逐渐转向对患病机体的认识；患病机体条件的变化会直接影响疾病的进展和转归，需要学生运用动态、联系和辩证的观点进行学习和思考。学生在学习过程中经常不适应这种新的学习的方法和思路。为了解决这个问题，在授课过程中应联系生活实践和临床病例进行举例说明，开展以问题为中心的学习，让学生随着实际病例的病变发展，掌握疾病发生的规律。

（2）课内外结合，学好"休克"章节。

"休克"章节是本门课程承上启下的内容，需要运用前面多个章节的综合知识，并为后面的系统病理生理学如各个器官衰竭等内容打下基础。休克的病理变化快速多变并且复杂，学生普遍反映学习困难。为了解决这个问题，在授课过程中应注意总结其与其他章节的具体联系，提醒学生运用前面的知识解决本章节的问题。除了理论课，还开设了4个学时的"失血性休克"的验证性实验课，6个学时的"小容量高渗高胶溶液复苏失血性休克"的综合性实验，使学生通过实验课来验证、观察和分析理论课的内容。

十一、药理学

药理学是一门研究药物与机体间相互作用与作用规律，阐明药理学的基本知识、基础理论和重要进展，研究药物防治疾病的规律以及如何正确应用药物防治疾病，为临床合理用药、防治疾病提供理论基础的临床医学主干学科。此外，它为研究和开发新药、发现药物新用途，并探索细胞生理、生化和病理过程提供实验资料。

药理学是以生理学、生化学、病理学、病理生理学、微生物学、免疫学等课程理论为基础，为临床医学内、外、妇、儿等各科药物治疗提供理论基础的一门桥梁性学科，与药学、基础医学及临床医学均有广泛而密切的联系。药理学是医学和药学教育的主干学科，它既是医学与药学的交叉学科，也是基础医学与临床医学的桥梁课程。

1. 药理学主要教学内容

根据教学大纲，药理学课程可以分为以下七个部分：药理学总论、传出神经系统药物、中枢神经系统药物、心血管系统药物、内脏系统药物、内分泌系统药物、化学治疗药物。

2. 药理学课程的教学重点、难点

药理学是一门以生理学、病理学、免疫学、病理生理学等为基础的学科，因此重点和难点在于学生对知识关联性的理解。

重点：中枢神经系统、心血管系统和抗菌药等。

难点：药效动力学的概念与内容、药物代谢动力学的概念和内容、传出神经系统受体功能及其分子机制、肾上腺素受体激动药对血压的影响、钙拮抗剂的药理作用机制及临床应用、血管紧张素转化酶抑制药抗慢性心衰的药理作用机制、抗高血压药物的分类和作用机制、糖皮质激素的作用与运用、化学治疗药物的药理作用机制与耐药性机制。

传出神经系统一直是药理学课程的重点和难点。这部分内容较枯燥，同时学生很容易混淆各种受体的激动或抑制对机体的影响。因此，主讲教师通常加强课堂教学的互动，并通过"病案讨论"的方法，给出病情，由学生分组讨论方案及对策。通过 PBL 模式教学，不仅让学生对相关知识的理解更为深刻，也提高了学生的主动性。

心血管系统药理是本课程的重点，也是难点。在介绍本系统药物时，注重对学生进行引导。如讲解心血管药物之前，先带领学生简要复习生理学、病理学、解剖等学科中心血管部分知识。这样在授课时，谈到作用靶点和药物对心脏生理、病理改变等内容时学生会把相应知识联系起来，更好地理解记忆。同时，在同步进行的实验中增加病案讨论，使学生接触临床病例，了解疾病发生的过程，通过充分讨论，认识和理解各类治疗心血管疾病药物的药理作用和作用特点，做到合理用药。

化学治疗药物是本课程的重点，但不是难点。教学中注重对各类药物进行临床评价，尤其是目前临床上使用频率较高的抗生素或抗菌药。通过评价，让学生明确要掌握的重点内容，并通过横向比较抗菌作用（如抗菌谱、抗菌活性）和不良反应，提出临床正确选择药物的基本原则。

第三节　预防医学专业学生为何要学好基础医学

一、基础医学是临床医学和预防医学的基础

教育部高等教育司 2012 年出版的《普通高等学校本科专业目录和专业介绍》中，对预防医学专业的培养目标做出了明确要求："本专业培养适应我国医药卫生事业发展需要，具有良好职业道德、创新精神、实践能力和学习能力，掌握基础医学、临床医学和预防医学的基本理论、基本知识和技能，能够胜任疾病预防控制、疾病防治、健康促进等公共卫生相关领域工作，从事公共卫生实践、预防与控制疾病的流行、保障公共卫生安全、促进人群健康的专业人才。"可见，一名合格的预防医学人才必须具备扎实的基础医学和临床医学知识。

在我国绝大多数医学院校预防医学专业的课程体系中，课程的安排都是遵循先基础医学，再临床医学，最后预防医学专业课程的顺序，这也充分说明基础医学是临床医学和预防医学的基础，只有牢固掌握了基础医学知识，才能开始学习临床医学知识，进而学习预防医学知识。例如，没有良好的生理学、病理学和病理生理学知识，就不能很好地理解临床疾病的发病机制和病理变化；没有生物化学知识，就不能理解糖尿病、心脑血管疾病的代谢变化以及很多临床生化指标的意义。而没有一定的临床医学知识，是无法胜任疾病预

防控制和健康促进等公共卫生相关领域工作的。

二、基础医学代表着现代医学的发展方向

为临床医学和预防医学提供理论基础是基础医学的主要任务，但同时，基础医学还是整个医学发展的先导。近年来，随着新技术、新学科的兴起，基础医学的研究变得更为量化、更为系统，为探究生命活动的本质以及重大疾病的治疗做出了不可替代的贡献。

如恶性肿瘤的治疗，随着功能基因组和蛋白质组学的发展，分子标志物联合检测模型得以建立，使我们可以区分形态学表面相似而生物学行为各异的各肿瘤亚型，从而为制定肿瘤的个体化治疗方案提供了依据。而分子靶向药物的开发和利用，又为肿瘤个体化治疗的实施提供了有力武器。再比如干细胞技术，由于干细胞治疗具有修复和再生结构损伤并恢复功能的作用，目前已成为治疗恶性肿瘤、心血管疾病、肝脏疾病、自身免疫疾病、糖尿病和组织损伤等重大疾病的最有希望的临床手段。2007年，随着诱导多能干细胞（iPS）技术的发明，使人类首次可以利用非胚胎来源的体细胞，并通过人工技术手段获得具有全能分化能力的干细胞。这使得干细胞的研究彻底摆脱了种子细胞获取的技术难题以及来自宗教、伦理的压力，从而使干细胞技术得以不断进步并在临床上广为使用。目前，以干细胞技术为核心的再生医学已成为当今世界生命科学领域和医药卫生领域的焦点。

由此可见，基础医学理论和技术上的不断革新，带动了整个医学的飞速发展和全面进步，成为推动医学研究和保障人类健康的重要力量。作为一名合格的疾控人员，我们必须具备扎实的基础医学知识，洞察现代医学的发展动态，才能更准确地认识疾病，从而更好地防控疾病。

第三章 临床医学概要

第一节 临床医学的定义、特征及工作任务

一、临床医学的定义

临床医学是研究疾病的病因、诊断、防治和预后，提高临床治疗水平，促进人体健康的科学。根据病人的临床表现，从整体出发结合研究疾病的病因、发病机理和病理过程，检查结果等进而确定诊断，通过预防和治疗以最大程度上减弱疾病、减轻病人痛苦、恢复病人健康、保护劳动力。临床医学是直接面对疾病、病人，对病人直接实施治疗的科学。它主要培养的是临床医生。临床医学研究的范畴包括内科学、外科学、妇产科学、儿科学、口腔及眼耳鼻喉科学等。

在现代医学的结构与体系中，临床医学被归入应用医学范畴。

二、临床医学的特征

1. 临床医学研究对象的复杂性

医学研究的对象是人，人有生物属性和社会属性。人类漫长的历史告诉我们，医学是在人类长期的生产劳动中，在与自然环境和疾病的斗争中产生和发展起来的，可以说，自从有了人类就有了医疗保健活动，从一开始就是以人为对象，围绕人的健康与疾病进行的。人的生物学属性是指人具有生物机体所固有的自然倾向和本能。人是动物，作为生物机体的人，首先是自然的产物，生命的存在，必然受生物自然规律的制约，具有生物所具有的一切生物学特征，如新陈代谢、满足生理需要的欲望、防卫本能等。人的社会属性是人的自然属性向高级发展的产物，是生物进化的必然产物，人非禽兽，成为万物之灵，是因为人具有动物所没有的社会属性。人类社会使人的自然属性和社会属性统一起来，因此，可以说人是自然和社会的统一体。由于医学研究对象人和疾病的复杂性，使临床医学实践起来必然面临许多难题。

2. 临床医学的应用性

应用医学是指一切应用基础医学的理论知识和医药工程技术以及前人实践经验来研究正常人群、病人或特定人群，维护和促进人类健康、预防和治疗疾病，使机体康复的一类学科群。在整个现代医学体系中居于中心地位。它包括临床医学、预防医学、康复医学和特种医学，临床医学又涵盖临床诊断学科和临床治疗学科。在现代医学的结构与体系中，把临床医学归入应用医学范畴，这是因为临床医学需要在基础医学所取得的知识基础上诊

治病人，是直接面对疾病、病人，对病人实施诊断、治疗的科学。但同一般的应用科学相比，临床医学的活动并不局限于对已知理论的应用上，它的研究对象的未知因果相当多。

3. 临床医学的专业性

随着基础医学发展的不断进步，基础医学的众多学科日益深入地阐明了疾病发病机制和病理生理改变。为了便于临床医学诊断、治疗和研究水平的提高，现代临床医学专业分科越来越细，如在原有内科、外科、妇产科、儿科的基础上又细分为神经科、精神科、心内科、肾病科、内分泌科、消化科、呼吸科、普外科、泌尿外科、矫形外科、胸心外科、神经外科、创伤科、肿瘤科、传染病科、新生儿科、老年病科、放射科、急症医学科和重症监护学科等 50 余个学科和专业。

4. 临床医学的实践性

临床医学是一门实践性很强的学科，除了要求具有扎实的理论基础之处，还必须具有丰富的临床实践能力。临床思维是分析、综合、比较、概括的结合，其高级阶段是临床创造性思维，是临床能力的核心。临床思维和临床动手能力的培养是临床医学的重点内容。临床工作实际上是一个不断发现问题、分析问题和解决问题的过程，因此必须要求临床医学生积极主动并且刻苦地学习。在进行临床教学时，应该以问题为中心，运用启发式和参与式的教学方法启发学生的思维。在日常临床工作中勤动手、勤观察、勤思考，调动学习的积极性和主动性，激发学生的求知欲望，通过对疾病表面现象到本质进行分析研究，从而提出问题，并进行反复推敲，最终形成正确的临床思维方式。在分析问题的过程中，积极查阅文献，进行讨论，将临床与病理、生理、生化等基础知识进行结合，综合分析，注重临床工作经验的积累和总结，更好地为患者服务。

5. 临床医学明显的前瞻性和探索性

医学的研究对象是自然界最高级的生物——人，而人的生命活动要受到各种自然因素和社会因素的综合作用，其复杂性大大超过其他自然科学。近代医学与自然科学同步发展，但由于研究对象的难度大，至今生命科学的未知领域也要比其他自然科学多得多。对于疾病的认识，至今仍在陆续发现新的未知的疾病，即使对于已知的疾病，许多方面的认识也还有待于深化。然而，患病总是要治的，病人要来求医，不论医生是否已认识他的疾病。临床医学也不能等待基础医学把未知因素全部弄清后再去治病，必须努力减少这些未知因素的影响，尽可能达到治病救人的目的。即使基础理论尚不清楚，也要试探或凭经验去解决实践中存在的问题，这种实践我们不妨称之为"探索性治疗"。在这种实践中发展起来的临床医学在其历史上和认识上都早于基础医学，医学中重大的问题往往首先是由临床医学提出来的，这是它同许多应用科学显著的区别之一。回顾医学史我们可以看到，大多数疾病都是临床医学发现的，一切疾病在人体上的表现及其变化规律，即临床表现、临床特点主要靠临床医生来确认，即使在基础医学研究已取得巨大成就的今天也不例外。如 20 世纪 60 年代对新几内亚的库鲁病（Kurn，新几内亚震颤）的发现、70 年代在美国对军团病（嗜肺性军团病杆菌感染）的发现、80 年代对获得性免疫缺陷综合征（acquired immune deficiency syndrome，AIDS）的发现，等等，都是如此。在临床上首先发现了这些新的疾患，确定了它们是未知的特殊的病种，再由基础医学或其他学科深入研究其本质。而人们对疾病的临床表现的认识，也总是先于对疾病的病因、发病机制等基础医学的认识。值得注意的是，临床医疗中已经发现了的许多疾病表现的规律，至今还未得到基础医学的解释，比如，食管癌患者总数男性多于女性，但是在食道的第一个生理缩窄段发生癌变者中，女性多于男性；红斑狼疮患者女性多于男性；伤寒与斑疹伤寒都可出现皮疹，但伤寒患者的皮疹多见于胸腹部，而斑疹伤寒患者则背部及四肢也常有皮疹出现……这些差别的发生机理至今仍不清楚，医学对这类临床上无法用已有的知识解释的现象进行探究，往往能导致理论上新的发现。将来随着科学技术的进步，人类将会接触到各种新的物质，或受新的社会生活环境（如紧张的工作压力、快节奏的生活、电磁辐射、人工合成物质、气候变化、不良的生活方式等）的影响，这些因素可能对人的健康产生什么影响尚难以预料。因此，临床医学发现新疾病的功能面临新的挑战。由此可见，临床医学的性质既属于应用科学，又不是单纯的应用科学，它在疾病的科学发现中起着重要的作用。这样，从事临床工作的医生就不应把自己的工作视为简单的重复性劳动，而应看到自己所肩负的科学发现的责任，应该使自己在应用已知理论治病救人的同时，不放过一切科学发现的机会，做探索未知世界的先锋。

6. 临床医学现状与发展趋势

近年来，医学领域取得了许多重要进展：①计算机断层摄影（CT）、磁共振（MRI）、二维和三维超声、血管造影、核医学显像、内镜技术等用于临床，使许多疾病的诊断以直观的图像代替了单纯根据临床症状和简单的理学检查的推理，使疾病的诊断水平有了极为显著的提高；②介入治疗、内镜治疗、放射治疗的发展，微创外科的兴起使许多疾病的治疗水平有了显著的进步；③器官、组织和细胞移植，人工器官、人工组织的研究使器官功能衰竭、组织严重损伤的治疗有了新的转机；④分子生物学、细胞生物学、组织化学、基因工程等技术的发展在阐明病因、发病机理以及诊断和治疗方面显示了重要的前景。发展趋势：临床医学与预防医学、基础医学的结合将更密切。随着科学技术的突飞猛进，许多新技术、新材料和新药（包括基因重组生物因子等）将有力地推进临床医学的发展，医学模式已经从生物学模式发展到生物-心理-社会模式。初级医疗保健，即让人们得到良好的第一线医疗服务的全科医学也正在兴起。

三、临床医学的工作任务

临床医学的基本任务是应用医学方面的基础理论、基本知识和基本技能，对人类面临的疾病进行诊断、治疗、康复和预防。临床医学的研究对象是活着的病人，这一对象的复杂性使得这一领域内存在着相当多的未知因素，同时，这一对象还具有不可伤害性。临床医学的目的是保护人的健康，因此，医生虽然可以应用基础医学实验中取得的知识判断病人体内的变化，却常常不能违背不可伤害病人这一至高无上的原则去直接验证自己的认识，这就使得临床医学需要发展一些特殊的方法，来达到治病救人的目的。

本科医学教育标准明确指出，临床医学教育的根本目的是为社会提供优质的医药卫生人力资源。加强医学教育质量保证工作，是培养高质量人才、为人民提供更好的卫生保健服务和构建以人为本的和谐社会的需要。临床本科医学教育是整个医学教育连续体中的第一个阶段，其根本任务是为卫生保健机构培养完成医学基本训练，具有初步临床能力、终身学习能力和良好职业素质的医学毕业生；为学生毕业后继续深造和在各类卫生保健系统执业奠定必要的基础。医学毕业生胜任临床工作的专业能力要依靠毕业后医学教育、继续职业发展和持续医疗实践才能逐渐形成与提高。

第二节 临床医学的课程体系和学习方法

一、临床医学课程体系

随着医学的不断发展和进步，临床医学学科建设日臻完善，学科分类日趋精细，逐渐形成了许多分科和专业。

临床医学设有 17 个研究方向。其中，内科学下设 8 个三级方向，外科学下设 8 个三级方向，其他研究方向有临床诊断学、妇产科学、儿科学、眼科学、耳鼻咽喉–头颈外科学、神经病学、精神病与精神卫生学、皮肤病与性病学、老年医学、影像医学与核医学、肿瘤学、康复医学与理疗学、运动医学、麻醉学、急诊医学等。

内科学：主要研究人体各个系统（不含神经系统）的以药物治疗为主要治疗方式的疾病的病因、发病机制、临床表现、诊断、治疗与预防，是临床医学的基础学科。内科学包括心血管病、呼吸系病、消化系病、肾病、血液病、内分泌与代谢病、风湿病和传染病学等三级方向。

外科学：主要研究损伤、感染、肿瘤、畸形及其他性质的一般以手术或手法为主要治疗方式的疾病的病因、发病机制、临床表现、诊断、治疗与预防。包括普通外科学、骨外科学、泌尿外科学、胸心外科学、神经外科学、整形外科学、烧伤科学、野战外科学等三级方向。

妇产科学：是专门研究女性特有的生理、病理变化以及生殖调控的一门临床学科，主要研究女性生殖器官疾病的病因、病理、诊断及防治，妊娠、分娩的生理和病理变化。包括普通妇科学、围产医学（亦称围生医学）、妇科肿瘤学、女性生殖内分泌学、计划生育研究、妇女保健学等。

儿科学：主要研究婴儿、婴幼儿、儿童和青少年时期的疾病和健康问题。其研究对象是自胎儿至青春期的儿童。儿科学分类与内科学类似，以系统划分为呼吸、循环、消化、血液、肾脏、神经、内分泌等。此外还有传染病学、急救医学、小儿外科学等。新生儿与新生儿疾病、寄生虫病和遗传性疾病等也是儿科学重要研究方向。

眼科学：主要研究发生在视觉系统，包括眼球及与其相关联组织的有关疾病的发生、发展和转归以及预防、诊断和治疗。包括眼睑病、泪器病、眼表疾病、结膜病、巩膜病、玻璃体病、视网膜病、视神经病、斜视、近视等方向的研究。

耳鼻咽喉–头颈外科学：主要研究听觉、平衡、嗅觉诸感官与呼吸、吞咽、发声、语言诸运动器官的解剖、生理和疾病现象等，包括耳鼻咽喉、气管、食管及上起颅底下至颈根部诸器官解剖结构、生理功能和疾病病因、病理机制、诊断治疗和预防。主要分为耳显微外科、耳神经外科、侧颅底外科、听力学及平衡科学、鼻内镜外科、鼻神经外科（鼻颅底外科）、头颈外科、喉显微外科、嗓音与言语疾病科、小儿耳鼻喉科等。

神经病学：主要研究中枢神经系统、周围神经系统及骨骼肌疾病的病因及发病机制、病理、临床表现、诊断、治疗及预防的一门临床医学学科。诊治范围包括神经内科各种疾病，如：血管性疾病、中枢神经系统感染性疾病、肿瘤、外伤、变性疾病、自身免疫性疾病、遗传性疾病、中毒性疾病、先天发育异常、营养缺陷、代谢障碍性疾病及各种神经内科疑难杂症。

精神病与精神卫生学：主要研究各种精神障碍的病因、发病机制、临床表现、发展规律、治疗以及康复的一门临床医学。研究内容包括生物学研究和社会学研究，如生物遗传学、神经化学、精神药理学、电生理学、脑影像学以及精神障碍的流行病学调查、社区康复技术等。

皮肤病与性病学：皮肤病学是研究皮肤及其相关疾病的科学，包括正常皮肤及附属器的结构与功能，还涵盖了各种皮肤及附属器相关疾病的病因、发病机制、临床表现、诊断、治疗和预防等；性病学是研究性传播疾病的科学，其内容包括各种性传播疾病的致病微生物、发病机制、临床表现、诊断、治疗和预防等。包括病毒性皮肤病、细菌性皮肤病、寄生虫皮肤病、代谢障碍性皮肤病、遗传性皮肤病、汗腺疾病、性传播性疾病、皮肤激光医学等。

影像医学与核医学：是将核技术、电子计算机技术、影像技术和医学技术结合进行诊断、治疗和研究疾病的科学。主要由以下三部分组成：①放射医学：包括传统 X 射线诊断学、CT、磁共振、介入放射学。②超声医学：包括 B 型超声、超声心动图、介入超声。③核医学：包括单光子放射计算机断层扫描（SPECT）、正电子发射计算机断层扫描技术（PET）和介入核医学。

临床诊断学：主要采用物理方法对病人进行问诊、体检以获得相应的症状和体征，利用实验室技术对来自机体的样本进行理化学、形态学、微生物学、分子生物学、遗传学、基因学、血药浓度等方面的研究和检验，借助特殊的检查器械获得相关的资料，为疾病的诊断、鉴别诊断、疗效判定和预后估计以及疾病的预测等提供直接或间接的诊断依据。

肿瘤学：主要研究肿瘤的病因、发病机制、临床表现、诊断、治疗、转归和预防。包括肿瘤免疫学、肿瘤病因学、肿瘤病理学、肿瘤诊断学、肿瘤治疗学、肿瘤预防学、实验肿瘤学等。

老年医学：主要包括老年病以及涉及人类衰老的基础理论研究、老年医学教育的研究。还包括老年基础医学、老年临床医学、老年流行病学、老年预防医学和老年社会医学等。

康复医学与理疗学：是一门研究患者康复的医学应用学科，其研究对象为伤病所造成的功能障碍和能力受限的病伤残者以及老年人当中的活动功能受限者。包括基础康复学、康复残疾学、临床康复评定学和临床康复治疗学等。

运动医学：主要研究与体育运动有关的医学问题，是医学与体育运动相结合的综合性应用科学。包括运动医务监督、运动损伤、运动营养学和医疗体育等。

麻醉学：主要研究临床麻醉、生命机能调控、重症监测治疗和疼痛诊疗的科学，通常用于手术或急救过程中。包括麻醉生理学、麻醉药理学、麻醉应用解剖学等。

急诊医学：是给急危重病患者提供全面、紧急和便捷的医疗服务，以避免死亡和残伤发生的医学。院前急救、院内急诊、危重病监护、灾害救援过程中的相关理论和技能都包含其中。包括心肺脑复苏、创伤急救、急性中毒、休克、多器官功能障碍、神经系统急症、环境因素所致急症、急危重症患者的代谢调节与营养支持等。

与临床医学相关的学科：相关的一级学科有生物学、基础医学、口腔医学、公共卫生与预防医学、中医学、中西医结合学、药学、中药学、特种医学、医学技术、护理学、生物医学工程以及化学等。

二、临床医学课程的学习方法

临床医学课程的学习与其他学科的学习方法基本一样，但也有其特殊性。首先，要掌握临床医学的学习特点：

（1）广泛性学习：注重德、识、才、学、体全面发展，构建合理的知识结构，做复合型人才；

（2）自主性学习：在确定学习目标后，主动制订学习计划，自我管理、自我调节和自我评价；

（3）实践性学习：理论与实践相结合，注重实践，加强动手能力的培养；

（4）探究性学习：注重培养创新意识、创新思维和创新能力。

医学学习中的一个显著特点，就是偏重记忆。学习任何学科都少不了记忆，但医学在这方面比其他学科尤为突出。无法想象，一个没有记住人体毗邻器官解剖和血管神经走向的医生，能当好一名外科医生。若一个内科医生记不住常用药物的剂量、用法和配伍禁忌，也无法开出处方。为此，学习中不应对记忆问题有任何回避，而要在理解的基础上寻求各种有效的记忆方法，花尽可能少的时间、精力取得尽可能大的记忆效果。要勤于记忆、善于记忆，采用多种有效的记忆方法，牢牢地掌握应当记住的知识内容。注意下列记忆的原则：

（1）兴趣原则：人们容易记住感兴趣的事情，应注意培养自己的兴趣；

（2）理解原则：即在理解的基础上记忆；

（3）经济原则：即提高单位时间内记忆的效率；

（4）选择原则：有选择的记忆；

（5）随时自我测验的原则：即经常自己测验学习内容；

（6）集中注意力原则：集中注意力是提高记忆的关键；

（7）联想原则：即将已知信息同所获得的新的信息联系起来进行记忆；

（8）组织原则：即定期对所存储的信息进行系统的整理和归类。

其次，在教学方面，要重视下列几个方面：

（1）临床教学中坚持"必须、够用"的原则。坚持理论联系实际，采取理论讲授、课堂实验、课堂提问、角色体验、小组讨论相结合的教学方式进行教学。

（2）充分利用信息技术。通过多媒体、录像、网络等教学手段，提高教学效果。

（3）坚持以人为本，充分发挥教师的主导地位和学生的主体作用。在教学活动中采用灵活、丰富、生动活泼的教学方法，充分调动学生学习的积极性和主动性。

（4）课外指导。每一章节结束后留自测题，学生有疑难问题可随时向教师请教，自学与认知相结合。

（5）注重渗透人文教育，提高学生的综合素质。随着生物-心理-社会医学模式的建立，现代公共卫生与预防人才不但要精通专业知识，具备专业技能，还要具有宽泛的人文社科知识，具有健全的人格和良好的人文素质。加强学生的人文教育也就显得尤为重要，它不仅是教育改革和发展的迫切要求，更是学生个体发展的自身需要。在课堂教学中渗透人文教育是实施人文教育的有效途径，也是教育改革和发展的内在要求。在教学活动中，教师不仅要传授专业理论知识和技能，培养学生的科学精神，同时还应重视学生人文素质和人文精神的培养。此外，教师不仅要通过课堂教学来深入浅出地渗透人文教育，更重要的是通过自身的人文素养去感染和启迪学生。

（6）采用先进的教学方法，着力提高教学效果。课堂教学要遵循教育学和心理学的一般规律，充分利用现代教育理论和技术的研究成果，并结合本课程的特点，采用先进的教学方法，从而提高教学效果。如 PBL（Problem-Based Learning，以问题为中心的学习）教学法是运用科学的方法发现问题，寻找信息和知识的空白点，以加强自学、团结协作、解决问题为目的的一种教学方法。案例教学法是一种以学生为中心，对现实问题和某一特定事实进行交互式的探索的教学方法。还有探究式教学法、目标教学法、小组讨论法等，教无定法，教师要善于改革和创新，在教学活动中，应根据具体教学内容的特点，采用适宜的教学方法，以优化教学过程，提高教学效果。

第三节　预防医学学生学习临床医学的基本要求

临床医学是研究认识疾病、诊断疾病和防治疾病的学科群，在现代医学中占有重要的地位，其内容十分丰富，领域宽广，涉及诸多学科。临床医学在内容上丰富多彩、内容繁杂，特别是预防医学专业与临床医学专业比起来，课时较少，要用较少的学时把临床医学专业课程知识完全掌握，确实有很大的难度。但临床医学中的一些基本理论、知识和技能是从事预防专业工作的重要基础，必须对临床医学的相关知识有一定的掌握、熟悉和了解，这将会为今后的工作打下良好的基础。大学的学习只是专业学习的开始，将来还要接受医学继续教育的学习，从工作中学习，不断加深对临床医学知识的深刻理解、掌握和灵活应用。

一、职业素质要求和目标

（1）珍视生命，关爱病人，具有人道主义精神；将防治疾病作为自己的责任；将提供临终关怀作为自己的道德责任；将维护民众的健康利益作为自己的职业责任。

（2）具有与病人及其家属进行交流的意识，使他们能充分参与和配合治疗计划。

（3）在职业活动中重视医疗的伦理问题，尊重患者的隐私和人格。

（4）尊重患者个人信仰，理解他人的人文背景及文化价值。

（5）实事求是，对于自己不能胜任和安全处理的医疗问题，应该主动寻求他人的帮助。

（6）尊重师长，有集体主义精神和团队合作开展卫生服务工作的观念。

（7）树立依法行医的法律观念，学会用法律保护病人和自身的权益。

（8）在应用各种可能的技术去追求准确的诊断或改变疾病的进程时，应考虑到病人及其家属的利益，并注意发挥可用卫生资源的最大效益。

（9）具有科学态度及创新和分析批判精神。

（10）履行维护医德的义务。

二、技能要求和目标

（1）具有正确地采集病史的能力。

（2）具有系统、规范地进行体格检查的能力，规范书写病历的能力。

（3）具有较强的临床思维和表达能力。

（4）具有常见病、多发病的诊断和处理能力。

（5）具有根据具体情况选择使用合适的临床技术及选择最适合、最经济的诊断、治疗手段的能力。

（6）具有运用循证医学的原理，针对临床问题进行查证、用证的初步能力。

（7）具有从事社区卫生服务的基本能力。

（8）具有与病人及其家属进行有效交流的能力。

（9）具有与医生、护士及其他医疗卫生从业人员交流的能力。

（10）具有结合临床实际，独立利用图书资料和现代信息技术研究医学问题及获取新知识与相关信息的能力。

三、理论课程学习要求和目标

通过对临床医学知识的分析和总结，把预防医学专业学生要求学习的临床医学知识进行了归类，按一定的顺序罗列出了临床医学的具体课程，并给出了具体的要求，哪些内容要掌握，哪些内容可以只是了解。内容设置强调紧贴相关专业的实际需要，突出"精简、新颖、科学、实用"的特点，通过学习掌握临床医学的基本理论、基本知识和基本技能。着重培养发现、分析及解决问题的能力。强调自主学习能力、实践能力及科学素养的培养。主张以"研究性学习"等方法开展自主学习，使学生不仅学到必备的专业知识，更掌握学习的方法，为终身学习打下坚实的基础。不仅要关注知识的积累及学习技能培养，还要注重情感态度与价值观的形成与发展。不仅关注学习的结果，更要关注学习过程。注重评价手段的多样化，逐渐形成终结性评价与形成性评价相结合。具体内容和基本要求如下：

（一）诊断学部分

（1）诊断学总论：①诊断、症状、体征的概念；②诊断学的内容及学习方法。

（2）常见症状：①发热、疼痛、呼吸困难、咯血、呕血、黄疸、意识障碍的定义、病因及临床表现的基础知识；②发热、疼痛、呼吸困难、咯血、呕血、黄疸、意识障碍的诊断要点。

（3）问诊与基本检查法：①问诊的内容、方法、注意事项及特殊情况的问诊技巧、临床问诊的重要性；②基本检查方法及一般检查的内容，生命体征的临床意义，视诊、触诊和听诊的注意事项。

（4）检体诊断。

目的要求：①掌握体温、脉搏、呼吸、血压、瞳孔大小与对光反射、鼻窦压痛、咽和扁桃体、甲状腺、气管、颈部血管、浅表淋巴结的检查方法，胸部检查的主要内容及临床意义，腹部检查的内容、顺序，腹部包块、紧张度、压痛及反跳痛的临床意义，匙状甲（反甲）、杵状指（趾）的特点与临床意义，浅反射、深反射、病理反射、脑膜刺激征的检查方法与临床意义；②熟悉发育与体型、营养、意识状态、面容与表情、体位、步态的检查方法及其异常的临床意义，胸部骨骼、垂直线、自然陷窝标志和解剖分区，呼吸运动类型、节律正常与异常改变、干湿啰音诊断的标准与临床意义，心脏检查诊断及听诊方法，腹部分区及触诊、叩诊、听诊的正常与异常的标准与临床意义，脊柱压痛与叩击痛、弯曲度、活动度的临床意义；③了解皮肤的异常表现及其临床意义，头部器官、颈部外形及活动的检查方法及其异常的临床意义，心脏叩诊音、心脏杂音的诊断与临床意义，外周血管检查异常的临床意义，运动功能检查方法与临床意义。

教学内容：①体格检查的方法与注意事项；②一般全身状态、生命体征的检测，头部检查、颈部检查、胸部检查、腹部检查、脊柱四肢检查、神经系统检查的正常值与异常检查的临床意义。

（5）实验诊断。

目的要求：①掌握肝、肾功能、尿液、粪便常规检查内容、正常值与异常标准；②熟悉肝脏病实验室检查常用项目的选择与应用，尿蛋白、尿糖、酮体的测定的临床意义；③了解肝、肾功能、尿液、粪便常规检查正常值及异常情况的临床意义、中性粒细胞核左移的临床意义。

教学内容：①血液的常规检查的内容、正常值与异常情况的主要临床意义；②肝脏病实验室检查常用项目的选择与应用、正常值与异常情况的主要临床意义；③肾功能检查常用项目的选择与应用、正常值与异常情况的主要临床意义；④排泄物尿、粪的常规检查的主要临床意义。

（6）心电图诊断。

目的要求：①掌握心电图临床应用范围和意义；②熟悉心电图各波段的正常值的临床意义；③了解常见疾病异常心电图的临床意义。

教学内容：①心电图基本知识；②心电图的测量与图形、正常值；③常见疾病异常心电图诊断及其临床意义。

（7）影像学诊断。

目的要求：①掌握 X 射线的特性及图像特点；②熟悉 X 射线、CT、MRI 的临床应用；③了解不同成像技术的综合运用。

教学内容：①X 射线的特性及图像特点；②肺与纵隔、心脏与大血管、食管与胃肠道、急腹症影像学检查的各项技术；③肝脏、胆系、胰腺、泌尿系统结石、肿瘤影像学表现与诊断要点；④骨关节系统的骨折、椎间盘突出、骨肿瘤的影像学表现与诊断要点；⑤中枢神经系统的脑梗死、脑出血、外伤、肿瘤的影像学表现与诊断要点。

（二）内科学部分

（1）呼吸系统疾病。

目的要求：①掌握呼吸道常见疾病的诊断、鉴别诊断与治疗的基本方法；②熟悉呼吸道常见疾病病因与防治方法。

教学内容：①呼吸系统解剖特点、生理意义及呼吸系统流行病学；②慢性支气管炎的病因、临床表现、诊断依据、治疗原则，慢性支气管炎的辅助检查；③阻塞性肺气肿和肺心病的临床表现、辅助检查、诊断依据、治疗原则；④支气管哮喘的病因和发病机制、临床表现、辅助检查、治疗原则；⑤慢性呼吸衰竭的病因和发病机制、临床表现、辅助检查、诊断及治疗原则；⑥肺炎及合并感染性休克的病因和发病机制、临床表现、辅助检查、诊断依据、治疗原则；⑦肺结核的临床类型、诊断方法、流行病学、临床表现、辅助检查、诊断依据、抗结核化疗的治疗方法；⑧原发性支气管肺癌的临床表现、辅助检查、诊断依据、治疗原则。

（2）循环系统常见疾病。

目的要求：①掌握循环系统常见疾病的病因、临床表现、诊断方法、鉴别诊断；②熟悉治疗方法、措施、常用药物；③了解循环系统常见疾病诱因与防治方法。

教学内容：①心力衰竭的概念、病因和发病机制，心功能的评价、分级；慢性心力衰竭的临床表现、治疗原则，左、右心衰竭、全心衰竭的诱因、发病机理及病理改变；②原发性高血压的主要易患因素、发病机制、临床表现、诊断依据、并发症、治疗方法及用药原则；③冠心病临床分型，心绞痛与心肌梗死的发病机制、病理改变、临床表现、诊断依据、治疗原则；④慢性心脏瓣膜病的病理改变与病因，二尖瓣狭窄与关闭不全、主动脉瓣狭窄与关闭不全的临床表现、治疗原则，常见并发症的治疗措施。

（3）消化系统常见疾病。

目的要求：①掌握消化系统常见疾病的诊断方法、鉴别诊断与治疗原则；②熟悉消化系统常见疾病的防治方法；③了解消化系统常见疾病的病因、病理与预防。

教学内容：①慢性胃炎的病因、临床表现、诊断依据、治疗方法及用药原则；②消化性溃疡的病因、发病机理、临床表现、诊断依据与鉴别诊断、并发症、治疗原则；③胃癌的病因和发病机制、病理、癌前病变临床表现、诊断依据与鉴别诊断、治疗原则；④原发性肝癌的病因、病理、病理改变、临床表现、早期诊断与鉴别、治疗原则；⑤肝硬化的发病机理、病因、临床表现、诊断依据、并发症及治疗原则，病理改变与临床关系；⑥急性胰腺炎病因、病理及分型、临床表现、诊断依据与鉴别、治疗原则，重症胰腺炎的诊断。

（4）泌尿系统常见疾病。

目的要求：①掌握泌尿系统常见疾病的诊断方法、鉴别诊断与治疗原则；②熟悉泌尿系统常见疾病防治方法；③了解泌尿系统常见疾病的病因、发病机制、病理改变。

教学内容：①急性肾小球肾炎的病因、发病机制、病理改变、临床表现、诊断方法、鉴别诊断与治疗原则；②慢性肾小球肾炎的病因、发病机制、病理改变、临床表现、诊断方法、鉴别诊断与治疗原则；③肾病综合征的病因、发病机制、病理改变、临床表现、诊断要点、鉴别诊断、并发症与治疗原则；④泌尿系统感染的病因、主要致病菌和感染途径、发病机制、临床表现、诊断与防治；⑤慢性肾衰竭的概念、病因、发病机制、临床表现、临床分期、诊断与分期治疗原则。

（5）血液系统常见疾病。

目的要求：①掌握血液系统常见疾病的诊断方法、鉴别诊断与治疗方法；②了解血液系统常见疾病的病因与防治方法。

教学内容：①贫血的概念，缺铁性贫血、再生障碍性贫血临床表现、诊断与鉴别诊断、治疗原则；②急、慢性白血病的病因、临床分型、病理、临床表现、诊断与治疗。

（6）内分泌系统及代谢性疾病。

目的要求：①掌握内分泌系统及代谢性疾病的诊断方法、鉴别诊断与治疗方法；②熟悉内分泌系统及代谢性疾病的病因与防治方法；③了解内分泌系统及代谢性疾病的病理改变、发病机制。

教学内容：①甲状腺功能亢进的病因、发病机制、临床表现、诊断依据、治疗原则；②糖尿病的诊断标准、分型、临床表现与常见并发症、治疗原则、综合防治措施。

（7）结缔组织疾病。

目的要求：①掌握结缔组织疾病类风湿关节炎、系统性红斑狼疮的临床表现、诊断及治疗原则；②熟悉风湿性疾病的分类与特点；③了解结缔组织疾病的病因与发病机制。

教学内容：①结缔组织疾病的分类、特点、诊断及检查方法、治疗方法与措施；②类风湿关节炎的病因、发病机制、临床表现、诊断及治疗原则；③系统性红斑狼疮的病因、发病机制、临床表现、诊断及治疗原则。

（8）神经系统疾病。

目的要求：①掌握癫痫、脑血管疾病的临床表现、诊断与处理原则；②熟悉脑血管疾病的临床分类诊断方法、鉴别诊断；③了解神经系统疾病的病因及发病机制、防治方法。

教学内容：①癫痫的国际分类、临床表现、诊断与处理原则；②急性脑血管病（短暂脑缺血发作、脑血栓形成、脑栓塞、脑出血、蛛网膜下腔出血）的分类诊断方法、鉴别诊断、临床表现与处理原则。

（9）传染病。

目的要求：①掌握传染性疾病的诊断方法、鉴别诊断与治疗原则及预防；②熟悉传染性疾病的病因、基本特征与防治方法；③了解传染病学的特点及传染病的流行过程。

教学内容：①传染病的基本特征、临床流行过程及主要环节、临床特征；②病毒性肝炎的病原学分型、传染途径、实验室检查、诊断依据、预防及治疗原则；③伤寒的病原学、流行病学、发病机制与病理、临床表现、诊断和传染途径、预防与治疗；④细菌性痢疾的病原学、流行病学、发病机制与病理、临床表现、传染途径和预防、诊断依据、治疗原则；⑤霍乱的病原学、流行病学、发病机制与病理、临床表现、诊断与鉴别诊断、传染途径、预防及治疗；⑥艾滋病（AIDS）病原学、流行病学、发病机制与病理、临床表现、诊断依据、治疗原则及预防。

（三）外科学部分

（1）外科学总论。

目的要求：①掌握外科学范畴，无菌技术、消毒、局部浸润麻醉，水及电解质酸碱失调、外科感染、损伤的临床表现、输血反应等，肿瘤的常见病因与治疗方法；②熟悉外科学无菌技术管理，椎管内麻醉、全麻的适应证和禁忌证，水与电解质酸碱失调的治疗原则、外科感染、损伤的诊断与治疗，输血适应证及禁忌证，肿瘤的诊断与分期原则；③了解外科学的新进展，无菌技术，消毒的原则，临床麻醉方法及麻醉前准备，水、电解质酸碱失调的病因与发病机制，血型的分类及血液保存，外科感染病因及病理，肿瘤的病理与分类。

教学内容：①绪论：外科学的范畴、外科学与其他科学的关系、外科学的发展和成就以及我国外科学发展的概况；②无菌术、消毒、无菌的基本概念，手术区域的术前准备，手术室的设置、消毒、管理及手术人员手术进行的无菌原则；③麻醉：局部浸润麻醉、椎管内麻醉、全麻的麻醉前准备、适应证、禁忌证以及并发症的处理方法和不良反应的处理；④水和电解质的含量分布、代谢以及失调的原因与发病机制、临床表现、治疗原则；⑤外科输血的适应证和禁忌证、输血反应及并发症的防治、血型、血源及血液的保存方法；⑥外科感染的病因病理、临床表现、诊断方法和治疗原则；⑦损伤的病因、病理及分类、临床表现、诊断和治疗；⑧肿瘤的病理及分类、常见病因、诊断方法、分期原则与治疗原则。

（2）普通外科疾病。

目的要求：①甲状腺疾病：熟悉甲状腺肿瘤的诊断步骤、鉴别诊断、处理原则，了解甲状腺肿瘤分类；②乳腺疾病：掌握乳腺癌的临床表现、诊断和治疗原则，熟悉急性乳腺炎的诊断，了解乳腺癌的病因与病理；③胆道感染和胆石症：掌握胆道感染和胆石症的临床表现、诊断，熟悉非手术疗法与手术疗法的适应证及治疗原则，了解胆道感染和胆石症的病因、病理；④门静脉高压症：掌握门静脉高压症的主要病因、临床表现，熟悉门静脉高压症的诊断和治疗原则，了解门静脉高压的解剖和病理；⑤急性腹膜炎：掌握急性腹膜炎的临床表现与处理原则，熟悉急性腹膜炎的诊断要点，了解急性腹膜炎的病因、病理；⑥急性阑尾炎：掌握急性阑尾炎的临床表现、诊断、手术疗法的适应证以及治疗原则，熟悉急性阑尾炎的病因，了解急性阑尾炎的解剖生理特点；⑦肠梗阻：掌握肠梗阻的常见病因、临床表现、诊断和治疗原则，熟悉肠梗阻的分类及病理；⑧腹外疝：掌握嵌顿性疝和绞窄性疝的病因、诊断和处理原则，熟悉腹股沟斜疝与直疝的鉴别诊断、腹股沟疝手术修补的基本原则，了解腹外疝的病理和类型；⑨结肠癌：掌握结肠癌的临床表现、诊断、防治原则，熟悉结肠癌的扩散方式，了解结肠癌的病因和病理分型。

教学内容：①甲状腺疾病的分类、诊断步骤、鉴别诊断、处理原则；②乳腺疾病的病因和病理，急性乳腺炎及乳腺癌的临床表现、诊断、预防和治疗原则；③胆道感染和胆石症的病因、病理、临床表现、诊断、非手术疗法与手术疗法的适应证和治疗原则；④门静脉高压症的主要病因、解剖和病理、临床表现、诊断和治疗原则；⑤急性腹膜炎的病因、病理、临床表现、诊断要点与处理原则；⑥阑尾解剖生理特点、急性阑尾炎的临床表现及体征、诊断、手术疗法的适应证以及治疗原则；⑦肠梗阻的分类及病理常见病因、临床表现及体征、诊断和治疗原则；⑧腹外疝的病理和类型，腹股沟斜疝与直疝的鉴别诊断，嵌顿性疝和绞窄性疝的病因、诊断和处理原则，腹股沟疝手术修补的基本原则；⑨结肠癌的病因与和病理分类、临床表现及体征、诊断、结肠癌扩散方式与治疗原则。

（3）胸外科疾病。

目的要求：①食管癌：掌握食管癌的临床表现、诊断和治疗原则，熟悉食管癌的病因、病理和预防；②胸部损伤：掌握肋骨骨折、气胸、血胸的临床表现、诊断、急救治疗，了解胸部损伤的分类、病理；③脓胸：掌握脓胸的临床表现、诊断和治疗原则，熟悉脓胸的病因和病理。

教学内容：①食管癌的病因、病理、临床表现、诊断、治疗原则和预防；②胸部损伤的分类、病理、肋骨骨折、气胸、血胸的临床表现、诊断、急救治疗；③脓胸的病因和病理、临床表现、诊断、治疗原则。

（4）骨科疾病。

目的要求：①骨折概论：掌握骨折的定义、成因、分类，骨折的临床表现及常见的并发症，骨折的急救和治疗原则，熟悉骨折的愈合过程及影响愈合的因素；②骨折各论：掌握常见骨折的临床表现、诊断和治疗，熟悉股骨颈骨折分类，了解脊髓损伤的类型；③关节脱位：熟悉常见关节脱位的临床表现、诊断及治疗，了解关节脱位的病因和分类；④化脓性骨髓炎：熟悉急性化脓性骨髓炎的常见病因、临床表现、早期诊断和治疗原则，了解慢性化脓性骨髓炎的临床表现及治疗；⑤骨肿瘤：掌握骨肿瘤的分类、临床表现、诊断和治疗原则，良、恶性骨肿瘤的鉴别诊断，了解骨巨细胞瘤、骨肉瘤的临床表现、诊断。

教学内容：①骨折的定义、常见病因及骨折的愈合过程、临床表现（分类、全身、局部及专有体征）、常见并发症及骨折的急救处理、治疗原则；②上下肢常见的骨折的病因、临床表现与治疗原则；③脊柱骨折与创伤性截瘫病因、临床表现及治疗急救原则；④关节脱位、半脱位的定义（肩关节、桡骨小头、髋关节）各种脱位的特有的临床表现及治疗原则；⑤骨与关节化脓性炎症（急性血源性骨髓炎、化脓性关节炎）病因病理、临床表现及治疗原则；⑥骨肿瘤（骨软骨瘤、骨巨细胞瘤、骨肉瘤）临床表现与治疗原则，骨肉瘤的 X 射线特征。

（5）泌尿外科疾病。

目的要求：①主要症状与检查方法：掌握泌尿外科疾病的主要症状，了解泌尿外科疾病的实验室检查方法；②泌尿系结石：掌握泌尿系统各器官结石的主要症状、诊断、治疗原则和预防，了解泌尿系统结石形成的原理、病因及常见结石的成分；③前列腺疾病：掌握前列腺增生症的常见病因、临床表现与诊治原则，熟悉慢性前列腺炎的临床特点，了解前列腺增生症的病理；④泌尿系统肿瘤：熟悉肾癌、膀胱癌的临床表现、诊治原则，了解肾癌、膀胱癌的病因及病理。

教学内容：①泌尿外科疾病的主要症状及实验室检查方法；②泌尿系统各器官结石形成的原理、病因及常见结石的成分、主要症状、诊断、治疗原则和预防；③前列腺增生症的常见病因、临床表现与诊治原则，慢性前列腺炎的临床特点；④肾癌、膀胱癌的病因、病理及临床表现、诊治原则。

（四）妇科学部分

（1）妇科学总论。

目的要求：①女性生殖系统解剖：熟悉女性内生殖器的解剖特点，了解女性外生殖器的解剖特点；②女性生殖系统生理：掌握卵巢的功能和周期性变化以及雌、孕激素的生理作用，熟悉月经的临床表现及月经周期的调节机理，了解子宫内膜及生殖器其他部位的周期性变化、妇女一生中各阶段的生理特点。

教学内容：①女性生殖系统、内外生殖器的解剖特点；②女性生殖系统生理、卵巢的功能、子宫内膜及生殖器其他部位的周期性变化，雌、孕激素的生理作用，月经的临床表现及月经周期的调节机理，妇女一生中各阶段的生理特点。

（2）女性生殖系统炎症。

目的要求：①外阴及阴道炎症：掌握几种常见的阴道炎（滴虫、霉菌、假丝酵母菌、老年）的临床表现、诊断及治疗原则，熟悉几种常见阴道炎的病因；②宫颈炎症：掌握慢性宫颈炎的临床特点，熟悉急、慢性宫颈炎的治疗原则，了解急、慢性宫颈炎的病因、病理类型；③盆腔炎症：掌握急、慢性盆腔炎的临床表现、诊断及治疗原则，熟悉急、慢性盆腔炎的病因，了解盆腔炎的病原体来源及感染途径。

教学内容：①几种常见的阴道炎（滴虫、假丝酵母菌、细菌、老年）的病因、临床表现、诊断及治疗原则；②急、慢性宫颈炎的病因、病理类型、临床特点、治疗原则；③急、慢性盆腔炎的病因、病原体来源及感染途径、临床表现、诊断及治疗原则。

（3）女性生殖系统肿瘤。

目的要求：①子宫肌瘤：掌握子宫肌瘤的临床表现、诊断、治疗原则及手术指征，熟悉子宫肌瘤的分类及鉴别诊断，了解子宫肌瘤的病因及病理；②宫颈癌：掌握宫颈癌的临床表现、诊断及治疗原则，了解宫颈癌的病理、转移途径、预后及随访，宫颈癌的病因、宫颈组织学的特殊性及宫颈癌的组织发生与发展；③子宫内膜癌：掌握子宫内膜癌的临床表现、诊断及治疗原则，了解子宫内膜癌的病因及预防措施，子宫内膜癌的病理、转移途径及临床分期；（4）卵巢肿瘤：掌握良、恶性卵巢肿瘤的鉴别诊断、临床表现、并发症、治疗原则，了解卵巢肿瘤的组织学分类及各卵巢肿瘤的病理特点。

教学内容：①子宫肌瘤的病因及病理、分类、临床表现、诊断、治疗原则及手术指征；②宫颈癌的病因、病理组织学的特殊性及宫颈癌的组织发生与发展、转移途径、临床表现、诊断及治疗原则，宫颈癌的预后及随访；③子宫内膜癌的病因、病理、转移途径及临床分期、临床表现、诊断及治疗原则、预防措施；④卵巢良、恶性肿瘤的组织学分类及各卵巢肿瘤的病理特点、鉴别诊断、卵巢肿瘤的临床表现及其并发症，卵巢肿瘤的治疗原则。

（4）生殖内分泌疾病。

目的要求：①功能失调性子宫出血：掌握无排卵性功血的临床表现、诊断和治疗原则，熟悉功血的定义、分类，了解无排卵性功血的病因、鉴别诊断；②闭经：熟悉闭经的定义、病因及分类、诊断方法，了解闭经的诊断步骤及治疗原则。

教学内容：①功血的定义、分类，无排卵性功血的病因、鉴别诊断、临床表现、诊断和治疗原则；②闭经的定义、病因及分类，诊断方法及治疗原则。

（5）不孕症。

目的要求：①掌握不孕症的定义；②熟悉不孕症的病因和检查步骤；③了解不孕症的

治疗原则。

教学内容：不孕症的定义、病因和检查步骤、治疗原则。

（五）儿科学部分

（1）儿科学基础。

目的要求：①小儿年龄分期与生长发育：掌握年龄分期标准及各年龄期特点，熟悉体格生长发育常用指标及其计算方法，了解各年龄期保健特点；②小儿喂养与保健：掌握母乳喂养的优点及方法，熟悉人工喂养的基本知识，了解传染病管理和计划免疫；③儿科治疗概要：掌握小儿疾病的治疗原则，了解小儿用药剂量计算方法。

教学内容：①年龄分期标准及各年龄期特点、体格生长发育常用指标及其计算方法、各年龄期保健特点；②母乳喂养的优点及方法、人工喂养的基本知识、传染病管理和计划免疫；③小儿疾病的治疗原则、小儿用药剂量计算方法。

（2）新生儿疾病。

目的要求：①新生儿黄疸：掌握生理性黄疸的特点，熟悉病理性黄疸的特点；②新生儿寒冷损伤综合征：掌握新生儿寒冷损伤综合征的临床表现及治疗原则，熟悉发病机制及治疗措施。

教学内容：①新生儿生理性黄疸、病理性黄疸的特点；②新生儿寒冷损伤综合征的发病机制、临床表现及治疗原则。

（3）各系统常见疾病。

目的要求：①肺炎：掌握各型肺炎的临床特点及治疗原则，熟悉肺炎的分类，了解肺炎的病因及肺炎心衰的诊断；②病毒性心肌炎：掌握病毒性心肌炎的临床表现，熟悉心肌炎的治疗要点，了解心肌炎的病因及诊断方法；③充血性心力衰竭：掌握充血性心力衰竭的临床表现，熟悉心力衰竭的病因及诊断要点，了解心力衰竭的鉴别诊断及治疗；④小儿腹泻：掌握小儿腹泻的临床表现及诊断要点，熟悉小儿腹泻的治疗措施及病因、了解小儿腹泻的发病机制及鉴别诊断；⑤急性肾小球肾炎：掌握急性肾小球肾炎的临床表现，熟悉急性肾小球肾炎的诊断及治疗，了解急性肾小球肾炎的病因及发病机制；⑥风湿热：掌握风湿热的临床表现、诊断要点，熟悉风湿热的治疗，了解风湿热的病因；⑦蛋白质-能量营养不良：掌握营养不良的原因、临床表现、分型及分度，熟悉营养不良的治疗措施，了解营养不良的病理；⑧维生素 D 缺乏性佝偻病、手足搐搦症：掌握佝偻病的病因、佝偻病及手足搐搦症的临床表现，熟悉佝偻病及手足搐搦症的诊断与治疗，了解佝偻病及手足搐搦症的鉴别诊断。

教学内容：①各型肺炎的病因、分类、临床特点、肺炎心衰的诊断及治疗原则；②病毒性心肌炎的病因、临床表现、诊断方法及治疗要点；③充血性心力衰竭的病因、临床表现及诊断要点、鉴别诊断及治疗；④小儿腹泻的病因、发病机制、临床表现及诊断要点、鉴别诊断及治疗措施；⑤急性肾小球肾炎的病因及发病机制、临床表现、诊断及治疗；⑥风湿热的病因、临床表现、诊断要点及治疗；⑦蛋白质-能量营养不良的原因、病理、临床表现、分型及分度、治疗措施；⑧佝偻病的病因，佝偻病及手足搐搦症的临床表现、诊断及鉴别诊断、治疗。

（六）急诊医学部分

（1）急诊医学概论。

目的要求：①掌握急诊医疗服务体系的概念及组成；②了解院外急救和院内急救的内容与特点。

教学内容：①急诊医学发展现状、急诊医疗服务体系的概念及组成；②院前及院内急救、治疗原则。

（2）急诊病史的采集。

目的要求：①掌握急诊病史的采集方法；②了解病史采集要领。

教学内容：急诊病史的采集方法及采集要领与查体方法。

（3）心肺脑复苏术。

目的要求：①掌握心肺复苏的操作要点；②熟悉呼吸、心脏骤停的判断要点；③了解呼吸、心脏骤停的病因及脑复苏的措施。

教学内容：①呼吸、心脏骤停的病因，脑复苏的措施；②呼吸、心脏骤停的判断要点及心肺复苏的操作要点，心肺复苏、脑复苏的操作内容与方法。

（4）现场急救技术。

目的要求：①掌握常用现场止血方法及异物卡喉现场急救的方法；②熟悉骨折现场急救及固定的要点与注意事项；③了解现场通气、包扎、固定技术的应用，环甲膜穿刺术、洗胃术、胸腔穿刺术的临床应用。

教学内容：①介绍创伤的现场急救术的通气、止血、包扎、固定、搬运的操作方式，异物卡喉窒息的急救技术，环甲膜穿刺术，洗胃术，胸腔穿刺术；②骨折现场与固定的要点与注意事项。

（5）休克。

目的要求：①掌握休克的病因、分类及临床表现；②熟悉休克的诊断要点及治疗原则；③了解各型休克的治疗要点。

教学内容：①休克的病因、分类及临床表现、诊断要点及治疗原则；②休克危重病情的主要指标、各型休克的治疗要点。

（6）死亡的识别。

目的要求：①掌握死亡的过程及其特点，假死状态的概念及常见原因；②熟悉死亡的判断要点。

教学内容：①死亡的概念、死亡的过程及其特点，假死状态的概念及常见原因；②死亡的判断要点。

（7）急性中毒。

目的要求：①掌握急性中毒的诊断要点及处理原则；②熟悉急性有机磷农药中毒、急性一氧化碳中毒、急性酒精中毒、急性镇静催眠药中毒、急性镇痛药中毒的临床特点及治疗原则；③了解其他急性中毒的临床特点及治疗原则。

教学内容：①毒物分类、中毒病因与分类、中毒诊断及处理原则；②急性有机磷农药中毒、急性一氧化碳中毒、急性酒精中毒、急性镇静催眠类药中毒、急性镇痛类药中毒的临床表现、诊断依据、治疗原则；③其他急性中毒的临床特点及治疗原则。

（8）理化因子损伤。

目的要求：①掌握中暑的临床表现及治疗措施；②熟悉淹溺、电击伤的临床表现及治疗要点；③了解中暑的病因及发病机制。

教学内容：①中暑的病因、发病机理、分类临床表现及急救措施；②淹溺的病因、发病机理、分类、临床表现及院前急救措施与院内处理原则；③电击伤的发病机理、分类、临床表现及急救、处理原则。

（七）全科医学部分

目的要求：①熟悉全科医学的基本概念及特点；②了解全科医学与专科医疗的关系。

教学内容：①全科医学兴起与发展；②全科医学的基本概念及特点，服务对象及服务特性；③全科医学与专科医疗的关系及不同点。

第四章 公共卫生与预防医学的定义、特征和工作任务

第一节 公共卫生与预防医学的定义与研究对象

医学是研究人体正常和异常的生命过程以及同疾病作斗争、增进健康的科学知识体系与实践活动。随着科学技术发展和社会进步,人们对医疗卫生服务的需求已经不是有病就医,而是健康长寿。世界卫生组织将健康定义为身体上、精神上和社会适应上的完好状态。随着健康观念的转变,医学科学的目标已经从减轻病人的痛苦与恢复健康,扩展到维护健康,进而发展到促进健康。医学模式已经从生物医学模式向生物-心理-社会医学模式转变,现代医学模式强调影响健康的多因素,特别是社会心理因素。医学学科主要是由基础医学、临床医学、公共卫生与预防医学等一级学科组成,每个一级学科具有自己的研究对象和工作任务。基础医学是用微观方法研究人体组织结构、生理、生化机制,为疾病诊治和健康促进提供基础资料;临床医学是面对病人进行病因诊断、治疗、个人预防和康复的学科,受益对象仅仅是个人;公共卫生与预防医学的研究对象主要是群体,其研究内容概括了自然环境和社会环境对人群健康危害的各个方面,利用三级预防措施使全人群受益。如针对糖尿病的研究,基础医学主要研究糖尿病发病机制,临床医学重点关注其诊断、治疗,公共卫生则研究糖尿病病因、疾病分布、早期诊断指标、健康教育、病人自我管理及人群行为干预等。公共卫生与预防医学是随着人类健康概念和医学模式发展而产生的医学一级学科,该学科以生物-心理-社会医学模式为指导,以三级预防措施为原则,利用各个学科知识、方法,达到改善和促进人群健康的目的。

一、公共卫生与预防医学的概念

公共卫生与预防医学的概念经历了漫长的历史演进过程,人们对公共卫生的理解也在不断变化和日益深入。人类在为适应环境而生存,为生存而与疾病斗争的过程中,逐步认识到人类的疾病与环境之间存在密切关系,早期公共卫生概念主要表现为卫生学,"卫生学"是研究疾病与环境之间关系的学科,卫生学阐明环境因素对人体健康影响的规律,提出改善和利用环境因素的卫生要求,以达到预防疾病、促进健康和提高生命质量的目的。卫生学主要强调自然环境因素对健康的影响,以环境卫生、职业卫生、营养与食品卫生、儿童少年卫生、放射卫生等为主要研究领域。

根据现代医学模式和现代健康观念,从自然环境到社会环境、从生物因素到社会心理因素、从宏观解剖生理到微观的细胞分子水平全方位关注健康和健康影响因素成为共识,仅仅关注自然环境与健康关系已经不能满足公共卫生需求,在此基础上,预防医学概念替

代了早期卫生学概念。预防医学是研究社会人群健康和疾病发生、发展、转归的本质与规律，探讨内外环境以及社会活动对人类健康和疾病的影响，制定预防、控制、消灭疾病发生和流行的对策，着眼于优化和改善人类生存环境，创造和维护有利于人类身心健康的最佳劳动和生活条件，保护劳动力，增进人类健康，提高人类生命价值的科学和技术。预防医学概念自 20 世纪 50 年代从前苏联引进到我国以来，众多的学者将其和公共卫生完全视同一体。预防医学作为医学的一个分支，致力于健康促进，预防疾病和过早的劳动力丧失，健康促进活动可以在个体、社区和全人群水平进行。预防医学要求的能力不仅包括生物统计学、流行病学、管理学（包括卫生项目的计划、组织、管理、预算和评估）、环境卫生，同时要求能够理解和应用社会与行为因素、营养与食品、工作环境中的危险因素对健康和疾病的影响，而且还能够将一级预防、二级预防、三级预防的方法应用于医学。

随着改革开放和社会经济发展，我国疾病模式逐渐从传染病为主的模式转变为传染病与慢性非传染性疾病共存的模式。这客观上要求医疗卫生的研究、人才培养和工作能够适应疾病模式转变，在更宽、更广的范围内运用最少的卫生资源，采取最佳的组织模式，最大化地预防疾病，促进居民健康。新的疾病预防控制和健康促进任务，仅仅依靠医疗卫生部门已经无法解决问题，实践证明，预防控制疾病与伤残、改善与健康相关的自然和社会环境、提高医疗卫生服务水平、培养公众健康素养等工作任务，需要政府主导、多部门合作、公众广泛参与。公共卫生概念逐渐被世界广为认可。

美国耶鲁大学公共卫生学院 Winslow 教授在 1923 年提出，世界卫生组织于 1952 年采纳的定义："公共卫生是一门通过有组织的社会活动来改善环境、预防疾病、延长生命及促进心理和躯体健康，并能发挥个人更大潜能的科学和艺术"。从这个定义可见，公共卫生的目的不仅是预防疾病，而且还要进一步促进人类的健康，并且维护与促进健康的活动是有组织的。因此，为了实现这一目的的所有活动都属于公共卫生范畴。1995 年美国医学会：公共卫生就是履行社会责任，以确保提供给居民维护健康的条件，这些条件包括：生产、生活环境、生活行为方式和医疗卫生服务。1998 年现代预防医学辞典：公共卫生是以社会为对象，以行政管理、法规监督、宣传教育为手段，通过宏观调控协调社会力量，改善社会卫生状况，提高全民健康水平的一种社会管理职能。它是在现代社会发展、人们的健康日益成为社会问题的情况下，在预防医学领域中最能体现医学与社会经济发展和社会稳定密切关联的一种社会管理职能。2003 年 7 月 28 日，中国国务院副总理吴仪在全国卫生工作会议上提出：公共卫生就是组织社会共同努力，改善环境卫生条件，预防控制传染病和其他疾病流行，培养良好卫生习惯和文明生活方式，提供医疗卫生服务，达到预防疾病，促进健康的目的。

二、如何理解公共卫生与预防医学概念

根据公共卫生概念，我们可以认为公共卫生是社会问题，公共卫生的核心是公众的健康，公共卫生服务于社会全体成员，公共卫生的实质是公共政策，公共卫生实践需要"循证"。

（1）公共卫生是社会问题。从以上几个有代表性的公共卫生定义可以看出，虽然迄今为止公共卫生一直被人们理解为医学科学的分支之一，但是公共卫生本身所具有的意义

已超出了医学科学范畴，而且有极为重要的社会学意义，公共卫生是体现社会发展的一个重要指标。从严格意义上说，公共卫生其实是政府的一个职能，它主要涉及的是与公众有关的健康问题，如疾病预防、健康促进、提高生命力。其主要目的是在政府的领导下组织社会共同努力，保护和增进人民群众健康。公共卫生是社会公共服务的重要组成部分，公共卫生服务对于实现经济和社会的协调发展具有重要的作用。

（2）公共卫生的核心是公众的健康。如疾病预防、健康促进、提高生命质量。随着社会经济的不断发展，它的范围也越来越广，但是核心问题还是公众的健康问题。健康是人世间最宝贵的财富，健康是人类最基本的权利，健康是生存最重要的前提。没有健康，我们将一事无成。保护和促进健康，不仅是卫生事业的根本任务，也是国家和世界发展的重要社会指标。公共卫生工作的使命就是通过对疾病、伤害和残疾等公共卫生问题的预防控制，确保经济发展、社会进步及国家安全，促进人类健康，提高生活质量。

（3）公共卫生服务于社会全体成员。公共卫生不同于个人卫生，也不等同于个人卫生总和。公共卫生的最终目的是通过有组织的社会努力改善环境卫生、控制疾病、开展健康教育，保障每个社会成员个人卫生。它不像个人卫生那样只涉及某个人，而是涉及社会全体成员。公共卫生和医疗保健共同服务于人类的健康，但医疗保健服务的对象是个体（患者），公共卫生则服务于全体社会成员。在实践中，医疗保健更多的是针对疾病本身，而公共卫生主要是为人们提供卫生服务（如传染病的防治），逐步促进人们健康行为的改变，不断完善健康环境，其范围从传染病防治到社区卫生，几乎覆盖了我们生活中的每一个方面。

（4）公共卫生的实质在于它的"公共性"。这就是根本上与具有公共权力和权威的"政府"直接相关，也需要由政府建立健全公共卫生体系，制定公共卫生政策，颁布公共卫生法律。从以上有代表性的公共卫生定义也能够看出，公共卫生的实质是公共政策。从历史上来看，公共卫生的发展自始至终离不开政府的介入，而政府之所以愿意介入公共卫生，一方面是福利国家提高了公众对健康的需求，政府为提高其合法性，必须对公共健康不断供给；另一方面，也因为公共健康作为一项重大的公共政策提高了国家控制社会的能力。卫生政策实质上是一项公共政策，涉及全体社会成员。在有限的资源条件下，公共政策的趋向和政府作用就是改善公平、提高效率、促进发展。具体就公共政策而言，是要通过制定和实施旨在投资于人民健康的基本公共卫生服务政策，使有限的卫生资源得到充分利用，促进人类健康发展，保障人类健康安全，缩小健康差距，消除健康贫穷。

（5）公共卫生实践需要"循证"。近些年来，公共卫生工作者也逐渐意识到利用循证医学的思想解决工作中存在的问题的必要性。人类的健康受到众多因素的影响。从宏观的自然生态系统和复杂的社会经济环境，到个体微观的庞大的基因体系，复杂的病因网络使公共卫生干预活动几乎无从下手。在卫生资源越来越紧张的情况下，如何利用有限的资源提供最佳的服务，是决策者必须考虑的问题。只有在以科学证据为基础、综合考虑资源和价值的情况下进行的决策才能达到这样的目的。为此，越来越多的人意识到，公共卫生实践同样需要"循证"。当然，公共卫生领域中的循证实践过程不能完全套用循证医学的那一套理论。与针对患者个体的临床干预相比，公共卫生干预倾向更加复杂和有计划性，并且受干预实施的具体环境、背景的影响。用来评价其干预效果的证据必须足够全面，能够涵盖这些复杂性。

三、医学（医疗服务）、预防医学和公共卫生的联系与区别

公共卫生是医疗服务的基础，医疗服务是公共卫生的延伸。公共卫生体系包括传染性疾病、非传染性疾病、职业病等疾病诊治，以及公共卫生突发事件的医疗救助。医疗服务和公共卫生是两种完全不同的经济物品，服从完全不同的经济规律，应该区别对待，具有公共品性质的只是公共卫生服务，医疗服务最好由市场供应，而公共卫生必须由政府主导。公共卫生服务是一种成本低、效果好的服务，但又是一种社会效益回报周期相对较长的服务。单纯依靠市场或社会力量提供，显然达不到目标，因此，世界各国都采取政府为主要力量投入的方式。

公共卫生既是一个概念，也是一种社会组织、专业学科、技术和实践形式。它包含广泛的服务、组织、专业团队、行业和非技术职业。它是一种思维方式、一系列学科、一种社会组织和实践方式。公共卫生专业体系正在不断扩大，要求其从业人员的专业知识和技能不断提升。公共卫生学科主要包括流行病学、社会医学（健康行为）、卫生服务管理、生物统计学、环境健康学、环境卫生、健康促进和健康教育等。医学的专业主要包括：内科学、外科学、预防医学、儿科学、妇产科学和放射学等。因此，医学和公共卫生有着一定的联系和区别，公共卫生的实践由医生和其他专业人员协同实施。实际上，在美国，公共卫生更多的是护士、环保人士、流行病学和健康教育工作者实施而不是医生。而医学，通常被定义为与照料病人相关的行业，从业人员包括专业技术人员、民间医生和家庭成员。医学是一个广泛的人类活动领域。医学的最高原则是维持健康和预防疾病。但是，在现代发达国家，医学压倒性地致力于疾病治疗，其支出达到全部健康相关支出的85%以上。

预防医学作为医学的分支，主要服务于公共卫生。预防医学致力于健康促进，预防疾病和过早的劳动力丧失。健康促进活动可以在个体、社区和全人群水平进行。预防医学要求的能力包括生物统计学、流行病学、管理学（包括卫生项目的计划、组织、管理、预算和评估），环境卫生，同时要求能够理解和应用社会与行为因素、营养与食品、工作环境中的危险因素对健康和疾病的影响，能够将一级预防、二级预防、三级预防的方法应用于医学。因此，预防医学是包含了公共卫生知识和医学技能的一个专科。从事预防医学实践的人必定是医生。预防医学是医学和公共卫生的交集，其关系如图1所示。主要的不同在于：公共卫生从业人员包括了大量的非医生，同时当医生从事预防医学实践时，通常发现他们自己在公共卫生体系中处于领导和权威位置并承担相应的责任。

许多人认为，医学和公共卫生难以区分，医学主要应用于个体病人的疾病诊断和治疗，公共卫生通常通过健康改善、健康维护、卫生服务达到促进人群健康、提高生活质量的目标。预防医学作为医学的分支，在医学和公共卫生之间起到了桥梁作用，通过预防医学工作者的工作，确保个体、群体和社区健康促进和疾病预防。

公共卫生与预防医学并非同一概念，尽管两者的目标是保证人民健康，两者的工作对象主要是群体，在工作内容上有难以分割的部分，但两者的思维角度、研究方法和工作职能存在一定差距。预防医学是研究社会人群健康和疾病发生、发展、转归的本质与规律，

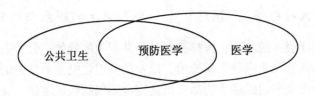

图 1　医学、预防医学、公共卫生关系

探讨内外环境以及社会活动对人类健康和疾病的影响，制定预防、控制、消灭疾病发生和流行的对策，着眼于优化和改善人类生存环境，创造和维护有利于人类身心健康的最佳劳动和生活条件，保护劳动力，增进人类健康，提高人类生命价值的科学和技术。这个概念自 20 世纪 50 年代从苏联引进到我国以来，众多的学者将其和公共卫生完全视同一体。公共卫生也指公众卫生，它涵盖疾病预防、健康促进、提高生命质量等所有和公众健康有关的内容。它从以病人为中心的临床医学，发展到以群体为中心的社区医学，具有以人为本、以全体人群为对象、以社区为基础、以政策为手段、以健康促进为先导的特点，已演变为一种社会管理职能，严格说它已不属于医学范畴。而预防医学则是医学的一个分支，不管预防医学的外延多么广阔，社会性多么强，其本质仍属于医学。公共卫生侧重于宏观调控，其工作职能除了疾病控制、环境污染对人体健康影响的控制等与预防医学相重合的部分外，主要是以卫生政策、卫生规划、卫生管理、卫生监督、卫生法规、卫生经济、卫生统计、卫生工程等宏观调控方法为主。而预防医学则侧重微观调控和监测，其内容侧重于探究群体疾病病因，防治疾病流行，研究预防疾病的对策，提出具体的保健措施，它既包括群体预防也包括个体预防，外延虽然很大却都属于医学范畴。

四、公共卫生与预防医学的研究对象

公共卫生与预防医学关注环境与健康的关系，以影响健康的各种环境因素为研究对象，具体包括：①自身的遗传环境：从分子水平可以研究人体对各种环境危害因素的易感基因，如在筛选职业暴露铅易感人群方面，分析 δ - ALAD 的基因多态性，有比较重要的意义。人类 ALAD 基因位于染色体 9q34 的位置上，两个等位基因分别为 ALAD1 和 ALAD2，研究发现，在同样暴露环境下，前者血铅较后者低。基因多态性还影响铅在体内的分布与毒性，接触同样铅，后者骨铅水平高，且肾脏毒性更明显。②生活环境：人类居住环境、饮水、食物、学校环境等生活环境中可能存在有利或有害因素，如室内装修环境中的甲醛、不清洁的饮用水、食品中的有机磷超标、学校教室采光不足等均可危害人体健康。③职业环境：长期暴露于生产性噪声、粉尘、有机溶剂等理化因素可导致作业人员职业性病损，包括工作有关疾病和职业病。④心理因素：不良心理因素可以导致个体免疫机制受损，进而出现各种心身疾病，如在心理应急后可出现胃十二指肠溃疡，即由心理情绪因素引起的以躯体症状表现为主的一组疾病。⑤社会环境：主要为各种人群的社会支持性环境，包括影响健康的客观支持和主观支持，以及人们对社会支持的利用能力，如吸毒人群在戒毒康复过程中，广泛存在就业困难、家庭不接纳、社会歧视等社会支持不足，这些不良社会支持严重影响戒毒人员回归社会，进而影响吸毒引发的社会犯罪和艾滋病等疾病流行。公共卫生与预防医学学科采用医学、社会学、管理学等学科知识和技能，通过社区组织动员，最大限度利用各种社会资源，改善人类自然环境和社会环境，实现健康维护、健康改善、卫生服务等公共卫生职能。

第二节　公共卫生与预防医学的特征与职能

一、公共卫生与预防医学的特征

公共卫生与预防医学的特征可以从艾滋病的流行与预防控制过程中充分显示出来。1981 年 7 月 3 日，《纽约时报》报道："42 名同性恋患罕见癌症。"为什么一种癌症会成为《纽约时报》的重要新闻？有几个原因，第一，这种罕见的皮肤癌叫卡泊斯恶性肿瘤，通常见于地中海人后代中的老年男人，一般无致命危险。奇怪的是，这 42 名患者都是年轻男人，死亡率很高。第二，患者都是同性恋，生活在纽约或旧金山。第三，发现几名患者有严重的免疫系统缺陷。是癌症引起免疫缺陷，还是免疫缺陷导致癌症，当时不清楚。第四，大多数患者有多个经常性的性伴侣，但患者之间没有直接接触史。因此，说该病有传染性还为时过早。同年 8 月 29 日，《纽约时报》再次报道："两种致命疾病正在调查之中"。除了卡泊斯恶性肿瘤外，还有一种罕见的肺炎正在同性恋男人中流行。没有人知道为什么这两种病只发生在同性恋男人当中。有人推测这也许与同性恋男人的性习惯、吸毒或其他环境因素有关。不过，患罕见肺炎的患者中也有一名女性。美国疾病预防控制中心（CDC）迅速派出流行病学调查组进行病因调查。1982 年该病被命名为"与男性同性恋相关的免疫缺陷综合征（GRID）"。这个命名主要是根据患者的两种共性：基本上是同性恋男人，都有免疫缺陷。关于 GRID 的病因，当时猜测众多。多数倾向于是由一种未知的经性途径传播的病原体引起的。也有人认为 GRID 可能涉及多种因素，包括吸毒，因性接触导致精子进入血液引起身体免疫反应等。美国 CDC 的调查发现，部分男性同性恋的性生活十分混乱，不但性伴侣多，而且还在公共澡堂与陌生人性交，并通过吸毒来增加性乐趣。这些发现经媒体报道，更增加了男性同性恋者的不好名声。当时美国政府和社会对 GRID 都不关注。大多数人认为该病离自己很远，没有威胁。但是，在纽约、旧金山、洛杉矶和迈阿密，GRID 患者聚集，城市的居民开始在公共场所像躲瘟疫一样地躲避同性恋男人。其实，当时人们对男性同性恋的害怕主要是没有足够的关于 GRID 的信息。在 GRID 流行的早期，也有少数关于女性和异性恋出现免疫缺陷的报道。这些人多是静脉注射吸毒者。不过，这些报道被人们忽视了。1982 年夏天，开始发现血友病患者中也有患 GRID 的。因此，医学界怀疑此病是否也可以通过输血传播。接下来的几项研究发现，GRID 可以通过异性性交传染；新生儿也有患 GRID 的，专家推测，很可能是患有此病的母亲在怀孕期间或生产时将此病传染给孩子的。可以肯定，GRID 不仅仅局限于男性同性恋者。专家们经过讨论，决定将 GRID 改名为"获得性免疫缺陷综合征"，即艾滋病（AIDS）。这时，艾滋病已经严重到足以引起美国公众的密切关注了。由于缺乏准确及时的关于艾滋病的信息，公众关注在 1983 年 6~7 月间变成一场公众恐慌。媒体报道提示艾滋病可以通过日常生活接触在家庭中传播。因为艾滋病是一种目前没有治疗药物的致命疾病，日常接触可传播艾滋病的消息吓坏了许多人，当时出现了许多因无知而过度的反应。在纽约的一所监狱里，所有的犯人拒绝在饭厅进食，原因是一名死于艾滋病的犯人曾在饭厅就餐。在旧金山，因为有大量的男性同性恋者，警察要求政府配备特殊的口罩和手套，以便在遇到可疑的艾滋病患者时，可以戴口罩和手套预防。因为老百姓害怕献血会染上艾滋病病毒，献血人数急剧下降，血库存血低到极限。纽约一所公寓的房客，得知住在该公寓的一名医生治疗艾滋病患者后，联合起来驱逐这位医生。有的学校害怕艾滋病病毒会通过教室传播，拒绝因血友病而染上艾滋病的孩子进教室。政府艾滋病热线一天要接 8000 至 10000 个电话，多是希望获得关于艾滋病的信息。不但老百姓因无知而反应过度，少数人甚至公开说，艾滋病是上帝对邪恶行为的惩罚，艾滋病患者罪有应得。在艾滋病研究方面，尽管关于艾滋病的争议限制了美国政府的经费支持，生物医学科学家仍然分秒必争地进行着研究，希望早日找到病原体。科学界这时已经形成共识，认为病毒最有可能是引起艾滋病的罪魁祸首。艾滋病作为一种新病引起了科学界的极大兴趣。另外，日益增长的社会关注也保证了最先分离病毒的科学家将名利双收。1984 年 4 月 23 日，美国卫生和社会服务部部长召开新闻发布会，宣布美国癌症研究所的罗勃特·盖罗博士发现了艾滋病病毒，即人类免疫缺陷病毒（HIV）。同时还宣布，艾滋病病毒疫苗可以在 5 年内开发出来。后来的事实证明，这两项宣布都是错误的。盖罗并不是唯一首先发现艾滋病病毒的科学家，且 20 年后的今天，人类还没有开发出有效的艾滋病病毒疫苗。然而，发现艾滋病病毒确实为血库筛选艾滋病病毒提供了希望。一年以后，美国血库开始筛选献血，极大地减少了通过输血传播艾滋病病毒的危险性。从首例艾滋病的发现到现在，人们关于艾滋病的恐慌已经消退了。然而，当年关于艾滋病流行的预测却不幸都成了现实。

目前，我们对艾滋病的了解已经很多。新药已经使许多濒死的患者基本上恢复了正常生活。艾滋病病毒感染有望成为一种可以治疗的慢性病，而不是渐进性的致命疾病。不过，艾滋病目前还是没有办法根治。艾滋病病毒感染者的长期预后前景并不明朗。现在对艾滋病的最好预防方法还是避免危险行为。宣传教育和行为干预是最有效的预防和控制手段。艾滋病疫情向我们提出了许多迄今为止公共卫生领域可能想象得到的最困难的伦理道德和政治问题。最有争议的问题集中在两种截然相反的原则性态度上。一方面，要保护少数可疑患者的隐私权和个人自由；另一方面，要保障大多数无辜者免除被感染的危险。这种矛盾在公共卫生领域十分普遍。有史以来，保护公众的利益总是优先于保护个人的权利。公众和法庭都能接受对伤寒、霍乱、黄热病等烈性传染病人的检疫。然而，面对艾滋病，问题变得错综复杂。对于政府来说，艾滋病防治一直是一个难题。因为防止艾滋病传播唯一有效的途径是改变人们的行为。虽然过去政府也试图通过健康教育改变人们的行为，但成功率不高。一般来说，法律可以明显增加健康教育的成功率。坐车必须系安全带的法律和禁止醉酒开车的法律就是很好的例子。然而，传播艾滋病病毒的行为是很难用法律来控制的。静脉注射吸毒本来就是非法的，同性恋行为在许多地方也是非法的。很多艾滋病患者是知法犯法。所以，很早公共卫生人士就认识到，预防艾滋病唯一的途径就是说服人们减少危险行为。要做到这一点，必须说服人们控制自己的生物学和社会学欲望。但是，说服工作在一开始就面临两难的窘境。有效的说服教育要求坦率地与高危人群沟通和妥协。这就有可能让普通老百姓误解为政府在纵容非法和淫秽的行为。因此，在艾滋病教育问题上，我们应该面对现实。在强调双方信任的一夫一妻关系的重要性和提倡避免注射毒物的同时，也应宣传安全套和清洁注射针头在预防艾滋病传播中的重要作用。应鼓励中小学为孩子提供安全性活动的教育。但还有一些人认为，唯一合适的艾滋病预防信息就是禁欲和禁毒。绝对不能容忍在学校免费分发安全套，更不能容忍免费为吸毒者提供交换干净注射器的服务。有效的艾滋病健康教育的问题还没有解决，艾滋病研究的进展又为艾滋病防治提出了新的课题。鸡尾酒疗法等艾滋病治疗新法为艾滋病患者带来福音，也激发了关于艾滋病治疗的公共卫生、医学、伦理学和经济学方面的新一轮争议。首先，药物强烈的副作用使得部分患者不能接受治疗。社会如何公正地满足这部分人的需要？其次，可以接受治疗的患者每天需完成复杂的服药计划。这么复杂的服药安排在无家可归的人和有毒瘾者身上根本行不通。专家害怕如果患者不按计划服药，病毒会产生抗药性并传播开来。然而，谁可以决定哪些患者可靠，哪些患者不可靠，谁不应该服用也许可以救命的药？第三，药物十分昂贵，每个患者每年药费可能多达 1.5 万美金，大部分患者负担不起。据估计，现在美国每年光花在治疗艾滋病病毒感染成人（不到 100 万人）身上的经费就达 67 亿美金（约 576 亿元人民币）。全球现有 4000 万名艾滋病病毒感染者，谁有能力负担这笔治疗费用？另外，获得有效治疗的患者，除了身上仍然带有病毒外，日常生活需求与正常人没有什么区别。大多数艾滋病患者处于青壮年时期，一个重要的日常生活需求就是性活动。从公共卫生的角度来看，如何保证这批人不传播病毒，是一种极大的挑战。

艾滋病的流行史清楚地显示了公共卫生的七大特征：社会公正、政治内涵、动态扩展的需求、与政府的密切关系、科学性、预防第一、多学科和学科交叉。

（1）社会公正是公共卫生的基础和出发点，决定社会的每个成员如何分享其应得的社会利益，承担其应担负的社会负担。每个社会成员分享的社会利益可以包括幸福、收入、社会地位等。每个社会成员应该承担的社会负担可以包括对个人行为的限制和向政府纳税等。公正决定了在社会利益和社会负担分配时的公平性。现代公正的主要两种形式是市场公正和社会公正。市场公正强调个人的责任是社会利益和负担分配的基础。除了尊重他人的基本权利之外，每个人主要是对自己的行为负责，对集体不承担任何义务。个人的权利是至高无上的，对集体的义务无足轻重。从健康的角度来说，市场公正认为健康是个人的事，社会除了解决个人不能解决的健康问题之外，保护和促进健康完全是每个社会成员自己的事。社会公正认为，许多重要的社会因素影响社会利益和社会负担的分配。比如说，社会等级、遗传、种族等。要消除这些因素的影响需要集体行动。但集体行动通常又被认为会增加社会负担。根据社会公正的原则，公共卫生应该为社会上所有的人提供潜在的生物医学和行为科学的利益，保护和促进所有人的健康。当疾病的负担在人群中分布不均匀时更应如此。很显然，许多现代公共卫生问题对某些人群的影响不成比例地大于其他人群。因此，当需要采取集体行动来解决这些问题时，受疾病影响少的人群要承担较多的社会负担，获取较少的社会利益。当必须采取的集体行动不能落实时，重要的公共政策问题就不能解决，最终只会使社会负担加大，影响整个人群。在艾滋病的例子中，如果公共卫生对客观存在的社会歧视视而不见，一定要收集艾滋病病毒感染者的姓名资料，结果将是许多感染者想方设法不报告感染状态，或者可能感染者不接受艾滋病病毒检验。这时，公共卫生用于防治艾滋病的最基本信息也收集不全。因此，公共卫生作为一种社会事业，必须从社会公正出发，面对现实。美国公共卫生界在艾滋病问题上就是这么做的。他们实事求是地认同了男性同性恋者关于得艾滋病会受歧视的忧虑，大胆地改变了公共卫生疾病监测的惯例，在艾滋病患者隐私保护上采取了相应的措施。如专门为艾滋病患者和艾滋病病毒感染者设立了一个专用的严格保护隐私的疾病监测信息系统，在法规和行政管理上加大保护患者隐私的力度，不收集艾滋病毒感染者的姓名信息，不记名为所有人提供免费艾滋病病毒检查等。

（2）公共卫生的社会公正理念决定了公共卫生与政治千丝万缕的关系。艾滋病流行的政治显示了个人自由和公众健康之间的冲突。在美国，保护个人自由和民权也有悠久的传统。政治决定了政府会采取什么行动来平衡这些传统。公共卫生并非仅靠科学就行，还取决于政治对价值和伦理道德的选择。政治决定了公共卫生如何应用科学，既保障人民的健康，又保护人民的基本权利。

（3）公共卫生的第三个特征是专业的动态扩展。比如说，1950 年，我国公共卫生的主要问题是传染病。1980 年以后，慢性病的防治成为公共卫生的重要议题。21 世纪初出现的"非典"危机和禽流感流行，又一次改变了公共卫生的重点。

（4）公共卫生与政府的密切关系不言而喻。尽管公共卫生活动远不止于政府公共卫生机构的活动，但大多数人认为公共卫生就是政府的事。政府的确也在公共卫生领域发挥了不可替代的作用。政府保证了社会必需的基本公共卫生服务。只有政府才能制定和执行公共卫生法规。比如说，《突发公共卫生应急条例》的制定和执行。政府可以通过两种策略来影响公共卫生。第一种策略是通过制定与社会和环境有关的政策来影响公共卫生。抗"非典"期间，农民"非典"患者治病不要钱，国家药物管理局为"非典"治疗药物的审批开快速通道就是两个例子。第二种策略是直接为公众提供公共卫生服务。上述案例中美国 CDC 进行艾滋病的流行病学调查，开设艾滋病热线电话服务，以及提供艾滋病研究经费都是这方面的例子。

（5）科学性使公共卫生有别于其他各种社会活动。上述艾滋病案例告诉我们，公共卫生正是依靠流行病学阐明了艾滋病的基本特性，发现了艾滋病的传播规律。依靠基础医学学科，特别是病毒学和免疫学，确定了传染病原体，搞清楚了发病机制和病理变化，开发出筛选血液病毒感染的方法，找到了抑制病毒的药物。依靠生物统计学，公共卫生设计临床试验来检验新药和疫苗的效果。依靠行为科学家，公共卫生正在试图说服人们避免各种传播病毒的危险行为。

（6）如果必须用一个词来表达公共卫生，大部分人会想到"预防"二字。"预防第一"是中国政府一贯坚持的公共卫生指导原则。预防的特点是在事件发生之前采取行动减少其发生的可能性，或减少事件发生带来的危害。如果目标明确的话，预防容易被理解和重视。艾滋病目前还不能根治，要控制艾滋病，只有减少新艾滋病人的产生。在这件事上，预防的重要性和价值是能够被人们接受的。然而，更多的时候，公共卫生的预防努力常常缺乏明确的目标和范围。公共卫生的成功是一些看不到的结果，很难让人理解其价值。以"非典"为例，在"非典"肆虐之后，许多人能够理解预防的价值。但是，如果 2003 年 1 月在广东省就完全控制和预防了"非典"的流行，恐怕没有几个人能够理解公共卫生的价值。公共卫生的预防缺乏明确范围的一个原因来自于公共卫生的多学科性。当没有一个主要的学科起主要作用时，要理解公共卫生工作的重要性和价值就更困难。比如对青少年吸烟的预防，涉及健康教育、流行病学、法律学、妇幼卫生、传播学、心理学等。谁发挥主要作用，效果和价值如何，很难被普通人理解。

（7）连接公共卫生各学科的既不是相同的教育训练背景，也不是类似的工作经验。需要应用不同的学科知识、技术和方法来达到想要达到的目标才是连接公共卫生不同学科的原因。公共卫生专业人员包括来自医学、管理学、护理学、流行病学、社会学、心理学、人类学、营养学、统计学、卫生工程学、法学、政治学、新闻传播学、老年病学以及其他许多专业的人员，为的是一个共同的目标：解决公共卫生问题。公共卫生的这个人力资源特点决定了公共卫生的战略战术十分倚重于合作和伙伴关系。公共卫生人员的多学科和学科交叉特点有时令人怀疑公共卫生究竟是不是一个专业。从许多方面来看，把公共卫生看成一个事业的确比看成一个专业更合适。

现代公共卫生理论和实践的 5 个核心内容包括：①政府应担负起对整个卫生系统的领导作用，忽视了这一点将无法实现全人群的健康改善，卫生部门只会继续按生物医学模式关注与卫生保健有关的近端问题；②所有部门必须协作行动，忽视这一点只会恶化健康的不平等现象，而政府领导是协作行动、促进全人群健康的核心保障；③用多学科的方法理解和研究所有的健康决定因素，用适当的方法回答适当的问题，为决策提供科学依据；④理解卫生政策发展和实施过程中的政治本质，整合公共卫生科学与政府领导和全民参与；⑤与服务的人群建立伙伴关系，使有效的卫生政策能够得到长期的社区和政治支持。2004年，Beaglehole 等对现代公共卫生的理论和实践特征进行了如下总结。公共卫生是以持久的全人群健康改善为目标的集体行动。这个定义尽管简短，但是充分反映了现代公共卫生的特点：①需要集体的、合作的、有组织的行动；②可持续性，即需要可持久的政策；③目标是全人群的健康改善，减少健康的不平等。

二、公共卫生与预防医学的职能

公共卫生与预防医学的基本职能或核心职能指的是消除影响健康的决定因素，预防和控制疾病，预防伤害，保护和促进人群健康，实现健康公平性的一组活动。公共卫生基本职能涉及的活动不仅限于卫生部门管辖的公共卫生领域，很多活动还需要政府的其他部门以及非政府组织、私营机构等来参与或实施。公共卫生基本职能属于公共产品，政府有责任保证这些公共产品的提供，但不一定承担全部职能的履行和投资责任。但是，由于公共产品的特性，私营机构和个体可能不愿意为公共卫生服务付费，因此，政府还是需要投资大部分的基本公共卫生职能，或者至少要保证这些职能能够获得足够的社会资金。尽管公共卫生基本职能的范畴远远超出了卫生部门的管辖范围，但是，在职能的履行过程中卫生部门应该发挥主导作用。卫生部门负责收集和分析本部门及其他部门、民间社团、私人机构等的信息，向政府提供与人群健康相关的、涉及国家利益的综合信息；卫生部门是政府就卫生问题的决策顾问；卫生部门负责评价公共卫生基本职能的履行情况，向其他部门负责的公共卫生相关活动提供必要的信息和技术支持，或展开合作，负责健康保护的执法监督活动。

美国、英国、WHO、澳大利亚、WHO 西太区等国家和组织陆续制定了公共卫生的基本职能或公共卫生体系所需提供的基本服务。其中，美国提出的 3 项基本职能是评估–政策发展–保证，并进一步具体化为 10 项基本服务。基本服务的概念近似于其他国家/组织提出的基本职能的概念。在此框架下，美国疾病预防控制中心（CDC）与其他伙伴组织联合开展了国家公共卫生绩效标准项目，设计了 3 套评价公共卫生体系绩效的调查问卷，分别用于州公共卫生体系、地方公共卫生体系和地方上负责公共卫生的行政管理部门的绩效评价。调查问卷中对每一项基本服务的内涵进行了详细的陈述，并制定有具体的指标和调查问题。这些详细的陈述对于我们理解其职能的内涵很有帮助。英国于 1997 年提出了公共卫生 10 项职能。WHO1998 年提出了公共卫生 9 项职能。澳大利亚在提出的 9 项公共卫生基本职能的框架下，描述了每条职能中传统公认的实践和新的实践内容。WHO 西太区在参考了 WHO、美国、澳大利亚等国家和组织的工作后提出了适于西太区国家的 9 项公共卫生基本职能，以及每条职能对应的任务、实践、服务和公共卫生结果。

美国医学研究所和美国卫生及公共服务部制定了卫生服务 10 项基本内容，被认为是公共卫生实践的核心内容。包括：①通过监测健康状况找出社区健康问题。②诊断和调查社区中的健康问题和健康危害。③通报，教育，增强人们对于健康问题的应对能力。④动员社区合作伙伴找出和解决健康问题。⑤制定支持个人和社区为促进健康而努力的政策和规划。⑥切实执行为保护健康和确保安全而制定的法律法规。⑦加强人们与必须的个人卫生服务之间的联系，并确保这种基本卫生服务的可及性。⑧确保有一支称职的公共卫生和个人卫生保健的工作人员队伍。⑨评估个人和群体健康服务的效果、可及性和质量。⑩研究发现解决健康问题的新方法和新思路。为了能够提供这些领域广泛的服务，公共卫生部门要求从业人员来自多种专业。

结合我国的现状，公共卫生体系履行的基本职能主要涉及三大类的卫生服务：①人群为基础的公共卫生服务，如虫媒控制、人群为基础的健康教育活动等；②个体预防服务，如免疫接种、婚前和孕产期保健；③具有公共卫生学意义的疾病的个体治疗服务，如治疗肺结核和性传播疾病等，可减少传染源，属于疾病预防控制策略之一；再比如治疗儿童腹泻、急性呼吸道感染、急性营养不良症等。在此基础上，我国现代公共卫生体系的基本职能包括以下 10 个方面。

（1）监测人群健康相关状况：①连续地收集、整理与分析、利用、报告与反馈、交流与发布与人群健康相关的信息。②建立并定期更新人群健康档案，编撰卫生年鉴。其中与人群健康相关的信息包括：a. 人口、社会、经济学等信息；b. 人群健康水平，如营养膳食水平、生长发育水平等；c. 疾病或健康问题，如传染病和寄生虫病、地方病、母亲和围产期疾病、营养缺乏疾病、非传染性疾病、伤害、心理疾患以及突发公共卫生事件等；d. 疾病或健康相关因素，如生物的、环境的、职业的、放射的、食物的、行为的、心理的、社会的、健康相关产品的；e. 公共卫生服务的提供，如免疫接种、农村改水改厕、健康教育、妇幼保健等，以及人群对公共卫生服务的需要和利用情况；f. 公共卫生资源，如经费、人力、机构、设施等；g. 公共卫生相关的科研和培训信息。

（2）疾病或健康危害事件的预防和控制：①对正在发生的疾病流行或人群健康危害事件，如传染病流行、新发疾病的出现、慢性病流行、伤害事件的发生、环境污染、自然灾害的发生、化学、辐射和生物危险物暴露、突发公共卫生事件等，开展流行病学调查，采取预防和控制措施，对有公共卫生学意义的疾病开展病例发现、诊断和治疗；②对可能发生的突发公共卫生事件做好应急准备，包括应急预案和常规储备；③对有明确病因或危险因素或具备特异预防手段的疾病实施健康保护措施，如免疫接种、饮水加氟、食盐加碘、职业防护、婚前和孕产期保健等。

第（1）和（2）项职能包括了我国疾病预防控制机构常规开展的疾病监测、疾病预防与控制、健康保护、应急处置等工作。

（3）发展健康的公共政策和规划：①发展和适时更新健康的公共政策、法律、行政法规、部门规章、卫生标准等，指导公共卫生实践，支持个体和社区的健康行动，实现健康和公共卫生服务的公平性；②发展和适时更新卫生规划，制定适宜的健康目标和可测量的指标，跟踪目标实现进程，实现连续的健康改善；③多部门协调，保证公共政策的统一性；④全面发展公共卫生领导力。

（4）执行公共政策、法律、行政法规、部门规章和卫生标准：①全面执行公共政策、法律、行政法规、部门规章、卫生标准等；②依法开展卫生行政许可、资质认定和卫生监督；③规范和督察执法行为；④通过教育和适当的机制，促进依从。

（5）开展健康教育和健康促进活动：①开发和制作适宜的健康传播材料；②设计和实施健康教育活动，发展个体改善健康所需的知识、技能和行为；③设计和实施场所健康促进活动，如在学校、职业场所、居住社区、医院、公共场所等，支持个体的健康行动。

（6）动员社会参与，多部门合作：①通过社区组织和社区建设，提高社区解决健康问题的能力，实现增权；②开发伙伴关系和建立健康联盟，共享资源、责任、风险和收益，创造健康和安全的支持性环境，促进人群健康；③组织合作伙伴承担部分公共卫生基本职能，并对其进行监督和管理。

第（3）～（6）项职能融合了国际上健康促进的理念，即加强个体的知识和技能，同时改变自然的、社会的、经济的环境，以减少环境对人群健康及其改善健康的行动的不良影响。促使人们维护和改善自身的健康。这（4）项职能与1986年《渥太华宪章》中提出的健康促进行动的5项策略相吻合，即"制定健康的公共政策、创造支持性的环境、加强社区行动、发展个人技能、重新调整卫生服务的方向和措施"。

（7）保证卫生服务的可及性和可用性：①保证个体和人群卫生服务的可及性和可用性；②帮助弱势人群获取所需的卫生服务；③通过多部门合作，实现卫生服务公平性。

（8）保证卫生服务的质量和安全性：①制定适当的公共卫生服务的质量标准，确定有效和可靠的测量工具；②监督卫生服务的质量和安全性；③持续地改善卫生服务质量，提高安全性。

第（7）和（8）项职能是对卫生服务的保证，即保证卫生服务的公平可及以及质量和安全性。

（9）公共卫生体系基础结构建设：①发展公共卫生人力资源队伍，包括开展多种形式的、有效的教育培训，实现终身学习；建立和完善执业资格、岗位准入、内部考核和分流机制；通过有效的维持和管理，保证人力资源队伍的稳定、高素质和高效率。②发展公共卫生信息系统，包括建设公共卫生信息平台；管理公共卫生信息系统；多部门合作，整合信息系统。③建设公共卫生实验室，发展实验室检测能力。④加强和完善组织机构体系，健全公共卫生体系管理和运行机制。此项是对公共卫生体系基础结构的建设。公共卫生体系的基础结构是庞大的公共卫生体系的神经中枢，包括人力资源储备和素质、信息系统、组织结构等。公共卫生体系的基础结构稳固，整个公共卫生体系才能统一、高效地行使其基本职能。

（10）研究、发展和实施革新性的公共卫生措施：①全面地开展基础性和应用性科学研究，研究公共卫生问题的原因和对策，发展革新性的公共卫生措施，支持公共卫生决策和实践；②传播和转化研究结果，应用于公共卫生实践；③与国内外其他研究机构和高等教育机构保持密切联系，开展合作。此项职能是为公共卫生实践和公共卫生体系的可持续发展提供科学支撑。

上述 10 项职能的履行又可具体分解为规划、实施、技术支持、评价和质量改善、资源保障（包括人力、物力、技术、信息和资金等）等 5 个关键环节。不同的环节需要不同的部门或机构来承担。

三、实现公共卫生与预防医学职能的公共卫生体系

1. 公共卫生体系的构成

2003 年的 SARS 流行以及之后相继出现的人感染猪链球菌病、人感染高致病性禽流感等公共卫生事件，使公共卫生受到政府和公众前所未有的关注和重视。自 2002 年 9 月至 2005 年年底，全国疾病预防控制体系建设项目 2416 个，总投资 105 亿元；突发公共卫生事件医疗救治体系建设项目 2649 个，总投资 164 亿元；省级疾病预防控制机构和卫生监督执法机构改革全部完成，市（地）级改革大部分完成，县（区）级改革部分完成。但在加大公共卫生体系建设的决心和行动的同时，我们也应该清醒地认识到，建立和完善我国的公共卫生体系总体目标仍需不断努力。公共卫生体系的范畴一直是较为模糊的概念。疾病预防控制机构、卫生监督机构、传染病院，是否构成了公共卫生体系的全部？美国最近提出了一个范畴更广的公共卫生体系的定义：公共卫生体系包括了在辖区范围内提供基本公共卫生服务的所有公、私和志愿机构、组织或团体。政府公共卫生机构是公共卫生体系的重要组成部分，在建设和保障公共卫生体系运行的过程中发挥着关键的作用。但是，单靠政府公共卫生机构无法完成所有的公共卫生基本职能，公共卫生体系中还应包括：医院、社区卫生服务中心等医疗服务提供者，负责提供个体的预防和治疗等卫生服务；公安、消防等公共安全部门，负责预防和处理威胁大众健康的公共安全事件；环境保护、劳动保护、食品质量监督等机构，保障健康的生存环境；文化、教育、体育等机构为社区创造促进健康的精神环境；交通运输部门，方便卫生服务的提供和获取；商务机构提供个体和组织在社区中生存和发展的经济资源；民政部门、慈善组织等，向弱势人群提供生存救助和保障以及发展的机会。

2. 公共卫生体系中所涉及的医疗卫生机构（部门）

公共卫生体系中所涉及的医疗卫生机构（部门）包括：

疾病预防控制体系：国家、省市县 CDC 和乡镇（社区）卫生院

卫生监督执法体系：国家、省市县卫生监督机构

公共卫生应急指挥体系：平时设立国家、省市县应急协调领导小组，突发事件时转化为应急处置指挥部

医疗救治体系：各级各类医疗机构、急救中心、采供血机构

监测、预警和报告信息网络体系：连接国家、省市县医疗卫生机构及其他部门的信息网络

第三节　公共卫生与预防医学发展史、现状和发展趋势

一、公共卫生与预防医学发展历史

出自我国《黄帝内经》的"圣人不治已病而治未病"、"夫病已成而后药之，乱已成而后治之，譬犹渴而穿井，斗而铸锥，不亦晚乎"等为古代预防医学思想。西方国家19世纪工业革命时期，都市人口迅速增长，传染性疾病、职业病严重威胁人类健康，于是开展了自然环境治理和用生物医学方法进行疾病预防的工作，这是早期的卫生学时期。19世纪末至20世纪初，人类在与天花、霍乱、鼠疫等烈性传染病斗争的过程中，逐步认识到群体预防的重要性，使用疫苗、隔离消毒、处理垃圾粪便、清洁用水、改善营养状况等环境卫生与预防疾病策略，即以环境、人群、健康为模式，针对人群中疾病发生发展规律，运用医学学科知识和技能，研究影响健康和造成疾病的因素，探求病因和分析这些病因的作用规律，并通过公共卫生措施实施疾病预防和治疗，以达到保护和促进健康的目标，这一时期可以定义为预防医学时代或公共卫生起步时期。进入20世纪，传染病得到有效控制，得益于一批医学家和诺贝尔奖获得者的杰出工作，如结核杆菌发现者德国医师R. Koch，成功研制白喉、破伤风抗毒素的德国科学家Behring，发现疟疾通过蚊子传播的英国医师R. Rose等，使公共卫生与预防医学得到快速发展。现代公共卫生与预防医学工作范围更加宽泛，强调把改善物质和社会环境、个人预防和适宜的治疗结合起来，通过多部门的合作和社区的参与，在多种场所开展健康促进，从而实现公共卫生使命，使公共卫生成为社会可持续发展的坚强后盾。现代公共卫生强调公平地获得有效的医疗保健、以社区参与为基础的伙伴式健康公共政策以及部门间的合作。

《健康的哨兵——美国疾病预防控制中心的历史》是由美国著名医史专家伊丽莎白·W·伊瑟莉姬经过与CDC历届负责人的访谈，并查阅了CDC的档案后编写的。美国CDC的早期是第二次世界大战期间的疟疾控制中心（MCWA），其研究的病种单一，机构小、人员少。随着时间的发展，社会的变革，逐步扩展到研究其他传染病，发展成传染病中心（Communicable Disease Center）。在此中心建立以后的20世纪50年代，他们以美国国内当时流行十分猖獗的脊髓灰质炎与流感为重点，大力开展控制预防工作。1963年麻疹疫苗研制成功，上市销售后，他们又及时提出在美国本土消灭麻疹的设想。尽管这个计划没有达到，但该病在美国的发病率已大大降低。这些疾病的控制工作对拓展美国传染病中心的工作领域，巩固机构的声誉，都起到了重大作用。到60年代，中心的项目及预算再度迅速增加，为了响应当届美国总统约翰逊提出的"大社会"的号召，传染病中心的业务内容更趋多样化。如计划生育、铅中毒等项目均进入中心的工作范围，并且为了支援发展中

国家，开展了一些海外项目，如援助东非与中非消灭天花均由该中心承担。之后进而囊括美国许多重要的非传染性慢性病的预防任务。因而，1970 年该中心更名为疾病控制中心（Center for Disease Control，CDC）。70 年代以后，随着美国本土传染病发病率逐渐降低，不良环境与不良生活方式逐渐上升为威胁人类健康的主要危险因素。CDC 逐渐意识到仅靠早先针对传染病的流行病学及实验室方面的措施不足以解决人类所有的健康问题，因而再次调整中心的组织结构，建立了更多的"中心"，将"中心"（Center）一词增加 s，改为复数。同时由于加大预防措施的力度，在全名之后加"预防"（Prevention）一词，即更名为"疾病预防控制中心"（Centers for Disease Control and Prevention，CDC）。CDC 虽多次变更机构名称，但英文仍保留缩略语"CDC"。

美国 CDC 高速发展及被政府、社会广泛认可的经验在于：积极开展现场流行病学工作、大力培养和引进公共卫生人才、多渠道筹资改善工作条件等。强化流行病学措施，开展疫病情报收集与监测工作。美国 CDC 的早期，对疾病的流行病学措施及疫病情报收集工作并不太重视，着重于实验室工作，流行病学意识比较薄弱。1949 年自亚历山大·朗缪尔（Alexander Langmuir）应聘到任以后，他加强了流行病学措施的建设，创建疫情服务处（Epidemiological Intelligence Service，EIS）及疾病监测工作机构，并开办流行病学人员的培训工作。由于疫情的收集与订正离不开对病例的调查，因而现场调查工作应运而生。通过调查，对疾病流行规律的认识与病因未明疾病病因的揭示均发挥了作用，不仅丰富了流行病学理论与方法，而且使现场调查工作更加深入化，从而形成了现场流行病学。由美国 CDC 编撰的国际上首部《现场流行病学》(Field Epidemiology)（Mreheal B. Gregg，Oxford University Press，1996 年第 1 版，国内译本为 2002 年出版，第 2 版原版出版时间为 2002 年），总结了美国 CDC 现场流行病学的经验，系统地解决了现场流行病学的理论与方法，值得我国流行病学工作者学习。美国 CDC 专业人员无比敬业，业务精湛。美国 CDC 的早期是隶属美国公共卫生服务部的一个小部门，并未得到上级与社会的重视，自从约瑟夫·孟汀（Joseph Mountin）担任 CDC 领导以后，由于他积极网罗人才，培训技术干部，加强与州卫生部门的联系，组建实验室等一系列具有远见卓识的措施，使 CDC 的社会作用与地位大大提升，传染病流行病学家亚历山大·朗缪尔到任以后，创建疫情收集、监测等机构，培训流行病学专业人才，从而进一步奠定了 CDC 开展公共卫生工作的基础，因而在控制疾病工作及解决新出现的病因未明疾病问题等方面均做出了卓越贡献。2003 年，全球发生 SARS 流行，波及 28 个国家，据报道病例达 8000 多例，美国仅发生 65 例，且无一例死亡，可见 CDC 控制疾病的能力。美国 CDC 经费投入充足，设备充实，技术更新快。美国 CDC 是预防控制疾病、促进健康的服务性机构，它的经费依靠国家的投入，是非营利单位。CDC 早期的房屋建筑及设备均较简陋，随着工作的开展，立项的增多，经费的投入也日益增加，设备条件明显改善，技术水平相应提高。在争取经费的过程中，CDC 领导层经常竭力向美国国会反映与游说，而 CDC 的工作业绩更为重要！CDC 与美国国立卫生研究院是两个平行的卫生机构，前者与后者相比，机构小，人员少，故不为上级及公众所重视。经过几十年的努力，CDC 有很大发展，其权威性到现在可与卫生研究院并驾齐驱了。

我国各级疾病预防控制中心于 2002 年相继成立，这是在原中国预防医学科学院及各级卫生防疫站的基础上改组成立的。原有的机构模式是新中国成立初期学习苏联卫生防疫站的产物。以往几十年来在各级党组织及政府的领导下，做出了历史贡献，但原体制已不太适应当前我国的社会需要和公共卫生状况，因而产生了现在的疾病预防控制中心。为了适应控病防病需要，改善我国公共卫生状况，我们应该急起直追、奋发图强，借鉴和学习国外成功经验，将我国的疾病预防控制工作做好，以满足人民健康的需要。

我国公共卫生服务系统的历史沿革包括起步阶段、发展阶段、改革阶段和后"非典"阶段。起步时期为新中国成立初期，由于卫生防疫工作是我国社会主义卫生事业的重要组成部分，新中国成立伊始，卫生部即设立了专管卫生防疫的公共卫生局，负责急慢性传染病、交通检疫和环境卫生、食品卫生、学校卫生、劳动卫生、卫生监督等各项卫生防疫工作。1953年为公共卫生发展时期，国家公共卫生局改名为卫生防疫司，并批准建立卫生防疫站，卫生防疫站迅速在全国范围内建立，从省（市、自治区）、地（州）、县（旗）、市辖区逐级组建。随着国家经济建设发展的需要，1960年国家另行设立工业卫生局，负责工业卫生与放射防护工作。改革开放后，随着卫生监督体系改革的进行，原有卫生防疫站的功能已经不能适应预防监督工作的要求，把原来的卫生防疫站分解为卫生监督所和疾病预防控制中心。为了加强卫生监督体系建设，卫生部制定了《关于卫生监督体系建设的若干规定》，全国31个省（直辖市、自治区）都建立了卫生监督机构，超过80%的地区市和50%以上的县单独成立了卫生监督机构。2002年1月，国家成立了中国CDC和卫生部卫生监督中心，标志着我国疾病预防控制工作进入了一个新的发展阶段。2003年上半年，我国24个省（直辖市、自治区）先后发生传染性非典型肺炎疫情。在战胜非典后，我国先后建成突发公共卫生应急救援体系。目前，我国的疾病预防控制体系、卫生监督体系、应急救援体系和医疗服务体系等公共卫生服务系统基本建成。

新中国成立后的计划经济体制秉持的是"集中统一"的计划经济思维，这种思维方式深深地影响并塑造了中国的各个领域的特征。公共卫生服务领域也不例外，表现为公共卫生服务组织形式的单一性，公共卫生服务组织体系由履行卫生服务职能的政府部门和直接提供卫生服务的国有卫生事业单位构成。政府卫生主管机构和职能部门包括中央政府和地方各级政府卫生主管机构及其职能部门。中央政府卫生主管机构及其职能部门制订、推行国家公共卫生政策，直接管理全国性卫生事业并开展全国性公共卫生服务的规划和具体运行，投资建设全国性的卫生基础设施，举办并领导地方性卫生事业单位；地方各级政府卫生主管机构及其职能部门负责辖区内卫生政策的制定和实施，管理、推行地方性卫生事业的规划和发展，投资建设地方性卫生基础设施，举办并领导地方性的卫生事业单位；国有卫生事业单位区分为中央和地方各级卫生事业单位，分别接受同级政府卫生主管部门的领导和监督，其财政、人事以及具体运作受同级政府卫生主管部门的控制，自主性程度很弱。由于政府直接举办并领导国有卫生事业单位的运作，所以在本质上政府是提供公共卫生服务的唯一组织形式，故称之为一元化模式。一元化模式与当时的计划经济体制相适应，政府对公共卫生服务行动的可控程度较高，在很大程度上便于政府调控公共卫生服务的运作过程和发展方向，以保证其公益属性；可以集中力量举办一些卫生事业单位，开展一些卫生服务专项行动。不过这种一元化模式的缺点也很明显：一是政府的统一控制不利于激发卫生事业单位的积极性和主动性；二是政府对公共卫生领域的"大包大揽"不利于社会资本进入公共卫生服务领域，公共卫生服务的投资主体和参与主体相对单一，限制了公共卫生服务总量的提升，也限制了公共卫生产品的多样化生产；三是国有卫生事业单位的垄断性特征，以及由于其资金、人事等由财政支持，导致其服务意识、竞争意识和效率相对欠缺；四是公共卫生服务本身的多样性、多层次性与政府掌管资源的有限性之间存在难以化解的矛盾。因此，一元化模式虽然有集中力量办大事的优点，但由于政府掌管资源的有限性和"大包大揽"模式的缺陷，一方面使得一元化的公共卫生服务组织体系无法向公民提供高水平、高质量的公共卫生服务；另一方面，政府整齐划一的"标准化"服务也很难满足公民对卫生服务的多样化、多层次化需求。简言之，改革开放前计划经济体制下的一元化公共卫生服务组织体系存在着诸多问题，不能适应新时期的需要。

改革开放以后，随着计划经济体制的解体，公共卫生服务组织体系逐渐朝向多元化趋势发展。与一元化模式不同，多元化的公共卫生服务组织体系是由政府、企业和非营利部门共同构成、相辅相成、优势互补的"网络化"体系。

在多元化模式中，政府在公共卫生服务领域的职能范围发生了重大改变，直接责任范围大大缩小，而宏观调控责任被格外强调，即仅仅直接负责建设公共卫生服务的基础设施和提供基本的公共卫生服务，并通过政策倾斜、必要的转移支付和宏观调控以保证公民能够平等地享受基本的公共卫生服务。具体而言，政府卫生主管部门统筹公共卫生事业的规划，制定调控性的公共卫生政策，领导国有卫生事业单位提供基本公共卫生服务，并通过积极的财税金融政策支持和鼓励企业和非营利部门举办公共卫生事业、参与公共卫生服务的提供。在多元化公共卫生服务组织体系中的国有卫生事业单位也与一元化模式中的国有卫生事业单位具有较大差别。对于中国而言，一元化模式中的国有卫生事业单位要进行改革、转制，可以根据卫生事业单位的社会功能，将其分为承担卫生行政职能、从事公益性卫生服务的和从事卫生方面生产经营活动的两大类。在此分类的基础上，将承担行政职能的卫生事业单位通过整体划转、职能整合以及大部门制等方式划转为政府部门或政府部门内设机构及所属执行机构；将从事生产经营活动的卫生事业单位逐步推向市场改制为企业；从事公益服务的卫生事业单位可着重就体制机制进行改革完善，使其成为事业单位法人，独立自主地提供公共卫生服务。

企业作为公共卫生服务组织体系的有机组成部分，主要表现在三方面：一是捐赠支持公共卫生项目。这往往是企业社会责任感驱动的结果，即企业通过捐赠财物支持公共卫生项目的实施，如捐赠手术费用、医疗费用以及公共卫生设备、设施的购买等。二是直接提供公共卫生服务。对于那些具有一定排他性和竞争性的能够实现产业化和市场交易的卫生产品，可以由企业生产提供，并通过市场的方式配置资源、自主交易，这种按照市场规律进行的公共卫生服务可以满足人们更高层次、更加多样、更加个性的卫生需求。消费者为了享受这些更加个性化、更有特色且服务层次更高的卫生服务，向企业支付更高更多的费用；而企业则通过这些费用回收成本乃至实现赢利。三是接受政府委托提供公共卫生服务。政府通过公共卫生服务外包，运用合同的方式委托有资质、有信誉、有能力的企业提供相关卫生服务（或者说政府出资向企业购买相关公共服务），这也是企业参与公共卫生服务的重要形式。在这里，企业不向公共卫生服务的消费者收取费用，而是通过政府的委托费用来回收成本实现赢利。企业与政府之间并非是管理与被管理的关系，而是市场主体之间的平等合作关系，主要依靠合同（契约）的有关条款来确定彼此的权利和义务。当然，作为被委托者的企业，要接受委托者——政府的监督。只不过这里的监督是依据合同条款和有关经济法条款，而不是政府作为公共管理者具有的法定管理权。总之，通过合适的项目、有效的合作方式，企业是可以成为公共卫生服务组织体系中的有机组成部分之一的。当然，由于企业属于市场主体，其往往以利润最大化为目标，这种利益至上的行为逻辑使其背离公共卫生服务公益属性的风险较高，不仅需要企业的自律，更加需要政府部门的严格监管和舆论、公共卫生服务的消费者等的共同监督。

非营利部门与企业一样同属于民间部门，由民间发起成立。但是与企业不同的是，非营利部门不以营利为目标，而是以公益为宗旨，其运行逻辑超越了个人利益和组织利益，而指向公共利益。从这个角度上看，非营利部门进入公共卫生领域不仅可以弥补政府公共卫生资源的不足，提升公共卫生服务的数量和质量，而且可以规避企业"营利而不服务"的风险。所以，非营利部门是公共卫生服务组织体系中的重要组成部分。现代化的、科学的且能满足人们对于公共卫生服务需求的公共卫生服务组织体系中必不可少的组织形态之一就是非营利部门。世界各国尤其是欧美发达国家的经验表明，非营利部门能够动员、整合大量优质的民间资源参与公共卫生领域，是政府在公共卫生领域的重要补充和助手，填补了公共卫生服务的市场失灵和政府失灵"双双空白"的那些地带。在美国、新西兰等国家，非营利部门为公共卫生服务质量和数量的提高发挥了很大的作用，在卫生企业不愿提供而政府基本公共卫生又顾及不到的公共卫生领域发挥了举世瞩目的作用。就目前世界各国的情况看，非营利部门在公共卫生服务领域的行动包括两方面：一是独立自主地募集、整合民间资源，然后独立自主开展一些公共卫生服务项目，如大病救助、弱势群体医疗项目捐助、实施灾后卫生服务等；二是接受政府委托，利用财政拨款开展公共卫生服务。当然，非营利部门也可能会出现腐败现象，需要政府卫生部门和有关方面的有效监管。

二、公共卫生与预防医学现状

美国 CDC 在谈到 20 世纪公共卫生取得的十大成就时指出：20 世纪，公共卫生让人信服地提高了美国人的人均期望寿命 25 年。20 世纪公共卫生领域的十大成就包括：免疫预防、交通安全、劳动场所的安全、急性传染病的控制、心脏病和脑卒中的死亡率下降、安全健康的食品、更为健康的母亲和儿童、计划生育、饮用水加氟和将烟草作为健康的灾难。人类与疾病斗争的复杂性告诉我们，凡是我们在这一领域所取得的成就，也就是我们所必须努力的工作重点。从以上成就我们也可以得出这一结论。因此，可以说所谓十大成就，也就是目前的十大工作的重点。

结合我国国情，传染病、慢性非传染病防控和突发公共卫生事件应急处置是我国目前公共卫生工作的重点。

（一）传染病仍然是疾病预防控制的主战场之一

1. 当前传染病发生和流行的特点

所谓古老的传染病正在复苏。鉴于传染病防治工作的巨大成就，WHO 和一些国家政府及其卫生部门曾经一度减少了对传染病威胁的关注，然而，进入 20 世纪 80—90 年代，结核、鼠疫、白喉乃至疟疾等疾病迅速复苏，以至于各国政府不得不联手来重新对付。原有危害人类健康的主要传染病仍然顽固不化。病毒性肝炎非但没有减少，而且，从种类到数量都大大增加。艾滋病、埃博拉出血热、西尼罗河脑炎、疯牛病（传染性）、非典型肺炎等新发传染病纷纷登场。随着中国加入 WTO，国际交往日益频繁，此种状况必将更加引人关注。

2. 传染病预防控制技术的策略和重点

疾病监测能力的增强至关重要。"美国全球传染病策略"介绍中提及的 6 个优先领域中，重点谈到了"全球疾病监控措施"。该措施提出：今后几年，区域性的监控网络将进一步扩展并互相连通，最终纳入全球网络，该网络能在出现疾病威胁的早期即发出警告，并能增强公众健康措施有效性的评估能力。与此同时，由于新的健康相关事件的不断出现，新的信息技术的产生以及监测理论、监测技术和方法的改进，对疾病监测系统进行适时的、恰如其分的评价也变得异常重要。应增强对疾病爆发的处理能力，这个能力应该包括在爆发地、州、联邦乃至全球，发展并传播实验室技术和流行病学方法学。对此，有几点值得引起我们的高度重视。一是现场流行病学培训项目（FETP）。该项目是 CDC 与世界许多国家的卫生部合作，为流行病学专家设立的培训项目，已经持续了 20 多年。这些项目模拟了流行病智能服务，即始于 1951 年的 CDC 基础应用流行病学培训项目。该项目从 2001 年开始在我国实施。二是"循证医学"（evidence-based medicine）在流行病学方法学上的应用。三是基因技术以及随机而产生的"基因流行病学"。它应用流行病学与基因组信息相结合的研究方法，开展以人群为基础的研究，系统地评价基因组信息对人群健康和疾病的流行病学意义，是遗传流行病学和分子流行病学交叉的前沿领域。相关的概念还有公共卫生遗传学、社区遗传学，但其含义均是应用遗传学的进展和分子生物学的技术来预防疾病、促进健康。

做好当前传染病防治工作的几点思考：一是加强对传染病防治策略的研究；二是重点做好疾病的监测和报告；三是加强对现场流行病学人员的培养；四是做好对重点疾病防治的预案；五是提高检测和应急的能力。

（二）慢性非传染病的预防控制必须得到高度重视

1. 慢性非传染病的危害已到了必须重视的程度

WHO2002 年年度报告列举了危害全球健康的十大危险因素：低体重，不安全的性行为，高血压，吸烟，酗酒，不安全的饮水、卫生设施和环境，缺铁，固体燃料导致的室内烟雾污染，高胆固醇和肥胖。我国的情况也不例外。现有高血压患者 1 亿以上，糖尿病和慢性阻塞性肺病患者各 2000 万，每年新发肿瘤患者 160 万，脑卒中 150 万，冠心病 75 万。近期，北京市疾病预防控制中心慢性病防治所对 8 个城区 1.5 万人（15 ~ 69 岁）进行了抽样调查，结果表明，35.92% 的北京人患有慢性病，其中，高血压患病率最高，达 24.84%，其次为冠心病、糖尿病、脑卒中、恶性肿瘤。尽管这些数字看起来令人担忧，但健康的命运还是掌握在人们自己手中。据调查人员介绍，吸烟、酗酒、缺乏运动、肥胖、精神压力大是患慢性病的重要诱因，只要有效控制，就能大大降低患病率。以高血压为例，如果采取健康的生活方式，就可减少 55% 的发病率。但是，此次调查显示，人们对健康的认识存在误区，绝大多数人还停留在"有病去医院"，没有意识到通过健康的生活方式预防各种慢性病的发生。另据估算，目前上海每年仅恶性肿瘤、心脑血管疾病、慢性阻塞性肺部疾病和糖尿病这 4 种主要慢性病所造成的损失就达 200 亿元。市民的疾病也发生了明显的变化，老龄化引发的慢性病问题日益突出，高血压、肥胖者的比例大幅增加。美国 CDC 报道：慢性病，诸如心血管系统的疾病、肿瘤、糖尿病已成为最为流行、支出最大的疾病。每年死亡的病例中 70%（大约有 170 万人）死于慢性病。由慢性病（如糖尿病、关节炎）而导致的损害和伤残折磨着数以万计的美国人。

2. 防治慢性非传染病刻不容缓，且经济有效

美国 CDC 认为：如果不做好慢性病的防治，美国将无力承担不断上涨的医疗保健费用。这是因为：超过 9000 万的美国人患有慢性病；慢性病导致的死亡占美国全死因的 70%；慢性病所用医疗费用超过国民总医疗支出 1 万亿美元的 75%；慢性病导致的 65 岁以前的寿命损失占了 1/3；妊娠相关的疾病导致的住院费用每年高达 10 亿美元；糖尿病直接或间接支出每年接近 1000 亿美元；关节炎的医疗支出每年估计在 150 亿美元，如果计算损失，此费用预计在 650 亿美元；与吸烟相关的直接或间接支出估计每年超过 680 亿美元；2001 年接近 3000 亿美元花在心血管疾病上，由心血管疾病导致的产值损失超过 129 亿美元；每年约有 640 亿美元花在牙医服务上。与此同时，美国 CDC 也计算了慢性病防治的投入和产出：1 美元用于饮水加氟，可节省 38 美元的治疗费用；1108 ~ 4542 美元用于控烟，可增加 1 年的标准寿命；控烟干预被认为是投入产出干预的黄金标准（或称"黄金定律）；因运动不足而导致的直接医疗支出在 1987 年是 290 亿美元，在 2000 年则接近 760 亿美元，从事正规运动可减少用药、住院和看病。花 1 美元在安全选择项目（以学校教育为基础的 HIV 和其他性传播疾病、妊娠的预防项目）上可节约 2.65 美元的医疗和社会支出。用 1 美元对患糖尿病的妇女孕前进行健康照顾，可减少 1.86 美元用于这部分人的出生缺陷；根据北加州的研究，1 美元用于关节炎的自助项目，可节省 3.42 美元用于看病和住院；每两年对 50 ~ 69 岁的妇女进行乳房摄片，只需 9000 美元即可增加 1 年寿命，这项支出明显优于其他广泛用于临床的预防服务；对低收入家庭的老年妇女做 PAPANICO. LAOU 试验只需 100 美元可以节省 5907 美元，并可增加 3.7 年的寿命。在排除了运动受限和主要的社会经济因素后，关节炎患者每年 12% 以上的医疗支出是因运动不足造成的，因此，运动干预可能是减少关节炎患者负担的经济而有效的战略。

慢性病的防治必须纳入公共卫生议事日程，这是当前我们要做的头等大事。首先，各地需要从机构、队伍、投入上加以慎重研究，把慢性病的防治真正作为一项重要工作来抓；其次，要从调查着手，摸清当地的基础资料，找出首要的危险因素，并制定干预措施。根据 WHO 的年度报告，干预措施是指：任意一个健康行为，包括旨在增进健康的所有促进、预防、治疗、康复措施。因此，我们的干预措施既要有针对性，又要不拘一格。

（三）公共卫生突发事件的处理和防范生物恐怖是不容回避的现实

1. 大量的公共卫生的新问题使公共卫生突发事件变得更加突然和频繁

由于经济的转型，加之我国加入 WTO，给公共卫生带来了前所未有的冲击和挑战。

第一，大量的民工进城，其卫生问题和对城市卫生设施的压力和影响难以估量；第二，大量的乡村城镇化，对环境的影响和对卫生的需求缺乏研究；第三，国际旅行和贸易自由化、全球商务活动的频繁，使疾病变成跳跃式的传播；第四，国际产业结构的调整，促使污染密集型的产业向发展中国家转移，由于环境恶化，食物安全问题频发，下岗失业人员增加和由此带来的贫富差距等，使得公共卫生突发事件变得更加突然和频繁。仅 2002 年全国发生的公共卫生突发事件就有百起之多，影响较大的有东莞的苯中毒、南京的投毒事件、湛江的投毒事件，等等。

2. 生物恐怖的威胁离我们并不遥远

生物恐怖系指故意或威胁要释放生物物质，包括病毒、细菌或其毒素以达到影响政府行为，或强制、胁迫国民的目的。除了难以估量的医学后果外，恐怖袭击还会导致行为的、社会的、经济的和心理的后果，比如群体恐慌。进入 20 世纪 90 年代，前苏联生物武器研制项目内幕的曝光，以及发现至少有 10 个国家具有生产生物武器的能力，使人们开始关注生物武器的威胁。美国"9·11"和炭疽事件后，越来越多的人意识到生物恐怖离我们并不遥远。我国在 2002 年处理的白色粉末事件达数百起之多，尽管无一成真，但耗费的人力、物力以及带来的影响同样不能低估。最近，美军在军中接种 200 万人份的天花疫苗，甚至美国总统，作为武装部队最高统帅要带头接种。此举给我们会带来什么？亟待引起我们的高度重视。

3. 处理突发的公共卫生事件和防范生物恐怖要未雨绸缪

我们不得不承认，我们尚未做好处理突发公共卫生事件和防范生物恐怖的充分准备，甚至连省一级的疾病预防控制机构也大抵如此。凡事预则立，不预则废。唯有加大力度，迎头赶上。当前，一是要重点加强省一级的能力建设，包括监测、检测能力，防范能力，机动应急能力；二是要抓紧制定相关预案，并适时加以演练；三是要加强信息的交流与沟通。

三、我国公共卫生与预防医学的发展方向

目前我国传统公共卫生面临着挑战，需要用现代科学的公共卫生理念和发展思路来调整发展方向和工作模式，促进我国公共卫生事业的顺利发展。

（1）走出"重治轻防"的思想误区。重治轻防的公共卫生观念，造成我国大量卫生资源的浪费，医疗费用负担过大，城乡公共卫生设施不均衡现象，不适应现代公共卫生以预防为中心的要求。"预防为主"适合我国国情，预防保健服务是基本卫生服务的重要内容，成本低，效果好。广泛地开展预防保健服务，有利于实现卫生服务的公平性。政府是公共卫生的主体，政府应明确界定医疗卫生领域的政府调控和市场机制作用的不同范围，将投入的重点转到公共卫生领域，而不是个人消费品居多的医疗服务领域。在卫生政策中应多体现"公共"特点，将重点放在疾病预防和基本医疗服务上。

（2）加快公共卫生管理体制改革。现行公共卫生管理体制与我国卫生的长期性、复杂性和艰巨性不相适应，改革的方向是改变卫生机构条块分割的现状，全行业管理。推进公共卫生体制改革，还必须理顺疾病预防控制体系和卫生监督体系，解决好各级卫生行政部门和同级疾病预防控制中心的职能划分的问题，加强卫生系统的宏观调控、规划和技术

指导的能力。为了保证卫生服务的公平性,公共卫生的财政投入应该主要由中央政府承担,加大中央政府财政转移支付的力度,确保各地区居民公平地享有公共卫生服务。

(3)促进政府职能的转变。公共卫生是专业技术性很强的领域,公共卫生系统的管理应保持相对的独立性。许多发达国家的经验表明,政府需要对公共卫生系统进行授权。我国公共卫生系统的管理,政府应转变职能,政府主要是监督该系统的运作,确保具体的执行措施(如强制性隔离措施等)到位,将政府投入改为政府购买公共卫生服务产品的投资模式,提高公共卫生的服务效率。

(4)建立和完善突发公共卫生事件的应急机制。SARS 的流行暴露出我国应对突发公共卫生事件能力的不足。我国已经启动了"救灾防病与突发公共卫生事件报告管理信息系统",初步建立了从下到上的信息管理系统,但缺乏可靠的基础数据、规范的网络体系、各级运作网络的专业人员,难以杜绝报告不准确、不及时的情况,因此,还要完善监测与预警机制,整合现有卫生系统信息资源,建立全国疾病电子监测系统。

(5)公共卫生体系的范围要界定。公共卫生体系的范围,在不同时期、不同国家是有区别的。一些发达国家不仅把防治传染病和促进国民健康作为公共卫生内容,甚至把防治环境污染、应对自然灾害等内容也纳入公共卫生体系。这是一个非常庞大的体系。就我国现时而言,应首先完善和健全公共卫生突发事件应急机制,作为建设公共卫生体系的基础。以此为突破口,建立公共卫生体系的基础。在国力允许时,一步步完善和扩大公共卫生体系。对正处于改革中的卫生体系,值得注意的是:不宜沿用传统做法把所有公有医疗机构都划进公共卫生系统,而应从公共卫生的功能来确定其范围。

第五章　公共卫生与预防医学教育及人才培养

根据我国《医药卫生中长期人才发展规划（2011—2020 年）》要求，公共卫生人才队伍的结构与分布需进一步优化。按照逐步实现公共卫生服务均等化的需要，以培养疾病预防控制、卫生监督、健康教育、精神卫生、妇幼保健、应急救治、采供血等专业人员为重点，大力加强公共卫生人才队伍建设。到 2015 年，专业公共卫生机构人员达到 95 万人，并探索建立公共卫生专业人员规范化培训和准入制度；到 2020 年，专业公共卫生机构人员达到 118 万人，并形成比较完善的公共卫生专业人员规范化培训和准入制度，人才综合素质、专业技术水平和服务能力全面提高，各级各类公共卫生人才满足工作需要。

第一节　公共卫生与预防医学人才的知识能力要求

在我国经济和社会生活的深刻变革以及全球化进程的背景下，一些传染病死灰复燃，新发传染病不断出现，慢性病问题日益突出，突发公共卫生事件频繁发生，公共卫生工作面临前所未有的挑战。为适应经济社会变革和公共卫生新形势，我国开展了疾病预防控制体系、卫生监督执法体系、社区卫生服务体系等公共卫生体系改革，改革后的公共卫生服务体系对公共卫生与预防医学专业人才培养提出了 6 点新要求，即：

（1）要求公共卫生专业人才建立、维护和强化公共卫生的专业价值。公共卫生专业人才应认识到公共卫生职业的基本道德规范、伦理原则和法律责任，认识公共卫生对人类生存和社会发展的作用。

（2）要求公共卫生专业人才具有学习和正确运用基础医学与临床医学知识的技能。公共卫生专业人才要熟悉正常人体结构和功能，理解维持机体平衡的生理学和生物化学机制，掌握遗传和环境因素对机体的作用机制，了解人类生命周期的生理、心理和行为特点及其对健康的影响，掌握机体结构和功能在疾病状态下的异常改变，具有常见疾病的诊断及防治能力。

（3）要求公共卫生专业人才具备疾病预防控制、现场流行病学调查和突发事件应急处置的专业素质。公共卫生专业人才要牢固树立群体观念，深刻理解生态健康模式，具有调查、监测疾病和公共卫生事件在人群中的分布及其影响因素的技能，具备制定干预策略并评估干预效果的基本能力，具备生物和理化因子的现场采样和快速检测以及开展卫生学和安全性评价的基本技能，具备诊断社区公共卫生问题、提出健康促进策略、开展健康教育及疾病预防服务的能力，以及开展健康风险评估与控制的基本技能，具备识别和预警各类突发公共卫生事件和危机的基本知识和处置能力。

（4）要求公共卫生专业人才具备现代管理理念、知识和技能。公共卫生专业人才应有利用卫生相关资源的意识和能力，了解卫生系统尤其是疾病预防控制和卫生监督执法部门的各种要素及其运行机制，熟悉公共卫生服务管理的基本原则，了解分析和评估卫生资源配置、卫生服务公平基本原理，具备公共卫生项目设计、实施和评估的基本知识和技能，具备卫生政策开发意识，了解卫生政策分析和评估的基本知识，熟悉卫生相关法律和法规、技术规范和标准，具备依法实施卫生监督、监测和疾病控制的基本能力，具备与政府部门、相关机构和组织、媒体、公众、同事及其他卫生专业人员进行口头和书面有效沟通与互动的基本技能，具备促进政府及相关部门应对公共卫生问题的意识，具有从专业角度策划和动员卫生相关资源的基本能力，了解全球公共卫生状况及动态，熟悉各类国际卫生组织和相关非政府组织的作用。

（5）要求公共卫生专业人才能正确收集和分析各类卫生相关信息，并能在实践中合理运用。公共卫生专业人才应具备社会学定性调查技能，以及整理、归纳、总结和提炼定性资料的能力，具备收集、分析、解释和表达定量资料的能力，具有运用现代信息技术从各种数据源检索和分析卫生相关信息的能力，具备比较和判断不同来源和性质的各类信息，从中发现问题，并在分析或解决问题中有效利用信息的能力。

（6）要求公共卫生专业人才能批判性评价现有知识、技术和信息，在职业活动中开展科学研究。公共卫生专业人才应具有职业敏感性、探索未知或不确定事物的好奇心，具备科研思维方法，提出研究问题并开展科学研究的基本能力，具备综述文献、总结并报告研究结果的能力。

第二节　公共卫生与预防医学的教育现状及发展趋势

一、公共卫生教育的途径

当前，世界各国公共卫生服务内容和服务体系发展不平衡，对公共卫生与预防医学人才需求亦不太一致。目前，世界范围内公共卫生教育主要表现为三种形式：

1. 以公共卫生学院为基础的毕业后教育

这是欧洲和北美培养公共卫生专业人才的最基本形式，它是在大学毕业后进行的，以授予证书或第二级和第三级学位为目标的进修教育与研究生教育。受训者主要来自具有 2～3 年卫生工作经验的医科、牙科、护理、兽医院校的毕业生，以及理工科和文科院校的毕业生。

据调查，美国的公共卫生专业的受训者来自医学院校的毕业生约占 40%，行政管理人员或医院管理人员、教师、研究人员和检验师等约占 60%。学制视培养目标而定，专业证书培养以中短期进修班形式，学制一般不超过 1 年，硕士研究生培养一般为 1～2 年，博士研究生学位课程加上论文工作，学制为 3～5 年。除上述形式培养的全日制教育外，也提供部分时间（业余时间）制教育，以满足在职卫生人员的学习需要。哈佛大学公共卫生学院设 13 个系，除单独设置的以专业定向的课程外，各系还开设了 12 门跨系部共享课程。在 21 世纪，哈佛大学公共卫生教育改革的主要理念是：当今人类疾病负担、社会老龄化问题使得公共卫生教育处在重要的十字路口，为培养新一代的公共卫生领导人才，要将公共卫生研究与教学有机地结合起来，继续发挥教学中最大的资源优势，即在学校范围内教育资源的共享与学科之间的交叉融合，如公共卫生学院与人文艺术学院、商学院等的合作，增加学科交叉融合。哥伦比亚大学公共卫生学院的创新与改革体现在鼓励案例教学、整合核心课程、开发创新课程、基于能力的教学、注重公共卫生体系的需求研究，其公共卫生职业化教育强调知识的应用、解决问题能力的培养与批判性思维的训练等三个方面。例如：重新设计了核心课程的组合与教学方法，脱离以学科为中心的教学模式，特别设计证书项目。由于证书的引入，使教学不再限于原来的某专业学科为中心的模式，而更加注重多学科交叉融合，因此，设计了 100 多个证书（课程）组合，24 个"活跃的研究领域"，并以"全球卫生"为新的课程规划指南。针对全球卫生和全球健康的研究热点，杜克大学新近成立了全球卫生学院，因此更加强调利用医学院和其他学院的优势致力于全球卫生的教育和研究。

随着公共卫生学院数量的增加，如何保持公共卫生教育的质量引起了广泛关注。为了促进和改善公共卫生专业的教育质量，美国 7 所公共卫生学院于 1941 年联合组建了公共卫生协会（Association of Schools of Public Health，ASPH）。ASPH 开始研究评价公共卫生教育的质量标准。1941 年 ASPH 成立了独立的公共卫生教育学会（Council on Education for Public Health，CEPH），负责美国公共卫生学院的评估与认证。2011 年 CEPH 强制规定公共卫生学院须达到的最低认证标准，标准要求公共卫生学院必须拥有 5 个核心领域，即生物统计学、流行病学、环境卫生科学、卫生服务管理和社会行为科学。如表 5.1 所示。

表 5.1　　　　　　　　2011 年 CEPH 标准规定的公共卫生学院核心认证领域

核心领域	公共卫生基础知识
生物统计学	卫生数据的收集、存储、复审、分析和解释；卫生相关调查和试验的设计和分析；统计数据分析的概念与应用。
流行病学	人群疾病、功能障碍和死亡的分布及决定因素；人群特征和力学；卫生健康的生物学基础和疾病的自然史。
环境卫生科学	影响社区健康的环境因素，包括生物、物理和化学因素。
卫生服务管理学	健康和公共卫生项目的计划、组织、控制、管理、评价和政策分析。
社会和行为科学	与公共卫生问题的认知和处理相关的社会科学和行为科学的概念和方法。

注：资料来源于 CEPH。Schools of Public Health Accreditation Criteria-Council on Education for Public Health，2011. www. ceph. org/pdf/SPH-Criteria-2011. pdf.

同美国相比，欧洲各国的公共卫生学院尽管也提供学位课程，但在实践中，更多地侧重于中短期的进修教育。例如比利时、法国、德国、荷兰等国的公共卫生学院，学制一般为 6~12 个月，必修课 400~700 学时，选修课 45~190 学时。在法国和荷兰，完成中短期进修培训班的卫生人员，还可以在若干专门化领域，如卫生管理、职业卫生、儿童保健、健康教育、卫生规划等领域接受专门培训，时间是 4 个月。

2. 以培养普遍公共卫生医师为目标的基础水平的公共卫生教育

普遍公共卫生医师的培训有两种方式：一是在医学院校实施定向教育；二是医学院与公共卫生学院联合举办 MD-MPH 双学位教育。前者以苏联为代表，自 1930 年开始在医学院中设卫生系，在完成普遍医学教育的基础上实施公共卫生专门化教育。另外，美国和日本的部分大学也提供大学水平的公共卫生教育。如美国在理科院系设有专攻卫生科学的课程，管理院系设有专攻卫生管理的课程，社科院系设有社会科学和行为科学的课程。在日本，1965 年后部分大学的医学院设置了卫生保健系，学制为 4 年，前 2 年为普遍教育课程，后 2 年为卫生保健课程。日本于 1978 年建立的职业和环境卫生大学，学制为 6 年，其目标是培养职业卫生和环境卫生人员。

双学位（MD-MPH）教育主要在美国的医学院校中实施，典型的 MD-MPH 课程是在四年内，除修完 MD 学位所要求的全部课程外，参照公共卫生硕士课程的培养要求，修完为取得 MPH 学位所必需的课程，毕业时同时授予医学博士和公共卫生硕士学位。据报道，美国已在 20 多所医学院中设置了 MD-MPH 双学位课程。如斯坦福大学医学院与公共卫生学院联合开发的 MD-MPH 双学位课程，头两年除完成临床前期课程外，同时修完公共卫生核心课程，如生物统计、流行病学、卫生计划和管理、环境卫生、社区卫生、卫生法规和国际卫生，共 280 学时。在第二学年还安排学生到卫生机构实践 8 周。第三、四学年，双学位学生与非双学位学生一样，完成临床见习，但双学位学生每年安排 4 周（72 学时）的时间学习传染病流行病学、比较卫生保健制度、热带公共卫生，并在公共卫生定向的卫生机构实习 4 周或 8 周。取得第二学位的最低学分是 48 分，毕业之后，全部进入预防医学专业住院医师培训。据报道，该校在 1987 年实施双学位计划以来，每年进入这一项目的医学生约占医学生总数的 10%。目前，美国已有 20 所医学院校开设了 MD-MPH 课程。

3. 以培养全科医生和服务社区为目标的公共卫生教育

1978 年以后，为响应 WHO 提出的 2000 年人人享有卫生保健的目标，不论是发达国家还是发展中国家，都把培养全科医生作为发展本国医学教育的重点，它已成为医学教育同社会需求相联系的重要途径。

为培养更多的全科医师，许多国家的医学院校都从传统的、以医院和疾病为中心的教育制度转向以社区和健康为中心的教育制度。为实现这一目标，其改革策略之一是加强医学生的预防医学教育，开发以社区定向的医学课程。例如康奈尔大学医学院设有社会卫生系，该系向学生开设三门必修课，即健康与疾病的社会因素、卫生保健制度、流行病学。必修课除安排理论讲授外，还安排 2 周的社区实践。此外，该系还提供为数众多的选修课，如生物统计、寄生虫学、卫生经济学、医疗质量评价、医学信息学等。在加拿大的麦克玛斯特大学医学院，医学生从大学开始就以卫生队伍一员的身份参加社区实践，并将流行病学与行为科学等课程综合到临床课程中。

据 WHO 报告，为加强对医学生的预防医学教育，世界各国医学院校共同的策略是：①限定医生在社区中的角色和任务，并以此作为制订课程计划的依据。②学生有机会通过卫生中心或社区诊所、家庭访视等途径学习社区卫生服务。③加强社区医学和预防医学培训。④接受卫生服务管理的训练。⑤强调初级保健的方法。⑥让学生接受多学科、多专业团队作业的训练。据美国 122 所医学院统计，有 111 所医学院把公共卫生教育列为必修项目，有 86 所医学院将初级保健列为必修项目。据 38 个发展中国家的 487 所医学院统计，有 451 所医学院已把社区卫生列入课程计划，有 459 所医学院已把社区医学和预防医学列为必修科目，有 327 所医学院将卫生管理列为必修项目，有 337 所医学院将初级保健列为必修科目。

二、我国公共卫生与预防医学教育存在的问题

随着社会经济高速发展和加入 WTO，我国中共卫生服务内容和服务体系正在融入国际化。然而，长期以来，中国公共卫生与预防医学教育沿袭苏联公共卫生教育模式，本科教育主要采用 5 年制的普通公共卫生医师教育模式，课程体系、教学方式明显滞后于我国公共卫生事业发展需求。主要表现为：

（1）公共卫生人才的知识结构不合理。高校预防医学专业课程设置以五大卫生为专业主干课程，缺乏管理学、教育学、社会学等方面的内容，现有公共卫生人才的知识结构已经不能满足日益增多的食品安全、环境污染等公共卫生事件应对的需要。

（2）公共卫生人才创新应急能力低。公共卫生人员处置的对象不仅是环境和个体病人，更多的是对公共关系的组织和协调。尤其在突发事件来临时，公共卫生专业的人才更重要的是对事件的判断能力，以供行政管理部门决策，同时还要具备对事件的现场指挥能力。从现有公共卫生人员能力来看，其应急能力和实践能力亟待加强。

（3）公共卫生人才培养模式不适宜社会要求。传统的教学模式着重强调基本知识和技能的训练，毕业生理论知识掌握全面，综合素质和解决问题能力较差。普遍表现为适应能力差，应急能力、现场调查能力和分析问题解决问题能力不足，社会适应和沟通能力不够等。

（4）公共卫生高等教育师资的现场实践能力有待提高。公共卫生高等教育的教师除了要精通本专业的相关理论知识外，还应有相应的公共卫生现场实践能力和经验，但目前高校从事公共卫生教育的教师普遍缺乏现场工作经验和解决现场问题的能力。

三、公共卫生与预防医学高等教育的发展趋势

随着现代健康概念和医学模式的改变，公共卫生概念和服务内涵不断发生着改变。为了适应现代公共卫生职能和不同公共卫生服务体系对人才培养的需求，我国公共卫生与预防医学高等教育必须顺应公共卫生教育改革形势。当务之急是公共卫生学院必须组织卫生管理人员、流行病学家、人口学家、社会工作者、经济学家和计算机专家共同讨论公共卫生人才知识、能力培养要求，在课程开设上大胆开发跨学科的、范围广泛的社会医学课

程，除开设各种传统性课程外，大量开设当代主要社会卫生问题的相关课程。如美国公共卫生教育课程中，设置了大范围的社会问题选修课，包括卫生行政、卫生经济、社会行为学、法律、健康教育、卫生计划和评价等课程，必修课和选修课的比例大约是 1：1。为保障设置课程的教学效果或作用，美国公共卫生学院每年都对开设课程进行评价。据欧洲对 12 个国家公共卫生学院的调查，其必修科目分为基础科目和应用科目两类，此外还有多达 26 门选修科目。日本的国立公共卫生学院现设 16 个系、55 个教研室和 24 个研究室，除 16 个系共同设置的公共卫生现代史、卫生行政学、流行病学、卫生统计学和环境卫生学等必修课外，各系或教研室分别设置有 57 门选修课程和 23 门特别课程。

2010 年，中国超过日本成为世界第二大经济体。国际社会对中国的印象在逐渐改变，期望中国在各个领域发挥更大的影响和作用。中国也越来越多地参与国际行动，如联合国维和行动、灾难救援等。但是，由于这种转变发生得太快，全球化人力资源严重不足的问题凸显，其中最重要的是缺乏全球化的高层次人才。

与此同时，在全球化背景下，世界人口和流行病学形势出现巨大变化，公共卫生体系面临着一系列新的挑战，国家内部及国家之间的健康差异和不公平、新发传染病、环境风险、行为风险威胁着人的健康安全。公共卫生体系正变得越来越复杂，成本也越来越高；随着形势发展，社会对公共卫生人才培养要求会越来越高。因此，加快培养具有全球化视野的我国公共卫生人才是公共卫生教育改革的必然趋势，其内涵包括五个方面：对全球政策、经济和社会发展的深入理解；对全球卫生问题历史、现状与发展趋势的掌握；对公共卫生国际治理与公共卫生专业本身关系的理解与感悟；在多元文化环境中对多元价值的理解、适应及自我发展；具有为全球卫生治理提供中国案例的能力。

目前，我国公共卫生人才培养仍然是以本科教育为主，借鉴国外经验，在本科教育基础上，加大公共卫生毕业后教育，特别是本科基础上的 MPH（Master of Public Health）的培养也是我国公共卫生人才培养改革的必然趋势。在美国，MPH 的培养强调多学科交叉，注重问题的解决和以学生为导向的学习，侧重掌握公共卫生实践中的基本技能。培养模式主要有以下三种：全日制（full-time）、兼职（part-time）和暑期学校（summer only）。full-time 模式学习时长为两个学期，MD/DO/MPH 或 DMD/DDS/MOH 必须选择此种培养模式；part-time 培养学习时长为 2～3 年，最长不超过 3 年；summer only 仅适用于 QM（Quantitative Methods）和 CLE（Clinical Effectiveness）两个方向，且仅限于具有博士学位人员专注公共卫生方向研究或生物统计学方向研究，学习时长为三个暑假学期。毕业要求：课程+实践+论文+答辩，前 2 项是几乎所有大学均必须的，论文及答辩过程不同学校要求不同。

2012 年 7 月 27 日至 8 月 1 日，来自全国 7 所大学的公共卫生学院院长在中国医学科学院、北京协和医学院李立明教授和西安交通大学医学院颜虹教授的带领下，分别前往哈佛大学公共卫生学院、洛克菲勒基金会等美国知名学府和机构进行公共卫生教育改革的考察，随后提出了符合我国国情的公共卫生教育体系的构建模式：以公共卫生各专业大学本科教育为基础，拓展 MPH 规模，发展公共卫生博士（DrPH）人才培养。其中 MPH 培养现状及趋势如下：在今后相当长的时间内，全日制 MPH 将成为硕士培养的主流。我国的 MPH 教育起步较晚，各方面工作尚处于起步阶段，作为统一的公立大学，我国的 MPH 学制 2 年或 3 年急需统一。为完善我国 MPH 培养制度，提高 MPH 培养质量，我国公立大学需广泛与国际合作，学习和借鉴国际专业学位人才培养的成功经验和有效做法，提升我国 MPH 学位的社会认可度与国际化程度。我国公共卫生博士（DrPH）人才培养目标是：培养具有较强专业实践能力，能够在公共卫生领域独立从事科学研究工作，在公共卫生管理、决策和政策制定方面具有潜在引领与践行能力，具有国际视野和一定竞争力的高级公共卫生专业人才。现有博士培养模式较多侧重微观分子生物学研究，忽视了公共卫生急需的监测预警、现场流行病学病因识别、人群健康与疾病模型建立等深入研究，今后应加强博士学位课题选题指南，通过信息和政策研究，为政府公共卫生决策提供科学依据。

因此，为了适应全球化公共卫生事业的要求，中国的公共卫生教育不论在学制、学位上，还是在课程设计和教学方法上都应进行改革，建议成立中国公共卫生教育改革联盟，联合开发课程，推进公共卫生高等教育的改革。要设立示范课程，加大 MPH 的培养力度，推出 DrPH 的培养指导意见，借鉴美国培养模式，区别 DrPH 与 PHD 的培养模式，引进证书式培养模式及认证方式，加大中国公共卫生高等教育进行评估和认证的力度。综观全球公共卫生教育改革研究和我国公共卫生改革形势，我国公共卫生高等教育发展趋势是：

（1）构建结构合理的多层次公共卫生人才培养格局。利用现有高等教育资源，挖掘公共卫生现场资源，以 5 年制本科预防医学教育为基础，合理布局公共卫生专业硕士、科学硕士和博士研究生培养基地，满足国家、省市、地县和社区服务中心对不同层次公共卫生人才的迫切需求。

（2）加强多学科复合型公共卫生人才培养。长期以来，我国公共卫生现场主要为医学专业人才，缺乏卫生信息、卫生工程、卫生管理等其他学科人才，因为人才专业单一，严重制约了公共卫生现场工作质量和效率。借鉴美国 CDC 人才网络经验，我们高校特别是具有医学院校的综合性高校，应在管理学院、文法学院、工学院等学科中开设卫生事业管理、卫生法学、卫生经济学、卫生工程学等专业，以充实我国公共卫生机构急需的相关专业人才队伍。

（3）改革现有公共卫生与预防医学学科课程体系。利用综合大学优势，大力开设多学科的综合性课程，包括公共卫生与预防医学学科和临床医学、社会学、管理学、法学等学科的交叉融合课程，增强公共卫生人才人文、社科、管理、心理学等方面知识技能。学习西方发达国家公共卫生课程设置经验，在完成理论课程学习的基础上，强化社区卫生、疾病预防控制、突发公共卫生事件的见习实习，培养学生分析问题和解决问题的能力，使学生更好地适应公共卫生现场工作需求。

（4）整合公共卫生与预防医学高等教育教学内容。公共卫生与预防医学学科兼顾医学背景和社会学特征，在改革课程体系的基础上，公共卫生课程内容应紧密结合人才培养知识能力的基本要求，将基础医学知识、临床诊疗技能、病因识别理论、现场流行病方法、沟通交流技巧等知识能力培养贯穿于课程教学内容中，通过纵向联系和横向交叉，达到培养理论知识面广、动手能力强，并特别善于沟通交流的公共卫生人才。

（5）建立院校与现场联合办学的公共卫生人才培养模式。公共卫生学科是社会性、实践性非常强的学科，只有充分组织案例教学才能强化学生解决现场实际问题能力的培养。传统的专业教师理论教学和现场老师实践指导，存在理论教学缺乏实际案例、实践指导缺乏理论支撑的客观情况，应该鼓励高校教师深入公共卫生现场从事实践工作，并挑选优秀公共卫生现场工作者走入高校课堂，只有这样，才能提高公共卫生教学适应现场的针对性。

第三节　预防医学课程体系和培养方案

2012 年我校学分制改革后，各专业培养方案进行了全面修订，以适应学分制改革需求。其中预防医学专业培养方案编写有明显的特点，即在广泛对本专业人才市场需求进行调研，同时参考已执行学分制的其他院校培养方案的前提下，学科基础平台的课程门类及学时学分进行了大幅度的调整，同时增加专业选修课学分比例，以适应用人单位对人才的知识、能力、素质的要求。

1. 培养目标

本专业培养能适应现代医疗卫生事业发展需要，在德、智、体等方面全面发展，具备基础医学、临床医学、预防医学基本理论知识和疾病预防控制、环境介质检测评价等方面的基本技能，能在疾病预防控制中心、卫生监督局、食品药品监督局、传染病防治所、职业病防治所和医学院校等机构工作的高素质应用型人才。

2. 培养要求

本专业学生主要学习基础医学、临床医学、预防医学的基本理论和基本知识，受到疾病预防控制、卫生事业管理、卫生监督法律法规等的基本训练，具有开展疾病预防控制、环境介质检测评价和预防医学教学科研等方面的能力。

3. 毕业生应获得的知识、能力

（1）掌握必要的人文科学方面的知识，具备相当的人文素养；

（2）掌握本专业所必需的现代基础医学知识，并了解其发展动向；

（3）获得对传染病、慢性病、精神疾病危害识别、分析和预防控制疾病的能力；

（4）具备调查、监测常见疾病和公共卫生事件在人群中分布及影响因素的技能；

（5）具有对专业文献资料检索、综合能力，了解本专业和相关专业的发展动态；

（6）获得终生学习、人际沟通和组织管理能力。

4. 专业主干课程

生理学、生物化学、医学免疫学、医学微生物学、病理学、诊断学、内科学、传染病学、卫生化学、卫生统计学、毒理学基础、流行病学、卫生事业管理学、环境卫生学、职业卫生与职业医学、营养与食品卫生学、卫生检验学。

5. 学制：五年

6. 授予学位：医学学士学位

7. 毕业学分要求：215 学分

表 5.2　　　　　　　　　　　毕业学分要求表

课程类型	学分要求	课程类型	学分要求
1. 通识教育平台课程	45	3. 专业课程模块	62
必修课程	41	专业核心课程	39
选修课程	4	专业方向课程	15
2. 学科基础平台课程	79.5	专业任选课程	8（15）
必修课程	75.5	4. 实践教学模块	22.5
选修课程	4（8.5）	5. 素质拓展模块	6

8. 教学进程安排表

表 5.3　　　　　　　　　　　教学进程安排表

学期	周　次																											
	1	2	3	4	5	6	7	8	9	10	11	12	13	14	15	16	17	18	19	20	21	22	23	24	25	26	27	28
1	♀	♀	⊙/★	★	★	□	□	□	□	□	□	□	□	□	□	□	□	□	□	●								
2	□	□	□	□	□	□	□	□	□	□	□	□	□	□	□	□	□	□	□	●								
3	□	□	□	□	□	□	□	□	□	□	□	□	□	□	□	□	□	□	□	□	●							
4	□	□	□	□	□	□	□	□	□	□	□	□	□	□	□	□	□	□	●									
5	□	□	□	□	□	□	□	□	□	□	□	□	□	□	□	□	□	□	●									
6	□	□	□	□	□	□	□	□	□	□	□	□	□	□	□	□	□	□	□	●	#	#	#	#	#	#	#	#
7	#	#	#	#	#	#	#	#	#	#	#	□	□	□	□	□	□	□	□	●								
8	□	□	□	□	□	□	□	□	□	□	●	#	#	#	#	#	#	#	#									
9	□	□	□	□	□	□	□	□	□	□	□	□	✚	□	□	□	□	□	□	●								
10	※	※	※	※	※	※	※	※	※	※	※	※	※	※	※	※	√	√	✚									

符号说明：

1. ♀入学前机动　2. ⊙入学教育　3. ★军训　4. □理论教学　5. √机动时间　6. ●考试　7. ※毕业设计（论文）

8. ✚毕业鉴定　9. #毕业实习

9. 课程设置及学分分布表

课程类型	课程性质	课程编码	课程名称	学分	合计	课内学时			实践学时	学期	先修课程
						讲课	实验	上机			
平台	通识教育平台课程	必修	0601009	思想道德修养与法律基础 Moral Cultivation and Basics of Law	3	48	40			8	1	
			0606007	中国近现代史纲要 An Outline of Modern and Contemporary History of China	2	32	26			6	2	
			0605009	马克思主义基本原理 Fundamentals of Marxism	3	48	40			8	3	
			0603016	毛泽东思想与中国特色社会主义理论体系概论 Theoretical System of Socialism with Chinese Characteristics	6	96	64			32	4	
			1303602	大学计算机文化基础 B Cultural Basis of College Computer Science B	3	48	30		18		1	
			1401832	大学英语听说(一) College English：Listening and Speaking（I）	1.5	24	24				1	
			1401833	大学英语读写(一) College English：Reading and Writing（I）	1.5	24	24				1	
			1401834	大学英语听说(二) College English：Listening and Speaking（II）	1.5	24	24				2	
			1401835	大学英语读写(二) College English：Reading and Writing（II）	1.5	24	24				2	
			1401836	大学英语听说(三) College English：Listening and Speaking（III）	1.5	24	24				3	

续表

课程类型	课程性质	课程编码	课程名称	学分	合计	课内学时			实践学时	学期	先修课程
						讲课	实验	上机			
平台	通识教育平台课程	必修	1401837	大学英语读写(三) College English：Reading and Writing (III)	1.5	24	24				3	
			1401838	大学英语听说(四) College English：Listening and Speaking (IV)	1.5	24	24				4	
			1401839	大学英语读写(四) College English：Reading and Writing (IV)	1.5	24	24				4	
			1501882	体育(一) Physical Education(I)	1	26	26				1	
			1501883	体育(二) Physical Education(II)	1	34	34				2	
			1501884	体育(三) Physical Education(III)	1	34	34				3	
			1501885	体育(四) Physical Education(IV)	1	34	34				4	
			2501004	大学生心理健康教育 Mental Health Education	1	16	16				1	
			9901601	职业生涯规划与就业指导 Career Plan and Vocational Guidance	1	16	16				6	
			9901602	军事理论与训练 Military Theory and Training	3	3周				3周	1	
			9901004	公益劳动 Community Service	1	16				16		分散进行
			9901008	形势与政策 World Affairs and State Policy	2	32	32				1~7	分散进行

续表

课程类型	课程性质	课程编码	课程名称	学分	合计	课内学时			实践学时	学期	先修课程
						讲课	实验	上机			
平台	学科基础平台课程	选修	人文社科类2学分 Humanity and Social Science 2 Academic Credits								
			经济管理类1学分 Economic and Management 1 Academic Credits								
			自然科学类0学分 Natural Science 0 Academic Credits								
			艺术体育类1学分 Artistic and Sports 1 Academic Credits								
		必修	医用高等数学 Medical Advanced Mathematics	3	48	48				1	
			医用物理学B Medical Physics B	2.5	40	40				1	
			医用物理学实验 Physical Experiment	1	16		16			1	
			病理生理学 Pathophysiology	3	48	48				5	生理学病理学
			病理学 Pathology	4.5	72	32	40			4	组织胚胎学
			人体寄生虫学 Parasitology	3.5	56	32	24			3	系统解剖学、组织胚胎学
			系统解剖学 Systematic Anatomy	6	96	48	48			2	
			生理学 Physiology	4	64	64				3	系统解剖学、组织胚胎学
			生物化学 Biochemistry	6	96	64	32			3	生理学
			医学免疫学 Medical Immunology	3.5	56	40	16			4	生物化学

续表

课程类型	课程性质	课程编码	课程名称	学分	合计	课内学时			实践学时	学期	先修课程
						讲课	实验	上机			
平台	学科基础平台课程	0914003	医学微生物学 Medical microbiology	3.5	56	42	14			4	医学免疫学
		0917002	药理学 Pharmacology	4	64	64				5	病理生理学
		0917033	机能实验学(一) Functional Experiments I	1.5	24		24			4	
		0917034	机能实验学(二) Functional Experiments II	2.5	40		40			5	
		0918001	细胞生物学 Cell Biology	4	64	32	32			2	
		0920002	组织学与胚胎学 Histology and Embryology	4	64	32	32			2	系统解剖学
		2206004	基础化学 Basic Chemistry	2	32	32				1	
		2206016	基础化学实验 Experiments in Basic Chemistry	1	16		16			1	
		2206679	有机化学 B Organic Chemistry B	2.5	40		40			2	
		2206680	有机化学实验 B Experiments in Organic Chemistry B	1.5	24		24			2	
		0907007	诊断学 Diagnostics	3	48	48				5	
		0921013	诊断学实验 Experiments of Diagnostics	2	32		32			5	
		0907004	内科学 Internal Medicine	4	64	64				6	
		0913028	外科学总论 Surgery General Introduction	3	48	48				6	

续表

课程类型	课程性质	课程编码	课程名称	学分	合计	课内学时			实践学时	学期	先修课程
						讲课	实验	上机			
平台	学科基础平台课程		0908005	食源性寄生虫病学 Food Parasitology	1	16	16				3	人体寄生虫学及实验
			0911001	分子生物学 Molecular Biology	2	32	32				4	生物化学
		选修		人际沟通学 Interpersonal Communication Science	1	16	16				7	
			0915028	文献检索 Literature Retrieval	1	16	16				9	学期末开课
			0915026	公共卫生专业英语 Medical English in Public Health	1	16	16				9	学期末开课
			0913023	性医学概论 An Outline of Sexology	1	16	16				7	
			0901003	法医学 Forensic Medicine	1.5	24	24				5	病理学系统解剖学及实验
模块	专业课程模块	专业核心课程	必修	0912006	卫生检验学 Health Laboratory Technology	5	80	10	70			8	分析化学卫生化学
				0915001	儿童少年卫生与妇女保健学 Child and Adolescent Health and Maternal and Child Health	4	64	40	24			7	儿科学
				0915002	环境卫生学 Environmental Health	3	48	48				9	
				0915012	营养与食品卫生学 Nutrition and Food Health	3	48	48				9	
				0915020	职业卫生与职业医学 Occupational Health and Occupational Medicine	3	48	48				9	

续表

课程类型	课程性质	课程编码	课程名称	学分	合计	课内学时			实践学时	学期	先修课程
						讲课	实验	上机			
专业课程模块	专业核心课程	0912003	流行病学 Epidemiology	5	80	48	32			8	
		0912004	卫生统计学 Health Statistics	5	80	56	24			7	
		0915009	卫生事业管理学 Healthcare Management	2	32	32				7	
		0915024	毒理学基础 Toxicology Foundation	3	48	24	24			8	
	必修	2206014	卫生化学 Hygienic Chemistry	1.5	24	24				8	分析化学
		0999038	卫生化学实验 Experiments of Hygienic Chemistry	1	16	16				8	分析化学及实验
		2206681	分析化学 B Analytical Chemistry B	2	32	32				7	
		2206682	分析化学实验 B Experiments in Analytical Chemistry B	1.5	24		24			7	
专业方向课程模块		0907006	医学影像学 Medical Imaging	4	64	32	16			5	
		0902001	传染病学 Infectious Diseases	2.5	40	40				6	
	选修	0903001	儿科学 Paediatrics	2.5	40	40				6	
		0904001	妇产科学 Obstetrics and Gynecology	2.5	40	40				6	
		0907002	精神病学 Psychiatry	1.5	24	24				5	
		0913002	皮肤性病学 Dermatology	2	32	32				5	

续表

课程类型	课程性质	课程编码	课程名称	学分	合计	课内学时			实践学时	学期	先修课程
						讲课	实验	上机			
专业课程模块 专业任选课程 选修		0922002	预防医学导论 Introduction of Preventive Medicine	1	16	16				1	
		0912001	医学科研方法 Medicial Research Methods	1	16	16				9	卫生统计学流行病学
		0912009	循证医学 Evidence-based Medicine	1	16	16				6	
		0915003	健康教育 Health Education	1	16	16				7	行为医学
		0915025	卫生法 Health Law	1	16	16				7	
		0915027	食品安全 Food Safety	1	16	16				6	生物化学分析化学
		0915006	社会医学 Social Medicine	1	16	16				8	
		0915011	行为医学 Behavior Medicine	1	16	16				5	
		0922004	社区卫生保健 Community Health Care	1	16	16				5	
		0915029	全科医学概论 General Medicine	1	16	16				4	
		0913029	急救医学 Emergency Medicine	1	16	16				4	
		0922003	灾害救援与防疫 Disasters' Rescue and Epidemic Prevention	1	16	16				5	
		0912014	消毒杀菌灭鼠技术 Disinfection and Disinfestation Technique	1	16	16				8	

续表

课程类型		课程性质	课程编码	课程名称	学分	合计	课内学时			实践学时	学期	先修课程
							讲课	实验	上机			
专业课程模块	专业任选课程	选修	0912013	慢性病防治 Chronic Disease Prevention	1	16	16				8	
			0902002	免疫接种与传染病防治 Immunization and Infectious Disease Prevention	1	16	16				7	
模块	实践教学模块	必修	0915031	预防医学专业实习 Professional Fieldwork	4	8周				8周	8	
			0915030	预防医学专业见习 Specialized Internship	0.5	1周				1周	9	
			0999030	毕业论文 Thesis	8	16周				16周	10	
			0999002	临床医学实习 Clinical Practice	10	20周				20周	6、7	
	素质拓展模块	必修		创新教育3学分 Innovation Education 3 Academic Credits								
				第二课堂3学分 Second Classroom 3 Academic Credits								

第六章　环境有害因素的识别、评价与控制

第一节　环境污染的定义、来源及其危害

一、环境污染概述

（一）环境的定义

环境是指影响人类生存和发展的各种天然的或经过人工改造的自然因素的总体，包括大气、水、海洋、土地、矿藏、森林、草原、野生生物、自然遗迹、人文遗迹、风景名胜区、自然保护区、城市和乡村等。

在预防医学领域，一般把环境狭义地限定为自然环境和生活环境。前者包括大气圈、水圈、土壤岩石圈和生物圈；后者包括人类为从事生产生活而建立的居住、工作和娱乐环境以及有关的生活环境因素（如室内环境、家用化学品）等。无论自然环境还是生活环境，它们都是由各种环境因素组成的综合体。各种环境因素既能对人体产生有益的作用，也能在一定的条件下对人体产生不良的影响。人类对环境的作用也是双向性的，既可改善环境，避免和消除恶劣环境因素对人类的影响；也可破坏环境，给人类带来无穷无尽的灾难。因此，人类与环境在历史的进程中需要共同协调发展。生存于环境中的人类，通过新陈代谢与周围环境进行物质与能量的交换，并利用机体内的各种调节功能，以适应变化的环境，保持机体与环境的统一性。环境孕育了人类，人类是环境的产物。在人类长期生存、进化和发展的过程中，人和环境之间一直保持着紧密的、不可分割的联系，既相互作用、相互制约，又相互依赖、相互适应，从而构成了对立统一的整体。

随着人类社会的发展和进步，人和环境的关系也在不断发生变化。在原始社会时期，人类主要靠采集自然野生食物和狩猎为生，以洞穴为居，对环境的影响力并未明显超过其他生物，其生存在很大程度上受环境的制约。进入农业革命时期，人类把森林和原野变成农田和牧场，发展种植业和畜牧业，增加了食品及生活物资的多样性和稳定性。工业革命以来，在科学和技术的推动下，人类大量利用环境资源，开矿冶炼、加工制造、化工合成等，极大地丰富了人类所需的物质条件，创造了更加舒适、有利于人类生存和繁衍的生活环境。农业革命和工业革命是人类智慧的结晶、文明的标志。但与此同时，人类这些大规模的有悖于自然生态运行原理的生产活动，对环境带来了巨大的影响，如生态破坏、环境污染、自然资源耗竭等全球性的环境问题。这些环境问题对人类的生存和健康所造成的威胁和危害，其规模之大，影响之深远，是人类始料未及的。因此，深入地开展环境与健康

113

关系的研究，促进人类与环境和谐发展显得重要而迫切。

（二）环境的分类

环境一般可以按照环境的属性、环境的性质、环境的要素及空间范围的大小等方面进行分类。

（1）按照环境的属性，可将人类环境分为自然环境和社会环境。

（2）从环境的性质来划分，可分为物理环境、化学环境和生物环境等。

（3）按照环境要素来分类，可分为大气环境、水环境、地质环境、土壤环境及生物环境等。

（4）按照人类生存环境的空间范围，可由近及远、由小到大地分为聚落环境、地理环境、地质环境和星际环境等层次结构，而每一层次均包含各种不同的环境性质和要素，并由自然环境和社会环境共同组成。

（三）环境的自净能力

大气、水、土壤等环境要素，对污染物有扩散、稀释、氧化、还原、生物降解等作用。通过这些作用，降低了污染物的浓度，减小甚至消除了污染物的毒性，这种能力就叫环境自净能力。环境的自净能力是环境的一种特殊功能，但这种能力是有限度的。这个限度就叫环境容量。它的定义是：在保证人类的生存和生态平衡不受到危害的前提下，某一环境能够容纳的某种污染物的最大负荷量。

当环境受到污染时，在物理、化学和生物的作用下，环境可以逐步消除污染物而达到自然净化。以大气为例，靠大气的稀释、扩散、氧化等物理化学作用，能使进入大气的污染物质逐渐消失，这就是大气的自净作用。例如，排入大气中的颗粒物经过雨、雪的淋洗而落到地面，从而使空气澄清的过程也是一种大气的自净过程。充分掌握和利用大气的自净能力，可以降低污染物浓度，减少污染的危害。大气的自净能力与当地气象条件、污染物排放总量及城市布局等诸多因素有关。在某一区域内，绿化植树、种植风景林、增加绿地面积，甚至建立自然保护区，不仅能美化环境、调节气候，而且能截留粉尘、吸收有害气体，从而大大提高大气的自净能力，保证环境质量。同样，水、土壤等环境要素也有自净能力，但无论是哪种其自净能力都是有限的。当污染物数量超过了环境的自净能力时，污染的危害就不可避免地发生，生态系统将被破坏，生物和人群就可能发生病变或死亡。

（四）环境污染

1. 环境污染的定义

环境是人类生存和活动的场所。人类为满足生活和生产活动的需求，一方面向环境索取自然资源和能源，一方面又将生活和生产过程中产生的废物排泄到环境中去。环境污染是指人类直接或间接地向环境排放的污染物的数量超过其自净能力，使环境的质量降低，从而对人类的生存与发展、生态系统和经济发展带来不利影响的现象。具体包括水污染、大气污染、噪声污染、放射性污染等。

环境污染引起人们注意最早可追溯到产业革命时期。由于煤炭的大规模使用，导致粉尘和硫氧化物大量排放到空气中，从而造成了大气污染。后来，伴随着工业的进一步发展与扩大，在社会生产力得到几十倍、成百倍增长的同时，排放到环境中的废气、废水和废渣也几十倍、成百倍增长，使得水、大气、土壤等受到的污染日趋严重。某些地区的大气经常烟雾弥漫，河流和湖泊的水质污浊，垃圾围城，农药、重金属、各种有毒化学品污染严重，导致了一系列震惊世界的公害事件发生，如洛杉矶光化学事件、日本水俣病、四日市哮喘等，使成千上万的人遭难。环境污染造成的严重后果引起了人们对环境问题的重视，使人们在致力于经济发展的同时也开始对环境污染采取了各种控制和治理措施。特别是20世纪70年代以后，工业发达国家为治理环境污染，制订了各种法律和条例，投入了大量物力和人力，使得环境污染逐步得到控制，环境质量得到了很大改善。20世纪80年代以后，除局部及区域性环境污染以外，酸雨、温室效应、臭氧层破坏等全球性环境问题开始成为世界各国关心的重点。

1972年6月5日在瑞典首都斯德哥尔摩召开《联合国人类环境会议》，会议通过了《人类环境宣言》，并提出将每年的6月5日定为"世界环境日"。同年10月，第27届联合国大会通过决议接受了该建议。世界环境日的确立，反映了世界各国人民对环境问题的认识和态度，表达了我们人类对美好环境的向往和追求。

2. 我国环境污染现状

（1）环境污染日趋严重

大气污染。2010年，我国二氧化硫排放量为2 185.1万吨，比上年减少1.3%。其中，工业二氧化硫排放量为1 864.4万吨，基本与上年持平，占全国二氧化硫排放量的85.3%；生活二氧化硫排放量320.7万吨，比上年减少7.9%，占全国二氧化硫排放量的14.7%。由此可见，大气污染是我国第一大环境问题。

水体污染。2010年，全国废水排放总量617.3亿吨，比上年增加4.7%。其中，工业废水排放量237.5亿吨，占废水排放总量的38.5%，比上年增长1.3%；城镇生活污水排放量379.8亿吨，占废水排放总量的61.5%，比上年增加6.9%。辽河、海河、淮河、长江、黄河、松花江和珠江七大流域共有88 608家工业企业纳入重点调查统计范围，占全部重点调查统计企业数的78.6%。其中，42%的水质超过Ⅲ类标准（不能作为饮用水源），全国有36%的城市河段为劣Ⅴ类水质，丧失使用功能。大型淡水湖泊（水库）和城市湖泊水质普遍较差，75%以上的湖泊富营养化加剧。

废物污染。2010年，全国工业固体废物产生量24.1亿吨，比上年增加18.1%；工业固体废物综合利用率为66.7%，比上年减少0.3%。塑料包装物和农用薄膜导致的白色污染已蔓延全国各地。

目前，我国流经城市的河流90%受到严重污染，3亿多农民喝不上干净的水，4亿多城市居民呼吸不到新鲜空气，环境可持续性在144个国家和地区排名在第133位，因此，我国环境污染现象十分严重。

（2）环境污染的成因分析

从污染情况看，主要由四种污染导致。一是陆地污染，垃圾的清理成了各大城市的重要问题，每天成千上万吨的垃圾中，很多是不能焚化或腐化的，如塑料、橡胶、玻璃等，是人类的第一号敌人。二是海洋污染，主要来源于油船和油井原油的泄漏，农业用的杀虫剂和化肥的排放，工厂排出的污水，矿场流出的酸性溶液等，它们使得大部分海洋湖泊受到污染，不仅危害海洋生物，而且也威胁到鸟类和人类的健康。三是空气污染，是最直接、最严重的环境污染原因，主要来源于工厂、汽车、发电厂等排放出的废气，每天都有人因接触污浊空气而染上呼吸器官或视觉器官的疾病。四是放射性污染，由于人类活动造成物料、场所、环境介质表面或者内部出现超过国家标准的放射性物质或射线而造成的污染。

3. 环境污染的特点

环境污染是各种污染因素本身及其相互作用的结果。同时，环境污染还受社会评价的影响而具有社会性。它的特点可归纳为：

(1) 公害性：环境污染不受地区、种族、经济条件的影响，一律受害。

(2) 潜伏性：污染物进入环境后，受到大气、水体等的稀释，一般浓度往往很低，不易及时发现，许多污染一旦爆发后果严重。

(3) 长久性：许多污染长期连续不断的影响，危害人们的健康和生命，并不易消除。

(4) 社会性：环境污染与社会制度、文明程度、技术经济发展水平、民族的风俗习惯、法律等问题有关。有些具有潜在危险的污染因素，因其表现为慢性危害，往往不引起人们注意，而某些现实的、直接感受到的因素容易受到社会重视。如河流被污染程度逐渐增大，人们往往不予注意，而因噪声、烟尘等引起的社会纠纷却很普遍。

二、环境污染物来源

凡是进入环境后使环境的正常组成和性质发生改变，直接或间接有害于人类与其他生物的物质都可以称为环境污染物。从不同的角度可将环境污染物分成不同的类型，按环境要素可分为大气污染物、水体污染物、土壤污染物等；按污染物的形态，可分为气体污染物、液体污染物和固体污染物；按污染物的性质，可分为化学污染物、物理污染物和生物污染物；按污染物在环境中物理、化学性状的变化，可分为一次污染物和二次污染物（一次污染物称为原生污染物，是由污染源直接或间接排入环境的污染物；二次污染物又称为继发性污染物，是由于阳光照射污染物、污染物间相互发生化学反应、污染物与大气成分发生化学反应生成的有害物质，光化学烟雾就属于二次污染物）。

环境污染物的类型很多，总的来说，可以分为自然污染物和人为污染物两大类。自然污染物是指自然界释放的物质，如火山爆发喷射出的气体、尘埃等。人为污染物是指人类生产和生活活动中产生的各种化学物质。从环境保护的角度出发，人为污染是主要的，绝大部分危害严重的污染物都是人类社会活动产生的。

(1) 工业污染源：工业生产中通过排放废气、废水、废渣和废热污染大气、水体和土壤，产生噪声、振动等危害周围环境。各种工业生产过程排放的废物含有不同的污染物，如煤燃烧排出的烟气中含有一氧化碳、二氧化硫、苯并（a）芘和粉尘等；化工生产废气中含有硫化氢、氮氧化物、氟化氢、甲醛、氨等；电镀工业废水中含有重金属（铬、镉、镍、铜等）离子、酸碱、氰化物等；火力发电厂排出烟气和废热等。由于工业污染物的量大、成分复杂、毒性高，因此工业污染物对环境的危害程度最大。

(2) 生活污染源：人类消费活动产生废水、废气和废渣都会造成环境污染。城市和人口密集的居住区是人类消费活动集中地，是主要的生活污染源。生活污染源污染环境的途径有：①消耗能源排出废气造成大气污染。如中国的一些城市里，居民普遍使用小煤炉做饭、取暖，这些小煤炉在城市区域范围内构成大气的面污染源。②排出生活污水（包括粪便）造成水体污染。生活污水中含有机物、合成洗涤剂和氯化物以及致病菌、病毒和寄生虫卵等。生活污水进入水体，恶化水质，并传播疾病。③排出的厨房垃圾、废塑料、废纸、金属、煤灰和碴土等城市垃圾造成环境污染。

（3）交通运输污染源：对周围环境造成污染的交通运输设施和设备。它以发出噪声、引起振动、排放废气和洗刷废水、泄漏有害液体、散发粉尘等方式污染环境。排放的主要污染物有一氧化碳、氮氧化物、碳氢化合物、二氧化硫、铅化合物、苯并（a）芘、石油和石油制品以及有毒有害运载物等。除污染城市环境外，对河流、湖泊、海域也构成威胁。排放的废气是大气污染物的主要来源之一。

（4）农业污染源：农业污染主要指过度施用化肥、农药造成的土壤污染，焚烧秸秆造成的环境污染和土壤氮、磷、钾的缺失，大量畜禽粪便对水体的污染，新兴的温室农业产生的塑料等废弃物对环境的污染等。由于其发生范围广、持续时间长，并疏于治理，已给农业生态环境乃至社会经济的可持续发展造成严重的影响。

三、环境污染的危害

随着人口的递增、工农业生产规模扩大和机械化程度的提高，环境污染对人类生存环境造成的危害越来越严重，在全球范围内都不同程度地出现了环境污染问题，具有全球影响的方面有大气环境污染、海洋污染、城市环境问题等。同时，环境污染也给生态系统造成直接的破坏和影响，如沙漠化、森林破坏，也给人类社会造成间接的危害，有时这种间接的环境危害比当时造成的直接危害影响更大，也更难消除。例如，温室效应、酸雨和臭氧层破坏就是由大气污染衍生出的环境问题。这种由环境污染而衍生的环境效应具有滞后性，往往在污染发生的当时不易被察觉，然而一旦发生就表示环境污染已经发展到相当严重的地步。

（一）大气污染及其危害

1. 对人体健康的危害

清洁的空气是人类生存的一个环境要素。通常情况下，每一个成年人每天呼吸大约 2 万多次，吸入空气达 15～20 立方米。因此，被污染的空气对人体健康有直接或间接的影响。

大气污染对人体健康的危害可分为急性作用和慢性作用。急性危害事件主要表现为急性中毒。在气象条件突然改变或地理位置特殊的条件下，大气中某些有害物质扩散受到抑制导致浓度快速增加，引起人群急性中毒。如，伦敦烟雾事件；洛杉矶光化学烟雾事件；甘肃兰州西固区发生光化学烟雾时，现场人群中即有人出现眼睛流泪，并伴有头疼、头晕、胸闷、呼吸困难、恶心等中毒现象。慢性危害一般不会引起人们的注意，鉴别困难，其危害途径往往是污染物与人体呼吸道黏膜接触，主要刺激眼睛、呼吸道黏膜，引起慢性支气管炎、哮喘、眼、鼻黏膜刺激及生理机能障碍而加重高血压、心脏病的病情。特别是长期低浓度 CO 吸入人体后，可与血液中血红蛋白结合，使人体组织处于缺氧状态，人群会发生贫血、失眠、心脏病等疾病。

大气污染是导致癌症发生的一个极其重要的原因，根据动物试验结果，能确定污染大气中有致癌作用的物质达数十种，如某些多环芳香烃和脂肪烃，砷、镍、铍等金属元素。大量人群流行病资料显示，大气污染是人体许多癌症的致病因素之一，特别是空气污染程度与居民肺癌死亡率呈正相关关系。

此外，大气污染物可以使大气透明度减小，城市热岛效应加强，总云量增加，恶化居民生活环境，间接影响人体健康。

2. 对植物的危害

大气污染物，尤其是二氧化硫、氟化物等对植物的危害是十分严重的。当污染物浓度很高时，会对植物产生急性危害，使植物叶表面产生伤斑，或者直接使叶枯萎脱落；当污染物浓度不高时，会对植物产生慢性危害，使植物叶片褪绿，或者表面上看不见危害症状，但植物的生理机能已受到了影响，造成植物产量下降，品质变坏。

3. 对天气气候的影响

减少到达地面的太阳辐射量：从工厂、发电站、汽车、家庭取暖设备向大气中排放的大量烟尘微粒，使空气变得混浊，遮挡了阳光，使得到达地面的太阳辐射量减少。据观测统计，在大工业城市烟雾不散的日子里，太阳光直接照射到地面的量比没有烟雾的日子减少近 40%。

酸沉降与酸雨：酸沉降指大气中的酸性物质（主要是 H_2SO_4、HNO_3 及其前体物 SO_x、NO_x 等）通过降水（包括雨、雪、霜、雹、雾、露等形式）或在气流作用下直接迁移到地表造成污染的现象。前者称为湿沉降，后者称为干沉降。湿沉降习称酸雨，一般指 $pH < 5.6$ 的各种形式的降水。这种酸雨是大气中的污染物二氧化硫经过氧化形成硫酸，随自然界的降水而形成。硫酸雨能使大片森林和农作物毁坏，能使纸品、纺织品、皮革制品等腐蚀破碎，能使金属的防锈涂料变质而降低保护作用，还能腐蚀、污染建筑物等。

增高大气温度：在大工业城市上空，由于大量废热排放到空中，因此，近地面空气的温度比四周郊区要高一些。这种现象在气象学中称作"热岛效应"。

对全球气候的影响：2010 年以来人们逐渐注意到大气污染对全球气候变化的影响问题。经过研究，人们认为在有可能引起气候变化的各种大气污染物质中，二氧化碳具有重大的作用。从地球上无数烟囱和其他种种废气管道排放到大气中的大量二氧化碳，约有 50% 留在大气里。二氧化碳能吸收来自地面的长波辐射，使近地面层空气温度增高，称为"温室效应"。经粗略估算，如果大气中二氧化碳含量增加 25%，近地面气温可以增加 $0.5 \sim 2℃$。如果增加 100%，近地面温度可以增高 $1.5 \sim 6℃$。

（二）水污染及其危害

水污染是指水体因有害物质的介入，而导致其化学、物理、生物或者放射性等方面特征的改变，从而影响水的有效利用，危害人体健康或者破坏生态环境，造成水质恶化的现象。

1. 危害人体健康

水体受生物性致病因子污染后，居民常通过饮用、接触等途径引起介水传染病的爆发流行，对人体健康造成危害。最常见的疾病包括霍乱、伤寒、痢疾、肝炎等肠道传染病及血吸虫病、贾第虫病等寄生虫病。

水体受工业废水污染后，水体中各种有毒化学物质如汞、砷、铬、酚、氰化物、多氯联苯及农药等通过饮水或食物链传递使人体发生急、慢性中毒。如 1953 年发生在日本九州岛水俣地区的水俣病是因长期食用受甲基汞污染的鱼贝类而引起的慢性甲基汞中毒。汞中毒可引起神经性头痛、头昏、肢体麻木疼痛、肌肉震颤、运动失调、肝炎、肾炎等。发生在日本富山县神通川流域部分镉污染地区的一种以全身剧痛为主要症状的公害病称为骨痛病，发病的主要原因是当地居民长期饮用受镉污染的河水，并食用此水灌溉的含镉稻米，使镉在体内蓄积而造成肾损害，进而导致骨软症。

2. 影响工农业与水产业的发展

食品、造纸、餐饮、纺织等工业需要利用水作为原料进行加工生产，水质污染直接影响产品的质量，特别是工业冷却水，如锅炉中的循环水，由于水中硬度、碱度、硫酸盐过高，造成系统堵塞、腐蚀、结垢，严重影响工业设备的正常运行和使用寿命，甚至还会造成爆炸等生产事故。

水是水生生物的生存环境，其化学成分直接影响着生物的生存和发展。水体污染严重影响鱼贝类的生存环境，导致鱼贝类产量降低，有些污染物沉积在鱼体内，导致鱼类变异或死亡，严重损害渔业等水产业的发展，同时也影响了人们的生活质量。人类长期食用受污染的鱼贝类等食物，也会发生慢性中毒。

3. 破坏生态平衡

水生生态系统的富营养化是由于供藻类生长的无机营养物过剩导致藻类大量繁殖，从而减少了到达其他植物的光，降低了溶解氧水平，且对鱼类和其他脊椎动物可能有毒害作用。导致富营养化的主要营养物是磷酸盐和硝酸盐。这些物质可间接地以含磷或含氮有机物的形式进入水生生态系统或直接以污染物形式进入。许多去垢剂含三聚磷酸盐，同时农业施用的含磷及含氮化肥中有 25% 进入水体，导致富营养化。

（三）海洋污染及其危害

海洋污染主要来自陆源性污染物排入、海上活动和直接向海洋倾倒废物。主要海洋污染物包括生物性污染物（如传染性病菌和病毒）、有毒有害污染物（如金属和烃类）、放射性污染物、塑料及其他固体废物。由于海洋的"公有性"，许多国家每年都向海洋倾倒大量废物。据估计，全球每年向海洋倾废量包括工业废料和生活废物多达 200 亿吨，其中含有许多有害物质。由人类活动每年流入海洋的石油 1 000 万吨，多氯联苯 2.5 万吨，铜 25 万吨，锌 390 万吨，铅 30 多万吨，留在海洋中的放射性物质约 2 000 万居里。全世界每年产生的汞中约有 5 000 吨最终排入海洋，排入海洋的有机物、氮磷营养盐类数量更大。

海洋污染的一个严重后果是赤潮。赤潮是由海洋中某些微小的浮游藻类、原生动物和细菌在一定条件下爆发性繁殖或聚集而引起水体变色的一种有害的生态环境异常现象，这主要是人类活动造成海水富营养化的结果。近年来，赤潮范围逐渐扩大，频率不断增加，在全世界很多海域都不断有赤潮发生，造成的经济损失十分严重。海洋污染使海洋生物死亡、生物多样性减少，使水产品体内残留毒物增加，最直接的后果是减少了人类赖以生存的动物蛋白质的重要来源，并危害人类健康。

（四）土壤污染及其危害

由于人口急剧增长，工业迅猛发展，固体废物不断向土壤表面堆放和倾倒，有害废水不断向土壤中渗透，大气中的有害气体及飘尘也不断随雨水降落在土壤中，导致了土壤污染。

1. 危害人体健康

土壤污染被称作是"看不见的污染"，其他污染形式可通过外在形式向人们敲响警钟，而土壤污染往往容易被人们忽视。重金属类和农药类化合物成为土壤的主要化学性污染物。重金属中的汞、砷、镉、铬、铅等进入土壤后可以被农作物吸收积累，通过地面水和地下水或通过食物链间接危害人体健康。如在工厂烟囱、采矿设施、垃圾堆放包围下的广西平阳，农田受到了严重污染，据检测，该村种植的大米中镉、铅含量超标了 20 倍，导致多数村民罹患肾病、脑损伤甚至癌症。

2. 导致农作物减产和农产品品质降低

农作物基本都生长在土壤上，如果土壤被污染了，污染物就通过植物的吸收作用进入植物体内，并可长期累积富集，当含量达到一定数量时，就会影响作物的产量和品质。如长期大量使用氮肥，会破坏土壤结构，造成土壤板结，使其生物学性质恶化，影响农作物的产量和质量。过量使用硝态氮肥，会使饲料作物含有过多的硝酸盐，妨碍牲畜体内氧的输送，使其患病，严重的还会导致死亡。

3. 影响生态系统平衡

土壤中的污染物，不但影响人体健康，而且以相同的方式影响其他生物的生存健康。这将导致物种减少，生物多样性下降，降低了生态系统的自我调节能力。

4. 加速环境污染

土壤是一个开放的系统，土壤系统以大气、水体和生物等自然因素和人类活动作为环境，和环境之间相互联系、相互作用，这种相互联系和相互作用是通过土壤系统与环境间的物质和能量的交换过程来实现的。物质和能量由环境向土壤系统输入引起土壤系统状态的变化，由土壤系统向环境输出引起环境状态的变化。环境中的污染物以沉降方式通过大气、以污灌溉或施用污泥方式通过地表水进入土壤，造成土壤污染；而土壤中的污染物经挥发、渗透过程又重新进入大气和地下水中，造成大气和地下水的污染。

第二节　环境监测与生物监测

一、环境监测

环境监测是分析、测定、评价环境污染物的种类、来源、含量、分布状态和环境背景值，研究环境质量的变化，并描述环境状态与演化、科学预报环境质量发展趋势的技术。

环境监测是伴随着环境污染的产生而发展起来的，至今已有半个多世纪的历史。在工业发达国家，环境监测发展大体经历了以典型污染事故调查监测为主、以污染源监督性监测为主和以环境质量监测为主等三个阶段。

20 世纪 50 年代，发达国家针对不断发生的化学毒物造成的严重环境污染事故，对环境样品进行化学分析以确定其组成和含量的环境分析，是这个阶段环境监测的主要特征，此阶段也称为被动监测阶段。

自 20 世纪 60 年代开始，人们认识到影响环境的因素不仅是化学因素，还有物理因素、生物因素，环境监测逐渐引入物理的、生物的手段；加之发达国家环境立法逐渐完善，环境执法日益严格，对企业污染源排放的监控愈加重视，污染源的监测得到很大发展。这一时期的监测工作是以对污染源的监督性监测为主要特征的主动监测阶段。

自 20 世纪 70 年代以来，由于对环境问题认识的不断深化，发达国家把环境监测焦点从对污染源监控转移到环境质量监控上来，使环境监测范围发展到面源污染及区域性环境质量监测方面。

20 世纪 80 年代初，发达国家相继建立了自动连续监测系统和宏观生态监测系统，并借助地理信息系统（GIS）技术、遥感（RS）技术和全球卫星定位系统（GPS）技术，连续观察空气、水体污染状况变化及生态环境变化，预测预报未来环境质量，有力扩大了环境监测范围以及监测数据的获取、处理、传输、应用的能力，为环境监测动态监控区域环境质量乃至全球生态环境质量提供了强有力的技术保障，极大促进了环境监测的现代化发展，实现了监测的实时性、连续性和完整性。

（一）环境监测的对象和分类

环境监测的对象包括自然因素、人为因素、污染组分。

环境监测可从多个角度来划分，按监测任务可划分为：

1. 常规监测

包括对污染源的监测和对环境质量的监测，以确定环境质量及污染源状况，评价控制措施的效果，衡量环境标准实施情况和环境保护工作的进展。这是监测工作中量大、面广的工作。

2. 特定目的监测

污染事故监测：在发生污染事故时，及时深入事故地点进行应急监测，确定污染物的种类、扩散方向、速度和污染程度及危害范围，查找污染发生的原因，为控制污染事故提供科学依据。这类监测常采用流动监测（车、船等）、简易监测、低空航测、遥感等手段。

纠纷仲裁监测：主要针对污染事故纠纷、环境执法过程中所产生的矛盾进行监测，提供科学公正的数据。

考核验证监测：包括人员考核、方法验证、新建项目的环境考核评价、排污许可证制度考核监测、"三同时"项目验收监测、污染治理项目竣工时的验收监测。

咨询服务监测：为政府部门、科研机构、生产单位所提供的服务性监测，为国家政府部门制订环境保护法规、标准、规划提供基础数据和手段。如建设新企业应进行环境影响评价，需要按评价要求进行监测。

3. 研究性监测

针对特定目的科学研究而进行的高层次监测，是通过监测了解污染机理和污染物的迁移变化规律、研究环境受到污染的程度，例如环境本底的监测及研究、有毒有害物质对从业人员的影响研究、为监测工作本身服务的科研工作的监测（如统一方法和标准分析方法的研究、标准物质研制、预防监测）等。这类研究往往要求多学科合作进行。

此外，按监测介质或对象分类，可分为水质监测、空气监测、土壤监测、固体废物监测、生物监测、噪声和振动监测、电磁辐射监测、放射性监测、热监测、光监测、卫生监测（病原体、病毒、寄生虫等）等；按专业部门分类，可分为气象监测、卫生监测、资源监测等；按监测的手段又可分为化学监测、物理监测、生物监测、生态监测等；按监测区域分类可分为厂区监测和区域监测等。

（二）环境监测的目的

环境监测的目的主要是为了能够准确、及时、全面地反映环境质量现状及发展趋势，为环境管理、污染源控制、环境规划等提供科学依据。

（1）根据环境质量标准评价环境质量；

（2）根据污染分布情况，追踪寻找污染源，为实现监督管理、控制污染提供依据；

（3）收集本底数据，积累长期监测资料，为研究环境容量、实施总量控制和目标管理、预测预报环境质量提供数据；

（4）为保护人类健康、保护环境，合理使用自然资源，制订环境法规、标准、规划等服务。

（三）环境监测的过程

环境监测的过程一般包括：接受任务、现场调查和收集资料、制定监测计划、优化布点、样品收集、样品的保存与运输、样品的预处理、分析测试、数据处理、综合评价等。

首先，根据监测目的要求进行现场调查。调查内容包括污染来源、性质、浓度及排放规律；污染受体（居民、机关、学校、农田、水体、森林及其他）的性能、所处位置、水文、地理、气象条件及有关历史状况。其次，设计采样点的数目和位置，确定采样时间和频次，并实施样品采集和保存，将样品及时送到实验室分析测试。最后，将测试的数据进行整理、分析、统计、检验，根据相应的有关标准进行综合评价，写出报告。

（四）环境监测的特点

环境污染因子具有污染物质种类繁多、污染物质浓度低、污染物质随时空不同而分布、各污染因子对环境具有综合效应等特点。

1. 综合性

环境监测的综合性主要表现在，监测手段包括化学、物理、生物、物理化学、生物化学及生物物理等一切可以表征环境因子的方法；监测对象包括水、大气、土壤、固体废物、生物等，只有对它们进行综合分析，才能确切描述环境质量状况。对监测数据进行统计处理、综合分析时，需涉及该地区的自然、社会发展状况，因此必须综合考虑才能正确阐明数据的内涵。

2. 连续性

污染源排放的污染物质或污染因子的强度随时间而变化，污染物和污染因子进入环境后，随空气和水的流动而被稀释、扩散，其扩散速度取决于污染因子的性质。环境污染因子的时空分布性决定了环境监测必须坚持长期连续测定。只有坚持长期测定，才能从大量的数据中揭示污染因子的分布和变化规律，进而预测其变化趋势。数据越多，连续性越好，预测的准确度才越高，所以监测网络、监测点的选择一定要有科学性，而且一旦监测点位的代表性得到确认，必须长期坚持监测。

3. 追踪性

环境监测是一个复杂而又有联系的系统，包括监测项目的确定，监测方案的设计，样品的采集、保存、运输、处理，实验室测定和数据处理等程序，其中每一步骤都将对结果产生影响。特别是区域性的大型监测项目，参与监测的人员、实验室和仪器各不相同，为使数据具有可比性、代表性和完整性，保证监测结果的准确性，必须建立一个量值追踪体系予以监督，建立完善的环境监测质量保证体系。

（五）环境监测技术

环境监测是环境执法和评价环境质量现状与变化趋势的重要手段。由于我国各级政府在环境保护方面的投入逐年增加，仅各级环境监测站就达 4 000 余个，从业人员超过 8 万。已经建成各的级自动监测站中，国家投资建设的水质自动站有 100 多个，空气自动站 379 个（其中国家 227 个、地方 157 个）。环境监测技术包括采样技术、测试技术和数据处理技术，这里以污染物的测试技术为重点作一概述，主要包括以下几种：

（1）化学分析法：主要包括重量法和容量分析法等。重量法常用在残渣、降尘、硫酸盐等的测定中，容量分析法被广泛用于溶解氧、生化需氧量、化学需氧量、酸碱度、总硬度、氰化物等的测定。

（2）仪器分析法：广泛应用于存在于各种环境介质中的许多污染物，如大多数有机污染物、无机污染物、重金属类污染物等。仪器分析法主要包括以下几类：①光谱分析法（可见光分光光度法、紫外分光光度法、红外光谱法、原子吸收光谱法、原子发射光谱法、X-荧光射线分析法、荧光分析法、化学发光分析法等）；②色谱分析法（气相色谱法、高效液相色谱法、薄层色谱法、离子色谱法等）；③电化学分析法（极谱法、溶出伏安法、电导分析法、电位分析法、离子选择电极法、库仑分析法等）；④放射分析法（同位素稀释法、中子活化分析法等）。此外，许多仪器联用及新技术在环境监测中已得到应用，如气相色谱-质谱联用仪（GC-MS）、高效液相色谱-质谱联用仪（HPLC-MS）、气相色谱-傅立叶变换红外光谱仪（GC-FTIR）、电感耦合等离子体-发射光谱法（ICP-AES）、流动注射分析法（FIA）、酶免疫检测（EIA）等。

（3）三 S 技术：三 S 技术是以遥感（RS）、地理信息系统（GIS）和全球定位系统（GPS）为基础，将 RS、GIS、GPS 三种独立技术领域中的有关部分与其他高新技术领域中的有关部分（如网络技术、通信技术等）有机地构成一个整体而形成的一项新的综合技术。主要用于流域水文模拟、水资源评价、基于 GIS 的土地利用状况分析、生态环境变迁分析、生态耗水分析、水资源评价以及 3S 技术相结合用于精细农业灌溉等。

(六) 环境监测的发展趋势

经过几十年的发展,我国环境监测事业取得了很大进展,为环境管理作出了重大贡献。综合国内外环境监测工作发展的历史、规律及特点,我国环境监测发展趋势有如下特点:

(1) 在环境污染物的分析项目上,以监测有机污染物为主。

一些研究结果显示,我国有毒有害有机污染物的污染已经非常严重,有机污染物的监测工作已成为我国环境监测工作者面临的重大挑战之一,适时、全面、系统地开展有毒有害有机污染物的监测已刻不容缓。

(2) 从监控介质上,对水、悬浮物、沉积物、大气、生物界整个体系的有毒有害的"三致"物质做全面监控。

基于多种有毒污染物如多环芳烃类、多氯联苯类、某些重金属等在环境介质中能积累、迁移、转化的事实,要保障环境安全,不能只局限在对水质加以监测、保护,还要考虑与水体相关的环境介质(水、悬浮物、沉积物、大气、生物界面)的综合作用。

(3) 在监测分析的精度上,向痕量乃至超痕量分析的方向发展。

许多有毒有害物质,其浓度虽然很低,但对人体的危害极大。因此,要想控制这类污染物质,必须先发展痕量和超痕量分析技术,掌握其污染现状。

(4) 监测及实验室分析趋于连续化、自动化。

环境质量监测仪器设备的大型化、自动化、连续化。如环境水质自动监测系统(站)、环境空气质量自动监测系统(地面站)、降水自动采样系统、辐射环境自动监测系统等。污染源监测实现在线自动监控,如废水、废气自动在线自动监测系统、噪声自动在线监测等。

实验室分析测试从手工、经典化学方法向仪器分析发展,并通过计算机技术实现自动化。如测试有机污染物质的气相色谱-质谱联用仪、液相色谱-质谱联用仪,测试金属毒物的等离子光谱-质谱联用仪,测试分析无机离子的流动注射分析仪,等等。

(5) 现场监测分析仪器趋于快速化、小型化和复合化。

在污染突发事故的现场,需要小型便携快速的现场监测仪器。如现场应急监测车,配备便携式气相色谱仪、便携式气相色谱-质谱联用仪、多种有机污染物光谱测定仪、现场水质实验室、现场速测仪、现场检气管等。

(6) 实验室管理系统(LIMS)将得到广泛应用。

使用 LIMS,能提高实验室管理水平和分析数据采集自动化水平,减少人工干预,确保数据的原始性和准确性,节约人力成本;能规范分析检测工作流程,实现分析检测工作流程化;能使实验室管理人员对实验室的每个情况了如指掌,及时发现不符合质量管理体系的行为,并加以改进以规范实验室工作流程,达到能提高分析数据可靠性、降低实验室运行成本、提高工作效率的目的。

二、生物监测

生物监测在不同学科领域有不同的定义和内容。

环境生物监测：是指利用生物个体、种群或群落对环境污染或变化所产生的反应，从生物学角度对环境污染状况进行监测和评价的一门技术，从生物学角度为环境质量的监测和评价提供依据。

人体生物监测：又称人体生物材料检测，是测量人体接触有害化学物后，人体生物材料中该化学物或其代谢物的含量或产生的生物效应，用以评价人群接触有害物质的内剂量和健康影响。

（一）环境生物监测

早在 19 世纪，Nylander 即肯定了地衣对城市环境的敏感性。20 世纪初 Koikwitz 和 Marsson 提出了"污水生物系统"，科学工作者不断补充完善，环境生物监测有了初步的发展。20 世纪 50 年代后，一些国家相继应用本地区指示生物来监测水质和大气污染，加拿大 1971 年颁布的渔业法中对纸浆厂的排水规定了鱼类的急性毒性标准，用在排水中 4d 内鱼类的成活率来判断排水是否符合标准。随后，生物监测有了进一步的发展，开始利用生物指数来评价水质污染。目前，环境生物监测逐渐成为环境监测的重要组成部分之一。

1. 环境生物监测的原理

环境生物监测的理论基础是生态系统和生物学理论。生物与其生存环境之间不断地进行着物质和能量的交换，两者相互作用、相互影响、相互制约。当环境受到污染后，污染物进入生物体内并发生迁移、蓄积，导致生态系统中各级生物在环境中的分布、生长发育状况、生理生化等指标发生相应的变化。如水环境受到污染时，藻类的细胞密度和光合作用强度均会发生变化。环境生物监测正是利用生物对环境污染的这些反应来度量环境污染的状况和程度。

2. 环境生物监测的分类

环境生物监测可从生物的不同特性进行分类，若按照生物的生长环境可分为被动生物监测和主动生物监测；按照生物属性分为植物、动物和微生物监测；按照生物所处的环境介质分为大气、水体和土壤污染的环境生物监测；根据生物学层次划分，环境生物监测又可分为生态（群落生态和个体生态）监测、生物测试（急性毒性、亚急性毒性和慢性毒性测定）以及分子、生理生化指标和污染物在体内的行为测试等方面。

3. 环境生物监测在不同环境介质中的应用

环境生物监测可应用于多种不同的环境介质中，如大气污染的监测包括植物、动物和微生物监测，应用较为成熟的为植物监测，其指示植物主要为 3 类：高等植物、地衣和苔藓。在土壤环境监测中主要采用土壤动物、指示植物、土壤微生物、土壤酶活性等指示物来监测土壤受污染的种类和程度、反映土壤的质量。在水环境监测中，由于水环境中存在的大量水生生物与水体共同组成了水生态系统，水生态系统的任何变化都可能影响水生生物各种结构与功能，因此，水生态系统中的生物群落监测、水生植物的叶绿素 a 和微生物检测法都可用来评价水环境的污染状况。

4. 环境生物监测的发展趋势

随着环境科学的发展，环境生物监测在其实用性、代表性和综合性等方面已获得了很大发展，其内涵和外延都得到了大大拓展，逐步与环境问题的多样性和复杂性相适应。越来越多的环境生物监测数据参与到环境管理决策过程中，为环境监测的早期预警、突发事件、生态系统监测以及风险评价等提供了更广阔的依据。同时，也不断对环境生物监测提出新的要求和挑战。我国环境生物监测起步晚，无论在理论还是技术上都需要进一步发展和完善，需要建立环境生物监测的标准化体系，加强环境生物监测的立法管理；建立自动在线环境监测系统、早期预警系统及监测数据库，使监测数据系统化、网络化；采用环境生物监测与理化监测相结合，使监测技术简单、快速、准确，提高监测效率；并加强国内国际合作，继续寻找更多更可靠的敏感指示生物。

（二）人体生物监测

1. 人体生物监测的基本概念

环境中有害物质的评估，以往依靠环境监测，即监测空气、水、土壤和食品中有害物质的浓度来衡量其危害程度，但这只能反映环境中化学毒物的存在水平，不能准确代表人体接触后的实际情况。20 世纪 70 年代以来，随着环境医学与环境监测研究及实践的进展，人体生物监测已逐渐形成一个新的分支，在评价环境质量及人体健康效应方面，愈加显示出它的特点及重要性。

人体生物监测：定期、系统、连续地检测人体生物材料中的毒物或其代谢物的含量或由其导致的无害性生化改变的水平，以评价人体接触毒物的程度及对健康的影响。人体生物监测主要通过对人体生物材料进行各种检测来实现。生物材料是指人体体液（如血液）、排泄物（如呼出气、尿液）、毛发、指甲以及组织脏器等的总称。通过对生物材料的检验可以有效地了解外源性有害物质及其代谢产物进入人体内的实际剂量及产生的效应水平。

2. 人体生物监测的类型

人体生物监测指标用来表示近期机体接触外源性化学物的剂量、机体的累积接触量、作用在靶器官或组织的剂量以及机体产生的生物效应的程度。

在人体生物监测中，能够作为生物监测的指标通常称为生物标志物。一般来讲，生物标志物指生物系统接触外源性物质后出现的一种改变，主要是化学物质在生物体内形成的代谢产物，以及可测定的生化、生理、免疫、细胞或分子的变化，主要用于接触评价、健康危害评价以及临床诊断等。

生物标志物可分为三类：

（1）接触性生物标志物，即生物体内可分析测定的有害物质、代谢产物以及它们同生物体内分子或细胞相互作用所形成的中间物等。可分为特异性指标和非特异性指标两大类。特异性指标是直接测定化学物原形或其代谢产物。如果测定的为化学物原形，则该物质不需要经生物转化或缺乏毒物代谢动力学资料。如铅的特异性接触指标——血铅，血铅水平反映了铅的接触、吸收、分布和排泄的全过程，并能间接反映软组织及靶器官中铅的含量。

非特异性指标是指化学物在人体代谢的产物并非是接触该物质特有的指示物。如测定尿中马尿酸的水平可以反映人体接触甲苯的剂量。甲苯经肝脏代谢为苯甲醇、苯甲酸，与甘氨酸结合为马尿酸从尿中排出体外。但正常人体尿液中即有一定量的马尿酸存在，在正常膳食中，如果摄入水果、蔬菜代谢后也可以产生马尿酸。但是人体在接触甲苯后 2 小时，尿中马尿酸的水平会急剧上升，且与环境中甲苯量有明显的剂量–反应关系。

（2）效应生物标志物，是指在一定的环境暴露物的作用下，机体产生的可以测定的生化、生理变化或其他生物学变化。如接触有机磷类农药后，血中胆碱酯酶活性下降；接触无机铅后，血中红细胞游离原卟啉及尿中 δ–氨基–α–酮戊酸（δ–ALA）的改变等。当接触停止后，这种无损性效应会逐渐消失。

（3）易感性生物标志物，是关于个体对外源化学物的生物易感性的指标，即反映机体先天具有或后天获得的对接触外源性物质产生反应能力的指标。如外源化学物在接触者体内代谢酶及靶分子的基因多态性，属遗传易感性标志物。环境因素作为应激原时，机体的神经、内分泌和免疫系统的反应及适应性，亦可反映机体的易感性。易感性生物标志物可用以筛检易感人群，保护高危人群。

对于特定的化学物来说，有的可测定其原形或代谢物或生物效应，有的既可测定其原形，又可测定其代谢物或生物效应。例如，多数金属化合物以测定其原形为主，但铅例外，既可以测定尿铅、血铅，又可测定生物效应指标；许多有机化合物则常常测定原形和代谢物。

3. 监测指标的选择原则

监测指标的选择应根据毒物代谢特征及监测目的而定。但也需要满足以下要求：

（1）特异性好。监测指标能反映一个或一类特定化学物的接触内剂量，如血铅可反映机体接触铅量；血中胆碱酯酶活性能反映有机磷或氨基甲酸酯类农药的接触程度，但不能反映接触农药的具体种类。

（2）有明确的剂量关系。即能反映化学物的内剂量与外接触量的相关关系。如接触者血铅含量的高低与其所在的环境空气中铅含量有关，因此，血铅是较理想的生物监测指标。

（3）有明确的效应关系。即能反映化学物的内剂量与所产生的生物效应的相关关系。

（4）应有足够的稳定性。作为生物监测指标的生物材料以及所含有的化学物原形或其代谢物或生物效应指标，应能在一定时间内稳定不变，以便准确测定。

（5）有相应的准确可靠的监测方法。

4. 人体生物监测的特点及意义

与环境监测不同，生物监测是以评价接触者接触水平为中心，进而可以估计环境的质量状况。应当强调的是其检测的系统性、连续性，否则只能是一次检测，而非监测。人体生物监测具有以下特点：

（1）可反映不同途径（消化道、呼吸道、皮肤）和来源（食物、空气、水、职业与非职业的）的总的接触量，而环境监测只能反映环境中通过呼吸道进入机体的量。

（2）可以直接检测引起健康损害作用的内接触剂量或内负荷，与保护职业人群健康关系更为密切。

（3）综合了个体接触毒物的差异因素和毒物的典型动力学过程及其变异性。

（4）通过易感性指标的监测，可以早发现、早确定易感人群。

（5）一般花费较少，可较早地检出对健康可能的损害，为及时采取预防措施提供依据。

人体生物监测通过对不同生物材料中有毒物质的检验，不仅可以准确反映从各种途径摄入人体内的外源性有害物质的内剂量，而且能够了解有害物质对生物体产生的毒性效应水平。根据监测的结果，可以评价人体接触有害物质的水平和这些有害物质进入人体后对人体造成的危害程度，为中毒诊断和治疗疗效观察提供重要的参考依据；通过测定生物材料中微量元素的含量，可为地方病和营养元素缺乏病的诊断和防治提供基础资料；还可为制订相关卫生标准、正常参考值和生物接触限值等提供科学依据。

5. 人体生物监测的基本程序

人体生物监测的基本过程包括样品的收集、运输、保存、取样、预处理、检测分析、质量保证和结果评价等过程。获得有代表性的样品是生物监测过程中首要注意的问题，由于人体本身存在个体差异，样品的代表性相对较差，所以应该按照有关要求采样，尽量减少采样过程带来的误差。在样品运输和保存过程中，要防止待测成分发生变化，还要防止样品本身的变质。有些样品在保存过程中可能发生一些化学变化，需要尽快分析检测。我国《生物监测质量保证规范》规定了生物监测中样品采集、运输、保存、记录和分析取样等过程中的原则和要求。

人体生物监测采集的生物材料样品种类繁多、成分复杂，大多数样品难以直接测定，通常需要对样品进行必要的预处理后方能测定。检测元素和无机污染物可进行灰化、消化、共沉淀分离或离子交换层析等前处理；检测有机污染物常用的前处理方法是溶剂抽提、层析分离或蒸馏和挥发分离等。

在评价有害因素对人体健康的影响或人体是否缺乏某种微量元素时，可分别用生物接触限值和正常参考值作为评价依据。生物接触限值是为保护劳动者健康，在对生物材料中有害物质或其代谢产物所规定的最高容许浓度的毒物时，生物材料中被测物的含量水平。正常参考值则是指无明显肝、肾及血液系统疾病和无职业有害因素接触史的"健康正常人"的生物材料样品中某种成分的含量或生物指标值，常通过对某地区的"健康正常人"抽样检测所测得结果进行统计分析而确定。

第三节　环境有害因素的识别

一、环境（有害）因素的识别

环境（有害）因素是指凡对大气、水、土壤、资源等产生污染的因素。具体地说，环境因素是一个组织的活动、产品或服务中能与环境发生相互作用的要素。在施工活动、建筑产品设计或工程服务中包含着许多的基本要素，每一个基本要素都有可能与环境发生作用，作用的结果即产生有益或有害的影响。例如，建筑产品设计的环境因素一般有：建筑产品及其相关功能的环境影响，建筑材料、设备选择和确定的施工工艺的环境影响等；

工程施工砼浇注过程的环境因素一般有：施工噪声、原材料拌和粉尘、施工污水、施工垃圾、有毒有害物的排放，水泥、砂、石、水、电等资源消耗等。

自1996年首次发布 ISO14001 环境管理体系认证，2004 年由 ISO 国际标准化组织对该标准进行了修订后，环境因素识别成为推行该标准的关键环节。项目识别环境因素时应考虑本单位的活动中自身可以管理，以及自身不能直接管理但能够施加影响（如对供应商、运输商、分包商施加影响）的环境因素。因此，在识别环境因素时，必须考虑环境因素的"三种状态"、"三种时态"和"七个方面"。

1. 环境因素的"三种状态"

环境因素的"三种状态"：正常、异常和紧急状态。环境因素的识别不仅要考虑"正常"情况，也要考虑如事故、机器检修等异常情况，以及火灾、爆炸等紧急情况。

（1）正常状态：指稳定、例行性、计划已做出安排的活动状态，如正常施工状态。

（2）异常状态：非例行的活动或事件，指关闭、启动、检修或可合理预见的，对环境造成影响的状态。如锅炉、发电机启动时排污量大；来料不纯导致局部排污剧增；工厂定期检修清洗设备时产生高浓度废液等。

（3）紧急状态：指可能出现的突发性事故或环保设施失效的紧急状态，如发生火灾事故、地震、爆炸等意外状态。对可预见的紧急情况中存在的环境因素，应有相应的措施、计划，以保证其环境影响的最小化。如一个地区每年都受到洪水的威胁，那么在环境因素评价时就必须对这种紧急状态下的环境因素予以全面考虑，并形成应急制度与办法。

2. 环境因素的"三种时态"

环境因素的"三种时态"包括：过去时态、现在时态和将来时态。组织在识别环境因素时，不仅要考虑"现在"的情况，也应看到以往遗留的环境问题以及将来会出现的环境问题。

（1）过去时态：以往遗留的环境问题或过去曾发生的环境事故对目前的施工过程、活动产生影响的环境问题等。如工厂虽使用了全新设备，但偶尔也使用旧设备，如对旧设备维护不当，其产生的废油可能污染地下水；过去发生的化学品泄漏事件等。

（2）现在时态：当前施工现场正在发生的、现存的并持续到未来的环境问题。

（3）将来时态：组织将来产生的环境问题。如产品出厂后可能带来的环境问题；产品报废时的处置、将来的法律、法规和其他要求及其变更计划中的活动可能带来的环境问题；新项目引入、新产品、工艺改造可能带来的环境问题。

3. 环境因素的"七个方面"

环境因素的"七个方面"，也即环境因素的七种表现形式。进行环境因素识别时，应考虑这"七个方面"。

（1）大气排放：包括向大气实施点源、无组织排放各类污染环境因素，如冬季施工现场锅炉的烟尘排放、土方作业活动施工粉尘的排放、锅炉燃烧产生的废气（主要有二氧化碳、二氧化硫、氟氧化物）和烟尘等。

（2）水体排放：生活污水与施工过程形成的废水等污染因素的产生与排放，如食堂含油污水的排放、砼搅拌站污水排放等。

（3）各类固体废弃物：包括施工过程以及生活、办公活动中产生的各种固体废弃物，如建筑垃圾、生活垃圾、办公垃圾等。

（4）土地污染：由各种施工化学物质、油类、重金属等对土壤所造成的污染、积累和扩散。

（5）原材料和自然资源的耗用：施工和办公过程中对原材料、纸张、水、电等方面资源的耗用。

（6）社区问题：如施工噪声、夜间工地照明的光污染等。

（7）当地其他环境问题：如生态环境破坏、电磁污染、地层下陷等。

4. 环境因素识别的范围

环境因素通常按照施工流程进行识别，这样可以避免环境因素的遗漏。特别是初始环境因素的识别应重点明确识别范围，识别的范围应与工程项目的特点相对应。

（1）实际位置：包括施工场所（固定和临时的）所处的地址及场所中的仓库、施工用设备设施、办公室等所处的位置，也包括在场所之外的活动与过程发生的位置，例如运输服务、回访保修服务等。

（2）组织单元：是指承担工程项目相应职能的部门、岗位以及承担特定工作任务的临时性组织形式。组织单元可以是项目自身职能和行政管理的整体、部分或结合体。如项目环境管理部门或项目分包单位等。

（3）活动与过程：在确定识别范围时，尤其需要关注与工程项目直接相关的过程和活动。同时还需要考虑那些在项目的固定场所之外进行的某些活动或过程，例如材料运输、分包场地的钢筋制作等。

（4）考虑的时期：包括过去的和将来的时间段。例如考虑项目开工以来的环境管理状况，调查可能发生的施工污染事故事件以及项目能源消耗的情况。

（5）变化的情况：任何变化情况涉及的施工作业区域、活动、产品、服务，包括施工及支持活动（如设计变更导致的变化）涉及的区域。

在保证覆盖所有施工和相关活动范围的前提下，应重点关注那些产生重大环境影响和在未来施工过程中可能具有关键功能区域的环境因素。

二、职业性有害因素的识别

职业性有害因素是指工作场所中存在或产生的对从事职业活动的劳动者可能导致职业病的各种危害因素。主要包括：各种有害化学、物理、生物等因素以及在作业过程中产生或存在的其他职业性有害因素。

职业性有害因素识别是指在职业卫生工作中，根据经验或通过工程分析、类比调查、工作场所监测、职业流行病学调查以及实验研究等方法，把工作场所中存在的职业性有害因素鉴别出来的过程。职业性有害因素的识别是职业卫生工作的首要环节，也是职业卫生工作者的一项基本工作。

1. 职业性有害因素的识别与分析的意义

识别工作场所职业病危害因素，可确定危害因素的种类、来源、形式或性质、分布、浓度或强度、作用条件、危害程度，有助于确定职业病危害监测指标；分析影响劳动者健康的方式、途径、程度，确定健康监护指标，为职业病诊断提供证据；作为建设项目职业病危害评价工作的基础和重要环节，明确职业病危害控制的目标，指导职业病危害防护措施的实施；同时为职业卫生管理提供科学依据。总之，职业病危害因素的识别与分析是职业病防治工作的主要任务之一，也是职业安全健康、职业卫生监督的重要技术支撑。

2. 职业性有害因素识别的依据

按照劳动条件的生产工艺过程、劳动过程及生产环境，可将职业病危害因素的来源分为3大类：

（1）生产工艺过程中产生的有害因素，主要包括化学因素、物理因素及生物因素。化学因素主要有生产性毒物（如铅、苯、汞、一氧化碳、有机磷农药等）、生产性粉尘（如矽尘、煤尘、石棉尘、水泥尘、金属尘、有机粉尘等）。物理因素主要有异常气象条件（如高温、高湿、低温等）、异常气压（高、低气压等）、噪声与振动（如机械性噪声与振动、电磁性噪声与振动、流动性噪声与振动等）、电离辐射（如 α、β、γ、X 射线、质子、中子、高能电子束等）、非电离辐射（如可见光、紫外线、红外线、射频辐射、激光等）。生物因素主要有炭疽杆菌、布氏杆菌、森林脑炎病毒、真菌、寄生虫等。

（2）劳动过程中的有害因素，主要有劳动组织和劳动休息制度不合理；劳动过度心理和生理紧张；劳动强度过大，劳动安排不当；不良体位和姿势，或使用不合理的劳动工具。

（3）生产环境中的有害因素，主要包括自然环境中的因素，如在炎热季节受到长时间的太阳辐射导致中暑等；厂房建筑或布局不合理，如采光照明不足，通风不良，有毒与无毒、高毒与低毒作业安排在同一车间内等；来自其他生产过程散发的有害因素的生产环境污染。

在职业环境中常常存在多种职业性有害因素，操作者同时或相继接触各种有害因素，因此往往同时存在多种有害因素对劳动者的健康产生联合作用。如矿井工人可同时接触粉尘、振动、噪声、放射性气体等。铸造工人同时受高温、矽尘、噪声、振动、一氧化碳、金属烟尘等的作用。电焊工在通风不良的密闭区域操作时，除接触金属和焊割的烟尘外，由于紫外线和高温的存在，可将空气中的氧和氮合成氧化氮，并形成臭氧。职业性有害因素的联合作用，其作用强度和性质会有所改变，因此在识别职业性有害因素对健康的影响时，要注意多因素联合作用对工人的健康效应，并制订某些常见职业因素联合作用的卫生标准。

物理因素的联合：如高温和高湿、振动和噪声、低温和振动等。化学因素的联合：生产环境中常有数种毒物同时存在并作用于人体，这种联合作用可表现为独立作用、相加作用、增强作用。在化工、染料、制药、冶炼等行业中，这种联合作用极为多见，如油漆工同时接触二氯甲烷和甲苯时，比单独接触二氯甲烷的作用持久，毒性有增强作用。

物理和化学因素的联合：关于高温环境与工业毒物的联合作用研究最多。高温可改变化学物质的物理性状，如使有机溶剂挥发加快、空气中的毒物浓度增加。动物实验证明，当大鼠同时接触甲苯和噪声时，所引起的听力损伤效应远远大于噪声单独作用的结果。

第四节 环境危险度评价

一、危险度评价的基本概念

危险度评价是在综合分析人群流行病学调查、毒理学试验、环境监测和健康监护等多方面研究资料的基础上，对化学物损害人类健康的潜在能力作定性和定量的评估，对环境评价过程中存在的不确定性进行描述与分析，进而判断损害可能发生的概率和严重程度。目的是为了确定可接受的危险度水平和实际安全剂量，为政府部门正确做出卫生和环保决策、制订相应的管理法规和卫生标准提供科学依据。

任何一种化学物都是有毒的，但并非在任何情况下都会对环境和人类构成实际危害。是否产生危害取决于特定接触条件下，化学物毒物作用特征、剂量–反应关系及人体实际接触的剂量。

二、危险度评价步骤

危险度评价包括4个步骤：危害鉴定、剂量–反应关系评估、暴露评估和危险度特征分析，在整个危险度评价过程中每一步都存在着一定的不确定性。

1. 危害鉴定

危害鉴定是危险度评价的第一阶段，亦即定性评价阶段，其目的是判断在一定情况下，接触某化学物后是否可能产生危害？其不良的健康效应是什么？确定特定的化学物是否与某特定的健康效应有因果关系。对于现存的化学物质，主要是评审该化学物质的现有毒理学和流行病学资料，确定其是否对人体健康造成损害；对危害不明确的新化学物质，需从头收集较完整而可靠的资料。一般来讲，在方法上常用病例收集、环境毒理学、短期简易测试系统（如 Ames 试验、微核等）、长期动物实验以及流行病学调查方法来进行。此外，还可将待评化学物质与已知致癌物进行分子结构比较。根据构–效关系理论，通常认为与已知致癌物的化学物结构相似的化合物，可能具有致癌性。

2. 剂量–反应关系评估

剂量–反应关系评估是危险度评价的重要核心部分，是定量评价的阶段。目的是为求得某化学物的剂量（浓度）与主要的特定健康效应的定量关系。确定暴露水平与健康效应发生概率之间的关系，找出规律，了解剂量–反应模式，以用于危险度分析。

剂量–反应关系评估方法包括有阈值和无阈值两类评估方法，前者用于非致癌效应的剂量–反应评估，后者用来评估致癌物的剂量–反应关系。有阈值理论认为，化学物质在低于某一剂量（阈剂量）时，则不会对机体产生危害，无阈值理论认为，化学致癌物即使在浓度很低的情况下，也会引起机体内生物大分子 DNA 的不可逆损伤。

有阈化学物质的剂量–反应关系评估：利用动物或人的定量资料，确定人暴露于该物质不致引起有害健康效应的最高剂量，以此作为参考值，来评价危险人群在某种暴露量下的危险度，或据此推算该物质在环境介质中的最高容许浓度（或可接受的限量）。

无阈化学物质的剂量–反应关系评估：这类化学物质是致癌物，剂量–反应关系已知或假设是无阈值的，即大于零的任何剂量在某种程度上都有可能导致有害效应，因此对这类物质的剂量−反应关系评估的关键是确定低剂量范围内的剂量−反应的定量关系，以作为预测危险人群在某特定暴露水平下的危险度的方法学依据。

3. 暴露评估

暴露评估是对人群暴露于环境介质中有害因子的强度、频率、时间进行测量、估算或预测的过程，是进行风险评估的定量依据。暴露评估的目的是估测整个社会（或全国或某一地区）人群接触某种化学物质的可能程度。

没有人群的暴露也就不会有危害，暴露评价要确定暴露水平（剂量）和暴露人群的特征。暴露剂量分为外暴露剂量和内暴露剂量。确定外暴露剂量时，首先应通过调查和检测明确暴露特征，有毒物质的理化特性及排放情况，在环境介质中的转移及分布规律，暴露途径、暴露浓度、暴露持续时间等。内暴露剂量可通过测定内暴露剂量的生物标志来确定或根据外暴露剂量推算（内暴露剂量＝摄入量×吸收率）。内暴露剂量比外暴露剂量更能反映人体暴露的真实性，为精确计算剂量−反应提供更为科学的基础资料。

暴露人群的特征包括人群的年龄、性别、职业、易感性等。

4. 危险度特征分析

根据上述三个阶段所获取的数据和定性、定量评估结果，估算不同接触条件下，该化学物可能产生的健康危害的强度或某种健康效应的发生概率，分析判断人群发生某种健康危害的可能性并指出各种不确定因素。

因此，危险度特征分析主要包括两方面的内容，一是对有害物质的风险大小做出定量估算与表达；二是对评估结果的解释与对评估过程的讨论，特别是对前面三个评估阶段中存在的不确定性做出评估，即对风险评估结果本身的风险做出评估。

对有阈值化学物，把与参考剂量相对应的可接受危险度概率定为 10^{-6}（指为社会公认、为公众可接受的不良健康效应的概率，可因条件的变更而改变，波动为 $10^{-3} \sim 10^{-6}$ 或 $10^{-4} \sim 10^{-7}$ 之间）。可计算出：①人群终生超额危险度；②人群年超额危险度；③人群年超额病例数。

对无阈化学物可计算出：①人群终生患癌超额危险度；②人均患癌年超额危险度；③人群超额患癌病例数。

危险度评价的 4 个步骤并非缺一不可，有时可将第 3 个阶段省去，仅用人类接触的假定水平予以计算，或者先定出可接受的危险水平，然后以此作为限值，估算出人类相对安全的接触水平。在进行具体危险度评价时，应根据具体情况而定。

三、危险度评价的不确定性因素

在危害鉴定与剂量−反应关系评估阶段存在着很多不确定因素，如存在实验动物资料向人外推、高剂量向低剂量外推、较短染毒时间向长期持续接触外推、少量人群资料向大量人群外推的不确定性等。

如果能获得人群流行病学研究数据或从临床研究获得人体数据，在危害鉴别及其他步骤中应当充分利用。然而，对于大多数化学物，临床和流行病学资料是难以得到的。

四、危险强度的确定

危险度评价是分析和评估暴露于环境危害因子与健康和安全性关系的过程，包括相对危险度评价、危险度权衡分析、危险度信息交流、投资-效益分析、决策分析、生命周期分析等一套正式或非正式的分析。危险强度的确定是危险度评价中非常重要的内容。

常用相对危险度（RR）或比值比（OR）及其95%可信区间与 p 值来评价危险因素与疾病的联系强度。当 RR 或 OR 值是 $0.9 \sim 1.1$ 时为无联系，$0.7 \sim 0.8$ 或 $1.2 \sim 1.4$ 时为弱联系，$0.4 \sim 0.6$ 或 $1.5 \sim 2.9$ 时为中等度联系，$0.1 \sim 0.3$ 或 $3.0 \sim 9.9$ 时为强联系，10为极强联系。也可简单地根据 RR（OR）值的大小将危险度分为高（$\geqslant 10$）、中（$2 \sim 9$）和低（$\leqslant 2$）三个等级。

五、危险度评价的用途

危险度评价的主要用途包括：①预计可能产生的健康效应类型的特征；②估计这些健康效应发生的概率；③估计具有这些健康效应的人数；④提出空气、水、食品中某种有害物质的可接受浓度的建议值；⑤有针对性地提出疾病预防控制的重点因素。

六、危险度评价示例

下面以杀虫脒为例来介绍农药致癌作用的危险度评价。

1. 杀虫脒的背景资料

停止生产农药杀虫脒的决定就是根据危险度评价的研究结果做出的决定。

农药杀虫脒原拟用以取代滴滴涕，曾在我国大量生产、应用，对保护农作物起过积极的作用。自20世纪70年代初，开始怀疑杀虫脒有致癌作用，但有争议。经过大量的研究，现已证实其致癌性，许多国家明令禁止生产使用。我国曾对杀虫脒致癌作用的危险度进行过定性和定量评定，为安全使用农药的决策提供了依据。

2. 杀虫脒的危险度评价

（1）危害性鉴定：杀虫脒具有中等毒性及多方面的毒理作用，易经哺乳类动物皮肤吸收。杀虫脒在体内的主要代谢产物为对氯邻甲苯胺（约占40%），经尿排出。实验证明，杀虫脒的致癌作用与对氯邻甲苯胺关系密切。

短期遗传毒理学测试：一般剂量的杀虫脒无明显的诱变作用，但对氯邻甲苯胺测试结果大多为阳性。这可能与所采用的测试系统缺乏将杀虫脒转化为对氯邻甲苯胺的酶系统有关。因此，短期遗传毒理学测试结果仅为判断杀虫脒的致癌性提供参考。

整体动物长期喂饲试验：小鼠经口饲杀虫脒或其主要代谢产物对氯邻甲苯胺，血管肉瘤和血管内皮细胞瘤的发生率均明显高于对照组，与文献报道结果较一致。经皮试验，并以巴豆油作促癌剂，结果引发鳞状细胞癌，且有内脏转移。两试验均呈明显的剂量-反应关系。

人的致癌资料：曾对使用杀虫脒时间和数量均不相同的三个县进行流行病学调研，发现使用量大、使用期长的县，女性膀胱癌（排除了吸烟因素）的标化死亡率为对照组地区的2.25倍。德国学者也观察到，在接触杀虫脒和对氯邻甲苯胺的60名工人中，有7人发生膀胱癌。

（2）剂量–反应关系评估：由于尚缺乏杀虫脒引发人类肿瘤的剂量–反应关系的资料，目前只能借用小鼠长期喂饲杀虫脒致癌性测试所得的回归方程式推导：

$$Y = -2.354 + 2.199X$$

式中，X 为杀虫脒剂量的对数值（$X = \lg$ mg/kg 体重）；Y 为肿瘤发病率的概率 $[Y = \ln P/(1-P)]$，P 为肿瘤发病率减去本底。

（3）暴露评估：根据作业呼吸带范围空气检测、施药员与包装工皮肤污染量和尿中杀虫脒排出量的监测数据，以及食用施药稻米中残留量，杀虫脒摄入量的估算如表 6.1 所示。

表6.1　　　　职业接触及从稻米残留中摄入量（mg/kg·bw/d）估测

	农药厂包装工人	喷洒杀虫脒的农民	进食有杀虫脒残留稻米的居民
职业因素	1.851×10^{-3}	4.751×10^{-4}	
饮食因素	7.143×10^{-5}	7.143×10^{-5}	7.143×10^{-5}
合计	1.922×10^{-3}	5.465×10^{-4}	7.143×10^{-5}

（4）危险度特征分析：将估测的接触量带入上述动物试验所得的剂量–反应回归方程，估算出相应的肿瘤发病率和杀虫脒引发肿瘤的危险度，并与德国学者 Stasik 及美国 EPA 的资料比较，结果见表 6.2。

表6.2　　　　　　　杀虫脒引发膀胱癌危险度估测结果

	接触量（mg/kg·d）	估计接触人数	动物致癌资料推算概率	Stasik 资料推算概率	EPA 公告资料推算概率	预测膀胱癌死亡数 *
杀虫脒包装工人	1.922×10^{-3}	3000	24.2×10^{-5}	22.0×10^{-5}	30.6×10^{-5}	0.726
喷洒杀虫脒的农民	5.465×10^{-4}	1.5×10^{7}	7.3×10^{-5}	6.2×10^{-5}	8.69×10^{-5}	1095
吃带杀虫脒残留稻米的居民	7.143×10^{-5}	1.34×10^{8}	1.04×10^{-5}	0.82×10^{-5}	1.14×10^{-5}	1394

* 动物资料预测膀胱癌死亡数。

结果显示，上述 3 种研究估算杀虫脒引发膀胱癌的概率均在 $10^{-4} \sim 10^{-5}$ 之间，亦即，杀虫脒致癌的概率在万分之一到十万分之一之间，而公众可接受的危险度概率为 10^{-6}（百万分之一）。因此，根据危险度评价的研究结果建议停止农药杀虫脒的生产。

（5）不确定性因素：由于危险度评价需要大量确定的有关资料，一时难以齐全，故此项评价尚存在某些不确定因素。例如，①整个评价基础是假设杀虫脒在人群中引起肿瘤的剂量-反应关系，与小鼠长期测试结果近似，但实际情况不一定如此；②从动物实验的大剂量作用推导到人的小剂量接触效应，无疑存在种族差异；③接触量估算需要准确而系统的环境和生物监测资料，由于条件限制，往往难以达到理论上的要求。

为了弥补这些缺陷，在危险度估测中引用了若干国外资料加以推算、比较，结果比较接近。

第五节 环境污染的防治措施

随着我国国民经济实力的提高和公民环境意识的加强，减少环境污染、加强生态环境建设的要求越来越迫切。20 世纪 90 年代以来，在全国范围内开展了一些大规模的生态环境建设和综合治理，如 1998 年实施长江流域上游天然林的禁伐与保护工程、1998 年实施淮河流域环境污染治理的零点方案、1999 年发布了全国生态环境建设规划。同时又出台了一系列的法律、法规，如《中华人民共和国环境保护法》、《中华人民共和国水污染防治法》、《中华人民共和国大气污染防治法》、《建设项目环境保护管理办法》等，均体现了国家各级政府部门对生态环境的重视。

目前，我国环境污染的防治措施逐渐以"预防为主，防治结合"为指导方针，具体措施如下：

（1）污染控制正逐渐从末端治理转变为清洁生产。

末端治理是我国长期以来治理环境污染的一种基本手段，主要是通过环保部门强制排污单位采取必要的污染治理措施。这种治理方式是被动的，在不改变原有工艺的情况下，企业往往要花费大量的人力、物力和财力进行污染治理，增加了企业成本，因此使得大多数企业缺乏污染治理的积极性，甚至逃避对环境污染责任的承担。而清洁生产是实行全过程控制的一种形式，是一种主动的环境污染控制和治理模式。它主要包含了 2 个方面：①在微观层次上，要求企业在生产过程中采用无毒无害的原材料，少废无废的清洁工艺，物料的闭路循环，节约原材料和能源，尽最大可能减少污染物的毒性和排放，生产的产品在使用中和使用后不会危害人体健康和生态环境，并易于回收和再生，易处理、易降解；②在宏观层次上，要求从企业战略高度上对整个产品结构、能源消耗构成及产品消费模式进行调整，以达到最大限度地利用资源和最低限度地产生有害废弃物。我国已将推行清洁生产列入《环境与发展十大对策》中，并明确提出转变大量消耗资源、能源、粗放经营的传统生产发展模式，调整单纯末端治理的环境污染控制体系，推行清洁生产的要求，这也是我国实施可持续发展的关键措施之一。

（2）以"谁污染，谁付费"、"谁治理，谁收益"来代替"谁污染，谁治理"的治理方针。

"谁污染，谁治理"是在我国早期环境污染治理工程中提出的，对环境污染控制起了一定的作用。但由于长期以来，国民环境保护意识淡薄，加上在环境污染治理方面缺乏规模效应，大多数企业单纯为满足市场短期需求和企业近期利益而逃避对环境污染责任的承担，加上我国环境保护法规的不完善和环境执法、监督不力，导致环境污染未能得到根本治理。在我国经济实力、科学技术水平和公民生态环境意识不断提高的条件下，应积极推广"谁污染，谁付费"和"谁治理，谁收益"的方针，通过对排污企业征收排污费，积累资金，扶持一批积极性高、技术力量雄厚的企业和团体，来承担对环境污染的统一治理，这样在污染治理方面，可形成一定的规模效应，同时又可以避免环保处理设施的重复投资和重复建设，既省了资金，又促进了环保企业的发展。

（3）废物的再生利用也将成为环境管理的重点，从而使环境保护不再只是消极地增加成本，而是从积极角度出发，将其视为产生效益的行业。

垃圾发电已为中国各大城市的垃圾处理找到一条可行之路。随着我国经济实力、科学技术水平的不断提高，公民生态环境意识的增强，在国家环境政策和有关法律、法规的支持下，我国的环境污染治理必然会取得巨大的成就，为我国可持续发展战略起到积极推动作用。

总之，为了做好环境污染的防治工作，我们每一个公民必须努力增强环保意识。一方面要清醒地认识到人类在开发和利用自然资源的过程中，往往会对生态环境造成污染和破坏；另一方面要把这种认识转变为自己的实际行动，以"保护环境，人人有责"的态度积极参加各项环境保护活动，自觉培养保护环境的道德风尚。

第七章　疾病预防控制

疾病预防控制不仅研究疾病未发生前减少危险因素的方法，而且还研究在疾病发生后，如何阻止病情进一步发展和尽量减少疾病带来的严重后果所采取的一系列策略和措施。任何疾病的发生、发展都有其本身的规律，因此，我们必须掌握这些规律，才能达到预防控制疾病，最终消灭疾病、促进健康的目的。

第一节　疾病预防控制策略

预防控制策略是指导全局的总体方针，预防控制措施是开展工作的具体技术手段。策略和措施犹如军事上的战略和战术，密切相关。只有在正确、合理的策略指导下，采取有效、可行的措施，才能以最少的投入取得最大的预防控制疾病的效果。

一、在宏观水平制订预防控制的策略

疾病的预防控制策略应根据以下情况综合分析后制订：①该病的流行病学特点（分布和自然史）；②该病对人群健康和社会经济的危害程度；③该病有无特效的防治方法；④当地对预防控制该病的支持程度（政策、资源、社会参与）。疾病的预防控制策略是在充分了解疾病特点和当地背景的情况下，对如何执行具体措施作出的一种宏观决策。因此在制订预防控制策略时要考虑政府的卫生工作方针、社会大卫生观念、现代医学模式、影响健康的因素、社区诊断等方面的问题。

二、全球卫生策略和初级卫生保健

1. 卫生保健策略

1977 年，世界卫生大会通过的全球卫生策略——"2000 年人人享有卫生保健"（health for all by the year 2000, HFA/2000）——已成为 WHO 和各国政府的主要卫生目标。1978 年，WHO 和联合国儿童基金会（UNICEF）联合召开会议明确提出："初级卫生保健"（primary health care, PHC）是实现上述目标的基本策略和途径。1988 年第 41 届世界卫生大会再次声明，人人享有卫生保健将作为 2000 年以前及以后年代的一项永久性目标。

人人享有卫生保健并不意味着医护人员能治愈所有疾病，或不再有人患病或成残疾。它是指：①人们在工作和生活场所都能保持健康；②人们将运用更有效的办法去预防疾病，减轻疾病或伤残带来的痛苦，并且通过更好的途径进入成年、老年，最后安乐地死去；③在全体社会成员中均匀地分配一切卫生资源；④所有个人和家庭，通过自身充分地参与，将享受到初级卫生保健；⑤人们将懂得自己有力量摆脱可以避免的疾病，赢得健

康，并且明白疾病不是不可避免的。

2. 初级卫生保健与社区卫生服务

初级卫生保健是应用切实可行、学术可靠又受社会欢迎的方法和技术，并通过社区的个人和家庭积极参与而达到普及，其费用也是社区和国家依靠自力更生原则能够负担的一种基本的卫生保健形式。初级卫生保健的任务包括以下四大内容：

（1）健康教育和健康促进：通过健康教育促使人们自觉地采纳有益于健康的行为和生活方式，消除或减轻影响健康的危险因素，促进健康和提高生活质量。

（2）疾病预防和保健服务：采取积极有效的措施，预防各种疾病的发生、发展和流行。

（3）基本治疗：以一级医院为中心，面向社会，通过设点、开设家庭病床、巡诊、转诊相结合，为社区提供及早有效的医疗服务。

（4）社区康复：通过设立家庭病床或社区康复点，对丧失正常功能或残疾者，采取医学和社会综合措施，促使其康复。

3. 新公共卫生运动

1986 年，第一届健康促进国际大会在加拿大渥太华召开并发表了《渥太华宣言》，指出："健康是日常生活的资源而不是目标"，"健康促进是指促进人们控制和改善他们自身健康的过程"。宣言还明确指出健康促进涉及的 5 个主要领域：①制定健康的公共政策；②创建支持的环境；③加强社区的行动；④发展个人的技能；⑤调整保健服务方向。当今国际社会把健康促进提高到前所未有的高度，号召各国把这些原则和概念转化为行动，特别强调健康促进规划的各种方法必须基于多部门多学科共同参与的原则，并按其紧迫性、可变性和可行性做出抉择，通过健康教育和卫生立法等手段引导人们改变不良的生活方式。这种以健康促进和初级卫生保健为标志的全球性健康行动又被称为新公共卫生运动。其中，以社区为基础的干预项目作为健康促进的重要组成部分愈来愈多地在各国得以开展，并形成了社区项目设计、实施和评估的基本理论和方法。

第二节　传染病预防控制

传染病是指由传染性病原体或它们的毒性产物所致的疾病。病原体通过感染的人、动物或储存宿主直接或间接地发生传播，感染易感者。

传染病流行病学旨在研究人群中传染病的发生、发展和传播规律，探索传染病的临床识别标志，评价影响传染病流行的因素，提出预防和控制传染病流行的措施和策略，有效地控制和消灭传染病。

传染病流行病学是现代流行病学的发源地，也是现代流行病学的一个重要组成部分。自 1854 年 John Snow 对伦敦霍乱流行进行了经典性的流行病学调查以来，传染病流行病学对预防和控制人类常见传染病如麻风病和白喉、消灭天花、脊髓灰质炎等做出了不可或缺的贡献。任何一种新出现的传染病的流行，除了需要从微生物学角度来识别病原体、从临床医学角度来治疗受感染的病人外，还必须从流行病学角度来识别疾病的流行特征，从而制定有效的预防策略和措施，阻断疾病的传播途径，控制疾病在人群中的流行。

一、传染病的预防和控制策略

1. 预防为主

预防为主是我国的基本卫生工作方针。我国的传染病预防策略可概括为：以预防为主，群策群力，因地制宜，发展三级保健网，采取综合性防治措施。传染病的预防就是要在疫情尚未出现前，针对可能暴露于病原体并发生传染病的易感人群采取措施。①加强健康教育，改变不良卫生习惯和行为切断传播途径；②加强人群免疫；③改善卫生条件，提供安全的饮用水，粪便无害化处理，食品卫生监管等。

2. 加强传染病监测

传染病监测是疾病监测的一种，其监测内容包括传染病发病、死亡；病原体型别、特性；媒介昆虫和动物宿主种类、分布和病原体携带状况；人群免疫水平及人口资料等。必要时还开展对流行因素和流行规律的研究，并评价防疫措施效果。我国的传染病监测包括常规报告和哨点监测。常规报告覆盖了甲、乙、丙三类共39种法定报告传染病。

3. 传染病的全球化控制

1980年全球宣布消灭天花，1988年WHO启动全球消灭脊髓灰质炎行动。有该病的国家由125个降至10个。中国在2000年被WHO列入无脊髓灰质炎野毒株感染国家。2001年WHO发起全球"终止结核病"合作伙伴活动，其目标为：2005年，全球结核病感染者中的75%得到诊断，其中85%被治愈；2010年，全球结核病负担（死亡和患病）下降50%；2050年，使全球结核病发病率降至1/百万。

二、传染病预防和控制措施

传染病预防和控制包括传染病报告和针对传染源、传播途径和易感人群的多种预防措施。

1. 传染病报告

（1）报告病种类别：1989年颁布的《传染病防治法》规定：法定报告传染病分为甲、乙、丙三类共35种。甲类：鼠疫、霍乱。乙类：病毒性肝炎、细菌性和阿米巴性痢疾、伤寒、艾滋病、淋病、梅毒、脊髓灰质炎、麻疹、百日咳、白喉、流行性脑脊髓膜炎、猩红热、肾综合征出血热、狂犬病、钩端螺旋体病、布鲁杆菌病、炭疽、流行性和地方性斑疹伤寒、流行性乙型脑炎、黑热病、疟疾、登革热、肺结核、新生儿破伤风。丙类：血吸虫病、绦虫病、包虫病、麻风病、流行性感冒、流行性腮腺炎、风疹、急性出血性结膜炎，除霍乱、痢疾、伤寒和副伤寒以外的感染性腹泻。国务院可以根据情况，增加或者减少甲类传染病病种，并予公布；国务院卫生行政部门可以根据情况，增加或减少乙类、丙类传染病病种，并予公布。目前法定传染病共计39种，其中甲类传染病2种，乙类传染病26种，丙类传染病11种。

（2）责任报告人及报告时限：凡执行职务的医疗保健人员、卫生防疫人员，包括个体开业医生，皆为疫情责任报告人。责任报告人发现传染病病人、病原携带者、疑似传染病病人，应依法填写疫情报告卡，向卫生防疫机构报告疫情。甲类传染病和乙类传染病中的艾滋病、肺炭疽的报告时限为城镇6小时以内、农村12小时以内，应以最快的通信方式向发病地区的卫生防疫机构报告，并及时报出传染病报告卡。乙类传染病的报告时限为城镇 12 小时以内、农村 24 小时以内向发病地区的卫生防疫机构报出传染病报告卡。在监测区内发现丙类传染病的报告时限为 24 小时内向发病地区的卫生防疫机构报出传染病报告卡。发现传染病爆发、流行，应以最快的通信方式向发病地区的卫生防疫机构报告疫情。省级政府卫生行政部门接到发现甲类传染病和发生传染病爆发、流行的报告后，应于6 小时内报告国务院卫生行政部门。

2. 针对传染源的措施

（1）病人：应做到早发现、早诊断、早报告、早隔离、早治疗。病人一经诊断为传染病或可疑传染病，就应按传染病防治法实行分级管理。甲类传染病病人和乙类传染病中的艾滋病、肺炭疽病人必须实施隔离治疗。必须在指定场所进行隔离观察、治疗。必要时可请公安部门协助。乙类传染病病人，根据病情可在医院或家中隔离。对传染源作用不大的可不必隔离。丙类传染病中的瘤型麻风病人必须经临床和微生物学检查证实痊愈才可恢复工作、学习。

（2）病原携带者：对病原携带者应做好登记、管理和随访至其病原体检查 2 ~ 3 次为阴性后。

（3）接触者：凡与传染源有过接触并有受感染可能者都应接受检疫。检疫期为最后接触日至该病的最长潜伏期。①留验：即隔离观察；②医学观察；③应急接种和药物预防；④动物传染源：对危害大且经济价值不大的动物传染源应予彻底消灭。对危害大的病畜或野生动物应予捕杀、焚烧或深埋。对危害不大且有经济价值的病畜可予以隔离治疗。此外还要做好家畜和宠物的预防接种和检疫。

3. 针对传播途径的措施

消毒是用化学、物理、生物的方法杀灭或消除环境中致病性微生物的一种措施，包括预防性消毒和疫源地消毒两大类。疫源地消毒又分为：①随时消毒：是当传染源还存在于疫源地时所进行的消毒；②终末消毒：是当传染源痊愈、死亡或离开后所作的一次性彻底消毒，从而完全清楚传染源所播散、留下的病原微生物。只有对外界抵抗力较强的致病性病原微生物才需要进行终末消毒。

4. 针对易感者的措施

（1）免疫预防：包括主动免疫和被动免疫。

（2）药物预防。

（3）个人防护。

5. 传染病爆发、流行的紧急措施

（1）限制或停止集市、集会、影剧院演出或者其他人群聚集活动。

（2）停工、停业、停课。

（3）临时征用房屋、交通工具。

（4）封闭被传染病病原体污染的公共饮用水源。

三、计划免疫及其评价

计划免疫指根据疫情监测和人群免疫状况分析，按照规定的免疫程序，有计划地利用疫苗进行预防接种，以提高人群免疫水平，达到控制乃至最终消灭针对性疾病的目的。其基本内涵包括三方面，即：以控制和消灭相应疾病为目的；具有可行的免疫规划和免疫策略；具有免疫预防工作及疾病控制效果的监测评价系统。

(一) 疫苗

预防接种是将抗原或抗体注入机体，使人体获得对某些疾病的特异性抵抗力，从而保护易感人群，预防传染病发生。

（1）理想的疫苗的基本要求：①能够导致类似于自然感染后产生的较强的体液、细胞和局部免疫。②能够产生针对临床疾病和再感染的保护作用。③能够提供长达数年甚至终身的保护。④无或只有很小的副作用。⑤对同一微生物的不同株均能产生的免疫保护作用。⑥能够在可行性和伦理学等方面被不同文化背景的目标人群所接受。⑦制备的疫苗不需要专门的处置（如冷链等）。⑧不会显著影响同时使用的其他疫苗的免疫效果。⑨成本效益合理。

（2）种类：①人工自动免疫。人工自动免疫指通过人工免疫方法，使宿主自身的免疫系统产生对于相关传染病的保护作用，作用的大小取决于宿主所产生的免疫反应强度。影响宿主免疫反应的因素包括疫苗所含的抗原量、免疫途径（如肌肉注射、口服等）、母体抗体的存在与否、宿主因素、免疫时间。a. 减毒活疫苗：由无毒或弱毒菌株或病毒株所制成，如麻疹疫苗、卡介苗、脊髓灰质炎疫苗。接种剂量小，接种次数少，免疫效果好，维持时间长，但不易保存，通常需要冷链。b. 灭活疫苗：用加热、化学等方法杀死的病原微生物或提取、纯化的病原微生物组分制成。灭活疫苗易保存，有效期长，但产生的免疫力较低，免疫持续时间较短，需反复接种，组分复杂而副作用较大。c. 重组疫苗：通过遗传学重组机制来生产的疫苗。有四类：＊DNA 重组疫苗，此方式的第一种疫苗是乙型肝炎疫苗。＊通过消除和修饰病原微生物上已知的导致致病性基因来制备疫苗。如针对轮状病毒的第一代重组疫苗对儿童腹泻具有很强的保护性。＊通过在一个非致病性微生物如病毒体内插入病原微生物的某个基因，然后被修饰的病毒作为一个携带者或载体来表达该外来基因，从而诱导免疫反应。目前这一技术正被应用于 HIV 疫苗的研制。＊DNA疫苗，旨在将病原微生物的某种专门组分的裸露 DNA 编码直接注入机体内。目前正在研制包括疟疾、流感、轮状病毒、HIV 等的 DNA 疫苗。②人工被动免疫。人工被动免疫是将含有抗体的血清或其制剂注入机体，使机体立即获得抗体而受到保护。a. 免疫血清：指抗毒素、抗菌和抗病毒血清的总称。可及时产生保护作用，但其在体内停留时间短，作用时间短，易致过敏反应。b. 丙种球蛋白：是由健康产妇的胎盘与脐带血或健康人血制成的，可用于预防甲型肝炎、麻疹等。③被动自动免疫。如在注射破伤风或白喉抗毒素实施被动免疫的同时，接种破伤风或白喉类毒素疫苗，使机体迅速获得特异性抗体的同时，产生持久的免疫力。

(二) 计划免疫方案

（1）扩大免疫规划。20 世纪 70 年代以来，WHO 开展了全球扩大免疫规划（expanded

programme on immunization，EPI）活动，要求坚持免疫方法与流行病学监督相结合，防治白喉、百日咳、破伤风、麻疹、脊髓灰质炎、结核病等传染病。EPI 从启动至 20 世纪 80 年代，重点放在提高免疫覆盖率，使每一个儿童在出生后都能按计划获得免疫接种。90 年代后，计划免疫的目标逐步过渡为疫苗可预防疾病的控制、消除和消灭。我国 1980 年起正式加入 EPI 活动。《中国儿童发展纲要（2001—2010 年）》要求全国儿童免疫接种率以乡（镇）为单位达到 90% 以上，将乙型肝炎疫苗接种纳入计划免疫，并逐渐将新的疫苗接种纳入计划免疫管理。

（2）我国的计划免疫程序。我国制定了《全国计划免疫工作条例》。我国的计划免疫工作的主要内容是儿童基础免疫，即对 7 周岁及 7 周岁以下儿童进行卡介苗、脊髓灰质炎三价疫苗、百白破混合制剂和麻疹疫苗免疫接种，以及以后的适时加强免疫，使儿童获得对结核、脊髓灰质炎、百日咳、白喉、破伤风和麻疹的免疫力，概括为"接种四苗，预防六病"。最新的计划免疫还要求添加乙型肝炎疫苗免疫，并在部分地区增加对乙型脑炎、流行性脑脊髓膜炎等的免疫接种工作。

（三）疫苗及其免疫效果评价

疫苗及其免疫效果评价的关键是评价疫苗的安全性和有效性。

1. 评价程序

在动物实验有充分证据证明该疫苗的效力、安全性和有效性后，才可开展人体三期试验。I 期：剂量设定和安全性评价；II 期：安全性和免疫性试验；III 期：疫苗效果比较试验。疫苗人体评价前，必须获得试验的伦理学许可，对象必须知情认可。在评价过程中，必须全程监测。在获得生产许可后，还可以对疫苗在不同年龄、性别、不同暴露程度和医疗服务可及性的人群中进行进一步的流行病学观察性研究。

2. 计划免疫评价指标

（1）免疫效果评价指标。

①免疫学效果：通过测定接种后人群抗体阳转率、抗体平均滴度和抗体持续时间来评价。如脊髓灰质炎中和抗体≥1∶4 或有 4 倍及以上增高。②流行病学效果：可用随机对照双盲的现场试验结果来计算疫苗保护率和效果指数。

$$疫苗保护率（\%）=\frac{对照组发病率-接种组发病率}{对照组发病率}\times100\%$$

$$疫苗效果指数=\frac{对照组发病率}{接种组发病率}$$

（2）计划免疫管理评价指标。

计划免疫工作考核内容包括：组织设置和人员配备；免疫规划和工作计划；计划免疫实施的管理和各项规章制度；冷链装备及运转情况；人员能力建设及宣传动员；监测及疫情爆发控制等。具体考核指标为：①建卡率：以 WHO 推荐的群组抽样法，调查 12～18 个月龄儿童建卡情况，要求达到 98% 以上。②接种率：对象为 12 月龄儿童。③四苗覆盖率：即四种疫苗的全程接种率。④冷链设备完好率：

$$某疫苗接种率（\%）= \frac{按免疫程序完成接种人数}{某疫苗应接种人数} \times 100\%$$

$$四苗覆盖率（\%）= \frac{四苗均符合免疫程序的接种人数}{调查的适龄儿童人数} \times 100\%$$

$$冷链设备完好率 = \frac{某设备正常运转数}{某设备装备数} \times 100\%$$

（四）当前面临的主要问题

（1）要在全球所有国家开展有效的计划免疫以预防可用疫苗预防的传染病的发生，需克服计划免疫实施过程各环节中的诸多障碍。包括：以适当的方式将疫苗运输到发展中国家、拥有完整的冷链系统、有受过专门培训的计划免疫工作人员、有安全的注射器材和技术、要开展人群大规模宣传教育、国家必须提供公平可及的计划免疫服务等。

（2）要加强科技投入，研制和开发针对各种新现传染病的有效疫苗；同时，要利用新技术来研制更多针对现有传染病的有效疫苗。

（3）要加强对传染病病原体变异的监测，研究病原体变异对疫苗效果的影响，生产针对各种变异型病原体的有效疫苗。

（4）鉴于传染病流行的全球化趋势，要加强全球化的传染病控制策略，发展 EPI，在资源、技术和管理上互助合作。

第三节　慢性病预防控制

一、概念

慢性非传染性疾病（noninfectious chronic disease，NCD）指从发现之日起算超过 3 个月的非传染性疾病。这些疾病主要由职业和环境因素、生活与行为方式等引起，如肿瘤、心脏血管疾病、慢性阻塞性肺疾患、精神疾病等，一般无传染性。

这类疾病通常是与传染性疾病相比较而言的，传染性疾病是由病原体侵袭宿主后发生，常常呈现急性过程，病人往往是传染源。在少数情况下，某些传染性疾病可呈慢性经过，如结核病、慢性乙型病毒性肝炎；而某些慢性非传染性疾病发生则可能与传染因子有关或由慢性非传染性疾病演变而成，如一些肿瘤可能由病毒感染造成、肝癌可从慢性活动性乙型病毒性肝炎转化而来。此外，有些非传染性疾病可以突然发生，病程很短，如自杀、车祸、中暑、脑卒中等，则不属于慢性非传染性疾病的范畴。

急、慢性传染性疾病和急、慢性非传染性疾病，这四者之间的关系，可以用一个四格表的模式来表示（表 7.1）。显然，从表中可以看出，慢性非传染性疾病主要研究右下格的这些疾病。虽然这类疾病只占表中四格中的一格，但由这类疾病导致的疾病负担都很大。在全球，慢性疾病负担的比例为 43%（1998 年）；在我国，已达 60%（1999 年）。

表7.1　　　　　　　　　　急性与慢性和传染性与非传染性疾病

	急　性	慢　性
传染性	流行性脑脊髓膜炎 炭疽 钩端螺旋体病 麻疹 猩红热 流感	结核病 麻风 梅毒 血吸虫病
非传染性	自杀 他杀 外伤 脑卒中	肿瘤 冠心病 脑血管病 慢性阻塞性肺疾患 精神病 瘫痪 糖尿病

二、研究范围与任务

20 世纪下半叶，随着社会的发展、经济的繁荣、文化水平的提高，人们生活日益得到改善，卫生知识更加普及，使期望寿命增加，疾病谱发生了很大变化，出现了人口模式的变化和流行病学模式的变化。

世界上是如此，我国也是如此。我国的期望寿命已从 20 世纪 40 年代末的 35 岁增至 1990 年的 70 岁；60 岁以上人口在总人口中所占比例由 1991 年的 9.35% 增加到 1998 年的 10.52%。世界银行预测，我国的中老年人口数到 2030 年还将上升 2~3 倍。近几十年来，我国主要流行病的疾病谱变化也很大。新中国成立初期，由于政府的重视，广大医务卫生工作者与群众卫生运动相结合，长期肆虐我国的多种烈性传染病与寄生虫病迅速得到控制，1962 年我国消灭了本土天花，"万户萧疏鬼唱歌"的悲惨情景已一去不复返。随后，一些重要的自然疫源性疾病与儿童计划免疫性疾病的防治获得了很大成绩，"第一次预防医学革命"取得了决定性胜利，丝虫病与麻风病已达到基本消灭的程度；实现了 WHO 普及儿童免疫目标；传染病的疾病谱已属于先进的发展中国家的构成类型，肠道传染病占 90% 左右，呼吸道传染病和自然疫源性疾病仅占 10%。由此，我国流行病学模式发生了重要变化，NCD 的防治已成为整个疾病防治工作的重要部分：慢性病死亡数占总死亡人数的比例，由 20 世纪 70 年代的 60% 上升至 90 年代的 80%；在全国疾病监测系统中，慢性病在全死因的比例，已由 1990 年的 76% 上升至 1998 年的 82.4%。面对这种发展态势，NCD 的研究范围将日益扩大，研究任务将更加繁重。

总体上讲，NCD 流行病学的研究范围涉及 NCD 每一个领域。然而，在不同时期和不同国家，其研究范围可以有所变化。就我国目前这一阶段而言，主要研究领域应为：

（1）肿瘤流行病学。肿瘤在此指恶性肿瘤，主要为胃癌、肺癌、肝癌、食管癌等。

虽然在我国死因谱中，肿瘤在第三位，城市中在第二位，但由于肿瘤构成的复杂性及肿瘤流行病学研究的艰巨性，故应该把其放在 NCD 研究的领先位置。

（2）心脑血管病流行病学。心脑血管病主要包括脑血管意外、冠心病、风湿病、风心病等。心脑血管病死亡占我国慢性病死因的 40.8%，无论是城市还是农村，均列全死因的首位。尤其是脑血管意外，我国是世界上高死亡率的国家之一，其地理分布差异又很明显。所以，心脑血管疾病应为 NCD 的第二个研究领域。

（3）慢性阻塞性肺疾患流行病学。慢性阻塞性肺疾患主要包括慢性支气管炎、哮喘、支气管扩张、肺气肿、肺心病等。其死因在我国全死因中居第二位。不过，在此领域的流行病学研究做得不多。

（4）精神疾病流行病学。精神疾病主要包括精神分裂症、精神发育迟滞、情感性精神病、反应性精神病、老年痴呆症等。按 1998 年 WHO 报告，神经精神疾患为全球疾病负荷（DALY）的第二位，占全部 DALY 损失的 11.5%；在全世界 10 个主要残疾病因中有 5 个是精神疾患：严重抑郁症、精神分裂症、双极情感性精神病、酗酒和强迫症。在我国，近年来精神疾病患病有上升趋势，重精神病的患病率就达 10.54%。因此，精神疾病是 NCD 流行病学研究的重要领域。但是，由于这类疾病的特殊性，流行病学研究面临着不少困难，然而随着经济的发展、竞争的加剧，这方面的研究将会得到进一步加强。

（5）糖尿病流行病学。糖尿病包括胰岛素依赖型糖尿病（I型）、非胰岛素依赖型糖尿病（II型）。糖尿病发病在很多国家呈上升趋势，已占 NCD 的第三位。在我国，糖尿病患病率已由 1979 年的 0.67% 上升至 1997 年的 3.21%。因此，糖尿病也是 NCD 的研究重点。

（6）其他。如职业性疾病、营养代谢性疾病、遗传性疾病、出生缺陷的流行病学，等等。

NCD 流行病学的研究任务，主要是研究这类疾病的分布及其变化，揭示危险因素及其引起疾病发生的机制，提出并评价预防策略和三级预防措施。

三、预防策略与措施研究

已经有很多实践证明，NCD 的发生和流行可以通过三级预防加以控制。在 Framingham 等研究的基础上，美国于 20 世纪 60 年代开始戒烟，70 年代抗高血压，80 年代抗高胆固醇，心脑血管病的死亡率逐渐下降。英国和美国由于戒烟运动，肺癌的发病率也明显降低。WHO 预测，目前全球死于心脑血管病的 1 200 万人中，50% 是可以通过控制其主要危险因素而避免的。

NCD 的预防策略可以分为 2 个层面：全人群、高危人群；预防措施可分为：公共卫生措施、临床措施。

预防策略或措施的选择应遵循 3 项原则：①有效：能从三级预防入手，对某类或某个疾病进行综合防治，控制危险因素，早期发现病人，同时改善病人的躯体和心理状况；②可行：能取得政府的立法和经济的支持，成本-效益达显著的正效果，又为大部分居民与病人所欢迎；③可用：能在社区中广泛应用，与在社区中已经建立的行政、经济、卫生、安全和生活等其他措施不冲突且能互相促进。

（一）全人群策略

NCD 全人群的预防策略为：政府制定相应的卫生政策，通过健康促进、健康教育和社区干预等方法，在全人群中控制主要的危险因素，预防和减少疾病的发生与流行。这些策略属于一级预防的范畴。

（1）健康促进与健康教育。健康促进是一种以社区为基础，在全国或省、自治区等大范围内，长时间以创建环境、促进健康、减少疾病为目标，由政府提供政策与经济支持，社会各方面均参与的活动。因此，健康促进包括政府立法、财政拨款、媒体宣传、社区参与等。如控烟的健康促进活动需要以下几方面的立法和宣传：①减少儿童对烟草的获取；②烟草产品包装上应有健康忠告；③控制烟草广告；④在学校、单位、商店、宾馆、运动场馆等公共场所禁止吸烟；⑤各种媒体宣传，组织知识竞赛等；⑥医疗卫生人员深入社区、家庭宣传和教育等。

健康促进已在不少国家取得明显效果。英国由政府牵头，食品和饮料制品工业部门合作，使加工食品中的盐含量降低了四分之一。在毛里求斯，经过政府努力，大豆油替代棕榈油作为居民的主要烹调用油，从而大大降低了食物中胆固醇的含量。日本政府倡议开展健康教育，加强对高血压患者的治疗，人群中的中风率已下降了70%。

（2）社区参与。社区在 NCD 的防治方面有很多优势。第一，服务对象：不仅有病人与高危人群，而且有普通人群；第二，组织机构：不仅包括卫生部门，还有居委会、派出所、工商、学校等政府与民间的各种职能部门；第三，防治工作有防病部门和医院、康复部门的共同参与；第四，社区人群相对稳定，卫生人员与居民之间易于沟通，各类工作便于开展。所以，我国已制定了"全国社区 NCD 综合防治方案"，广泛开展社区 NCD 防治。

"社区 NCD 的防治"，即以社区为基础，以健康促进和行为危险因素干预为主要技术手段和工作内容，以提高防治效果和成本效益为目标的多种慢性疾病的综合防治。至2000年，在全国建立了24个示范点，已陆续开展了不少活动（如表7.2所示）。如在主要危险因素的控制方面进行了控烟、合理膳食、运动、高血压防治、牙病防治、心理卫生、糖尿病防治、肿瘤防治、慢性阻塞性肺疾患防治、预防环境污染等10项内容。

表7.2　　　　　　　　　　慢病社区综合防治示范点开展的项目及内容

项目	内容	项目	内容
社区诊断	确定、收集及分析信息，做出报告	社区干预	控烟 合理膳食 运动
社区动员	认定社区，获得承诺，创建组织机构，制定相关政策，创造支持性环境		高血压防治 牙病防治 心理卫生

续表

项目	内容	项目	内容
制定综合防治规划	确定综合防治的目标、策略和措施		糖尿病防治
培训	国家级 市级 区级		肿瘤防治 COPD 防治 防污染
建立监测系统	社区环境监测 行为危险因素监测 发病监测 死因监测	干预评价	过程评价 效果评价

（卫生部 NCD 综合防治社区示范点专家指导组，2002）

（二）高危人群策略

针对高危人群的策略为对高危人群进行重点的三级预防。应针对高危人群的人群特点与有关疾病的特点，实施主要危险因素的干预和监测，进行人群筛检，早期发现病人；对患者实行规范化治疗和康复指导，提高痊愈率，减少并发症和伤残。

（1）一级预防：对高危人群进行健康生活方式和合理膳食结构的健康教育与健康促进。鼓励居民多食蔬菜、水果，减少肉类、蛋类等脂肪饮食的比例，不吸烟，不酗酒，多参加户外活动和体育锻炼。

国际上研究显示，通过改变生活方式可能防止 80% 的冠心病和 90% 的 II 型糖尿病的发生，通过合理的饮食，坚持体育锻炼和保持正常体重可以预防三分之一的癌症。

我国在这方面已取得了初步成效。天津市率先实施健康促进，控制 NCD 的主要危险因素，使危险因素的人群暴露降低，经过 7 年的综合干预，脑卒中发病率男性下降 16.3%，女性下降 14.8%；冠心病事件发病率也有下降。

（2）二级预防：对高危人群进行筛检，早期发现病人。在 40 岁以上的心血管疾病高危人群中定期测量血压，检测血脂，询问心绞痛病史，以检出早期高血压病人与可疑冠心病病人。在胃肠道癌症的高发区，进行大便隐血等筛查试验，早期检出癌症病人。上海市南市区建立了二级防治网络，经过筛检，使早中期大肠癌的发现率提高了一倍。

（3）三级预防：对慢性病病人应进行及时有效的治疗，同时配合心理和躯体的康复措施，减少并发症与致残，提高其生活质量，延长寿命。上海在社区中对 NCD 患者开展了"慢性病自我管理项目"的实践活动，使慢性病人增加了自我管理知识，培养了健康行为，改善了疾病症状和情绪，树立了信心，积极面对未来，提高了生活质量。

（三）卫生措施

NCD 病因复杂，种类繁多，病程长，欲得到根本控制，除了疾病监测与预防接种外，各个卫生部门还应密切配合，做好卫生监督，使人们从婴幼儿时期开始就避免和减少对各种致病因素的暴露。

为防治 NCD 实施的公共卫生措施是 NCD 流行病学研究的内容，流行病学应对这些措施的实施状况进行研究，对其效果进行评价。在此，仅介绍公共卫生措施的主要内容。

（1）环境卫生：防止对水源的各类污染，改善饮用水的水质；控制大气污染，提高空气的洁净度；做好三废的处理，防止对环境的污染；认真进行环境监测。

（2）食品卫生：严格食品工业的执法，防止有害的化学物质超标和病原微生物及其毒素的污染；规范加工制作过程和运输、贮存、销售方式，避免二次产生受染有害物质或病原微生物；做好随时消毒和卫生监督。

（3）劳动卫生：贯彻卫生标准与规范，采用先进的工艺流程，防止和减少有害物质的排放；加强劳动生产环境的监测，防止职业有害物质超标，建立与健全有关卫生档案；对就业人员实施健康监护，进行健康教育，加强个人防护，以防止和减少职业暴露；给予健康膳食，提高机体抵抗力；定期作健康检查，及早发现职业病，同时进行职业流行病学调查，弄清暴露因素和方式。

（4）学校卫生：加强学生营养和体育锻炼，注意合理的膳食结构，教室合理的采光；定期进行体格检查和生长发育情况与心理状况的调查，防治青少年常见疾病；及时进行心理知识和性知识的教育，注意良好行为的养成。

（5）妇幼卫生：加强孕妇营养和产前检查；改善农村卫生条件，全部实施住院分娩和新法接生；合理进行喂养，进行营养指导和生长发育评价，预防婴幼儿常见病，切实保证优生优育。

（四）措施

临床医学和临床医生在 NCD 的三级预防中也起着重要作用，协助识别与评价危险因素，建立与实施筛检试验，研究与选择最佳的治疗方法，观察与评价康复措施等。作为 NCD 流行病学研究的内容，目前主要为筛检试验与康复措施。

1. 筛检试验

筛检试验是二级预防的重要内容。通过筛检试验，能及时发现病人甚至疾病前期的疑似病人，改善预后，提高生存率。

一项好的筛检试验应具有 3 个特征：①敏感度高，特异性好；②成本低、效益好，确实能检出人群中的早期病人；③操作简便，无损伤，能为群众所接受。欲达到这些条件，需要临床学家与流行病学家共同进行研究。

已有不少国外学者应用病例对照研究的方法，对一些筛检试验的效果进行评价，如宫颈涂片检出宫颈癌、乳房照片检出乳腺癌和 X 光胸透检出肺癌等。现以宫颈涂片为例，描述其方法的特点。

（1）设计与研究的方式。根据筛检试验的目的，这种研究可以分成两类：一类检出癌前病变；一类仅能检出早期癌症。因此，病例组病例的病情可以有 2 种情况：①检出癌前状态，病例组病例应为侵袭性疾病患者；②筛检试验的目的是防止病情进展、防止死亡，病例组病例应为早期癌症的病人。对照应选自普通人群，不应包括早期癌症的病人，因为这些病人往往已作过筛检试验，或者实际上就是筛检试验作出诊断的病人。

暴露史即筛检史的记录，无论是病例组还是对照组，均应一直记录至病例诊断前的日期。统计分析时，比较病例组与对照组之间筛检率的差异，计算其 OR 值。

（2）乳腺癌筛检试验的研究。表 7.3 中的 3 个报告表明，乳房照片的检筛有一定作用，OR 值为 0.3~0.53，结果比较一致，反映乳房照片能检出早期病人甚至癌前病例。当然研究中都存在着一些偏倚。

表 7.3　　　　　　　　　　　乳腺癌筛检试验效果评价的病例对照研究

	Nijmegen	Utrecht	Florence
年龄组（岁）	>35	50-69	40-70
筛检时间	1975/1976	1975/1977	1970/1981
病例死亡时间	1975/1981	1975/1981	1977/1984
病例组筛检率	57%	20%	49%
对照组筛检率	70%	43%	65%
OR	0.48	0.30	0.53
(95% CI)	(0.23~1.00)	(0.13~0.70)	(0.29~0.95)

（3）研究中常见的偏倚。评价筛检试验效果的病例对照研究中常见 3 种偏倚。

领先时间偏倚：由于筛检试验提前发现了那些尚未发展到明显疾病而来主动就医的病人，如果忽略这一点，比较筛检查出的病人及来医院就诊病人的存活期、病死率、治愈率等，就可能因为领先时间偏倚而使结果偏离真实情况。

病程长短偏倚：病程短的疾病被筛检出的可能性低于病程长的疾病。在评价筛检时应考虑病程长短可能带来的偏倚。

选择偏倚：选择的研究对象较普通人群发生被研究的癌症或由此而死亡的危险性更高或更低时就可产生。这在研究中很常见，若进行筛检试验的人群群体没有通过随机抽样选择，而是随意指定时。再如对照选择来自同一筛检人群中未进行筛检的人们，与对照来自非筛检的人群群体所得的 OR 值不一致，也反映存在着选择偏倚。

2. 康复措施

康复措施对提高病人生存率、减少致残、改善生活质量，有十分重要的作用。选择康复措施，应注意以下原则：①疗效好，对病人的躯体与心理状况均有改善；②价格比较便宜，广大病人能承受；③不良反应比较小，没有远期并发症；④操作比较简便，为医务人员和病人所接受。此外，尽可能选择经随机对照试验（RCT）甚至 Meta 分析或系统综述证明确实有效的措施。

评价康复措施的效果应使用规范的 RCT，应符合临床流行病学临床试验的设计、观察、分析和评价的要求。吕桦等选择合肥市城区 1999 年 8 月—2000 年 6 月间社区中 100 名有住院指征的老年慢性病患者，作为家庭医疗护理组（试验组），由医院组成的社区医护人员实施家庭医疗护理干预，进行疾病医疗、心理和行为干预。同时，按照与试验组性别、病种相同、病情相似和年龄相近的配比原则，1∶1配比随机选择合肥市第一人民医院同期的住院病人 100 名，作为住院治疗组（对照组）。结果表明，两组病人在症状、生理功能等恢复方面无明显差异，但试验组心理功能与社会功能的康复略优于对照组。作者结论为家庭医疗护理对病人的心理社会功能恢复更有利。由于研究对象进行了配比，两组对象的主要特征应该是均衡的，因此，其结果基本可信。但是，如果作者应用 RCT，则结论将更加可靠。

第四节　突发公共卫生事件应急处置

一、突发公共卫生事件的概念和特征

2003 年 5 月由国务院颁布的《突发公共卫生事件应急条例》，将突发公共卫生事件定义为"突然发生、造成或可能造成社会公众健康严重损害的重大传染疫情、群体性不明原因疾病、重大食物和职业中毒以及其他影响公众健康的事件"。

突发公共卫生事件具有以下特征：

（1）突发性。突发公共卫生事件都是突然发生、突如其来的。一般来讲，突发公共卫生事件的发生是不易预测的，但突发公共卫生事件的发生和转归也具有一定的规律性。

（2）公共属性。突发公共卫生事件所危及的对象，不是特定的人，而是不特定的社会群体。所有事件发生时在事件影响范围内的人都有可能受到伤害。

（3）危害的严重性。突发公共卫生事件可能对公众健康和生命安全、社会经济发展、生态环境等造成不同程度的危害，这种危害既可以是对社会造成的即时性严重损害，也可以是从发展趋势看对社会造成严重影响的事件。

（4）处理的综合性和系统性。许多突发公共卫生事件不仅仅是一个公共卫生问题，还是一个社会问题，需要各有关部门共同努力，甚至全社会都要动员起来参与应急处置工作。突发公共卫生事件的处理涉及多系统、多部门，政策性很强，因此，必须在政府的领导下，才能最终恰当应对，将其危害降到最低程度。

突发公共卫生事件对公众健康的影响表现为直接危害和间接危害两类。直接危害一般为事件直接导致的即时性损害。间接危害一般为事件的继发性损害或危害。例如，事件引发公众恐惧、焦虑情绪等对社会、政治、经济产生的影响等。

二、突发公共卫生事件处理原则

1. 预防为主，常备不懈

预防为主是我国卫生工作的基本方针。在突发公共卫生事件的预防中，主要是提高突发公共卫生事件发生的全社会防范意识，落实各项防范措施，有针对性地制定应急处理预案，对各种可能引发突发公共卫生事件的情况进行及时分析、预警、报告，做到早发现、早报告、早处理，有效应对和处理各种突发事件。

2. 统一领导，分级负责

在突发公共卫生事件应急处理的各项工作中，必须坚持由各级人民政府统一领导，成

立应急指挥部，对处理工作实行统一指挥。各有关部门在应急指挥部的领导下，根据部署和分工，开展各项应急处理工作。

3. 反应及时，措施果断

反应及时、措施果断，是有效控制突发公共卫生事件事态的前提。在突发公共卫生事件发生后，有关人民政府及其有关部门应当及时作出反应，决定是否启动应急预案，及时搜集、报告疫情，组织调查，积极开展救治工作，提出处理建议，有效控制事态发展。

4. 依靠科学，加强合作

处理突发公共卫生事件要尊重科学、依靠科学，开展防治突发公共卫生事件相关科学研究。各有关部门、学校、科研单位等要通力合作，实现资源共享。

三、突发公共卫生事件的监测、预警与报告

突发公共卫生事件具有高度不确定性，发生时间、范围、强度等不可完全预测，而且事件一旦发生，发展演变迅速，不仅对人们身心健康造成极大伤害，还会给当地的社会经济、政治等方面带来不利影响。在应对突发公共卫生事件中，若决策者缺少有价值的信息支持，无法做出正确的决策，不利于对突发公共卫生事件开展科学、有效的处置。

因此，开展突发公共卫生事件监测预警工作，对阐明已知疾病流行状况、发现新的疾病、明确未知疾病的病因、帮助政府决策和有针对性地对公众进行防范突发公共卫生事件的宣传，及时控制突发公共卫生事件的发生和发展，都有着重要的意义。

（一）突发公共卫生事件监测

突发公共卫生事件监测是指持续地、系统地收集、汇总、分析和解释资料，并将结果反馈给需要的人，进而指导公共卫生实践的活动。监测应贯穿突发公共卫生事件应急管理和处置的全过程，预警是监测的目的之一，只有科学、有效地对"苗头"突发公共卫生事件进行监测，为突发公共卫生事件的预测、预报及制定应急对策与控制措施提供信息保障及科学依据，才能做出及时、有效的应对，把突发公共卫生事件控制在萌芽状态，或不致造成更大的危机，最大限度地降低其危害程度。

国家建立统一的突发公共卫生事件监测、预警与报告网络体系，包括法定传染病、突发公共卫生事件监测报告网络、症状监测网络、实验室监测网络、出入境口岸卫生检疫、监测网络以及全国统一的举报电话等。各级医疗、疾病预防控制、卫生监督和出入境检疫机构应负责突发公共卫生事件的日常监测工作。

1. 社区（乡镇）医疗卫生服务机构监测的职责

社区（乡镇）医疗卫生服务机构在各级政府、卫生行政部门领导及疾病预防控制机构和卫生监督机构的指导下，承担责任范围内突发公共卫生事件和传染病疫情监测信息报告任务，具体职责为：

（1）建立突发公共卫生事件和传染病疫情信息监测报告制度，包括采用统一的门诊日记、住院登记、检验记录、X射线检查记录、传染病报告卡和登记簿，建立本单位的疫情收报、核对、自查、奖惩制度。

（2）执行首诊负责制，严格门诊工作日志制度以及突发公共卫生事件和疫情报告制

度，负责突发公共卫生事件和疫情监测信息报告工作。

（3）建立或指定专门的部门和人员，配备必要的设备，保证突发公共卫生事件和疫情监测信息的网络直接报告。

（4）对医生和实习生进行有关突发公共卫生事件和传染病疫情监测信息报告工作的培训。

（5）配合疾病预防控制机构开展流行病学调查和标本采样。

2. 监测内容

包括：①突发公共卫生事件相关信息监测；②常规传染病疫情监测；③相关症状监测；④基本公共卫生监测；⑤突发公共卫生事件的主动监测。

3. 监测方法

（1）常规传染病及突发公共卫生事件监测：按照《突发公共卫生事件应急条例》、《突发公共卫生事件与传染病疫情监测信息报告管理办法》、《国家突发公共卫生事件及其相关信息报告管理工作规范》、《不明原因肺炎病例监测实施方案（试行)》等法律法规及工作方案，开展日常传染病及突发公共卫生事件的监测和报告。

（2）现场或专题调查：按照卫生行政部门或上级有关单位现场或专题调查方案要求，对潜在突发事件或已发生的突发事件，通过现场流行病学调查，收集流行病学资料、临床资料、检验资料等，并汇总上报，通过分析、解释这些资料，对事件的性质、强度、发展趋势做出判断，确定导致突发公共卫生事件的社会、自然、行为等可能因素，并依此采取干预措施，评价措施效果；如通过病例对照专题研究，可以考察可能的危险因素是否与突发事件存在联系以及联系的程度。

（3）基本公共卫生信息收集：根据国家有关统计制度，定期或不定期收集辖区内食品、职业、放射、环境卫生等有关信息，以及卫生资源与突发事件应对能力分布的信息。

（二）突发公共卫生事件的预警

预防和控制突发公共卫生事件的关键是及时发现突发事件发生的先兆，迅速采取相应措施，将突发事件控制在萌芽状态。建立突发公共卫生事件的预警机制就是以监测为基础，以数据库为条件，采取综合评估手段，建立信息交换和发布机制，及时发现事件的苗头，发布预警，快速作出反应，达到控制事件蔓延的目的。各级人民政府卫生行政部门根据医疗、疾病预防控制、卫生监督机构提供的监测信息，按照突发公共卫生事件的发生、发展规律和特点，分析其对公众身心健康的危害程度、可能的发展趋势，及时作出相应级别的预警，依次用红色、橙色、黄色和蓝色表示特别重大、重大、较大和一般四个级别的预警。

（三）突发公共卫生事件的报告

突发公共卫生事件信息报告，是保障突发公共卫生事件监测系统有效运行的主要手段，也是各级政府和卫生行政部门及时掌握突发公共卫生事件信息、提高处置速度和效能的保证。

1. 责任报告单位和责任报告人

（1）责任报告单位。

①县以上各级人民政府卫生行政部门指定的突发公共卫生事件监测机构；②各级、各类医疗卫生机构；③卫生行政部门；④县级以上地方人民政府；⑤其他有关单位，主要包括发生突发公共卫生事件的单位、与群众健康和卫生保健工作密切相关的机构，如检验、检疫机构、食品、药品监督管理机构、环境保护、监测机构、教育机构等。

（2）责任报告人：执行职务的各级、各类医疗卫生机构的工作人员、个体开业医生。

2. 报告时限和程序

突发公共卫生事件监测机构、医疗卫生机构及有关单位发现突发公共卫生事件，应在2小时内向所在地区县（区）级人民政府的卫生行政部门报告。

卫生行政部门在接到突发公共卫生事件报告后，应在2小时内向同级人民政府报告；同时，向上级人民政府卫生行政部门报告，并应立即组织进行现场调查，确认事件的性质，及时采取措施，随时报告事件的进展态势。

各级人民政府应在接到事件报告后的2小时内向上一级人民政府报告。

对可能造成重大社会影响的突发公共卫生事件，省级以下地方人民政府卫生行政部门可直接上报国务院卫生行政部门。省级人民政府在接到报告的1小时内，应向国务院卫生行政部门报告。国务院卫生行政部门接到报告后应当立即向国务院报告。

发生突发公共卫生事件的省、地、市、县级卫生行政部门，应视事件性质、波及范围等情况，及时与临近省、地、市、县之间互通信息。

3. 报告内容

突发公共卫生事件报告分为首次报告、进程报告和结案报告。应根据事件的严重程度、事态发展、控制情况，及时报告事件的进程，内容包括事件基本信息和事件分类信息两部分。不同类别的突发公共卫生事件应分别填写基本信息报表和相应类别的事件分类信息报表。

首次报告尚未调查确认的突发公共卫生事件或可能存在隐患的事件相关信息，应说明信息来源、波及范围、事件性质的初步判定及拟采取的措施。

经调查确认的突发公共卫生事件报告应包括事件性质、波及范围（分布）、危害程度、势态评估、控制措施等内容。

4. 突发公共卫生事件的网络直报

各级、各类医疗卫生机构可通过《中国突发公共卫生事件信息报告管理系统》网上直接报告突发公共卫生事件，以提高报告的及时性。县及县以上各级疾病预防控制机构接到事件报告后，应逐级及时审核信息、确保信息的准确性，并汇总、统计、分析，按照有关规定向同级人民政府卫生行政部门报告。

5. 信息监控、分析与反馈

（1）各级信息归口部门对突发事件的分析结果应以定期简报或专题报告等形式，向上级信息归口部门及同级卫生行政部门报告。较大级以上的突发公共卫生事件应随时进行专题分析，并上报同级卫生行政部门及上一级信息归口部门，同时反馈到下一级卫生行政部门和信息归口部门。必要时，应通报周边地区的相关部门和机构。

（2）各级卫生行政部门应加强与各级突发公共卫生事件监测机构的信息反馈与交流，

充分利用信息资源为突发公共卫生事件的处置服务。

（3）发生突发公共卫生事件的相邻地区卫生行政部门应定期交换相关事件信息，较大级以上的突发公共卫生事件应随时互相进行通报。

四、突发公共卫生事件的分级响应

各级人民政府卫生行政部门在本级人民政府统一领导下，负责组织、协调本行政区域内突发公共卫生事件应急处理工作，并根据突发公共卫生事件应急处理工作的实际需要，向本级人民政府提出成立突发公共卫生事件应急指挥部的建议。

国务院或地方各级人民政府根据本级人民政府卫生行政部门的建议和实际工作需要，决定是否成立国家或地方应急指挥部，统一指挥和协调突发公共卫生事件应急处置工作。

地方各级人民政府要按照上级人民政府或突发公共卫生事件应急指挥部的统一部署和安排，结合本地区实际情况，组织协调开展突发公共卫生事件的应急处理工作。

1. 特别重大突发公共卫生事件应急响应

国务院卫生行政部门接到特别重大突发公共卫生事件报告后，应立即组织专家调查确认，并对疫情进行综合评估，必要时，向国务院提出成立全国突发公共卫生事件应急指挥部的建议。同时，负责组织和协调专业技术机构开展现场调查和处理；指导和协调落实医疗救治和预防控制等措施；做好突发公共卫生事件信息的发布和通报等工作。

地方各级人民政府卫生行政部门在本级人民政府的统一领导下，按照上级卫生行政部门的统一部署做好本行政区域内的应急处理工作。

2. 重大突发公共卫生事件的应急响应

省级人民政府卫生行政部门接到重大突发公共卫生事件报告后，应立即组织专家调查确认，并对疫情进行综合评估，必要时，向省级人民政府提出成立应急指挥部的建议。同时，迅速组织应急卫生救治队伍和有关人员到达突发公共卫生事件现场，进行采样与检测、流行病学调查与分析，组织开展医疗救治、病人隔离、人员疏散等疫情控制措施，同时分析突发公共卫生事件的发展趋势，提出应急处理工作建议，按照规定报告有关情况；及时向其他有关部门、毗邻和可能波及的省、自治区、直辖市人民政府卫生行政部门通报有关情况；向社会发布本行政区域内突发公共卫生事件的信息。

国务院卫生行政部门应加强对省级人民政府卫生行政部门突发公共卫生事件应急处理工作的督导，并根据需要组织国家应急卫生救治队伍和有关专家迅速赶赴现场，协助疫情控制并开展救治工作；及时向有关省份通报情况。

3. 较大突发公共卫生事件的应急响应

市（地）级人民政府卫生行政部门接到较大突发公共卫生事件报告后，应立即组织专家调查确认，并对疫情进行综合评估。同时，迅速与事件发生地县级卫生行政部门共同组织开展现场流行病学调查、致病致残人员的隔离救治、密切接触者的隔离、环境生物样品采集和消毒处理等紧急控制措施，并按照规定向当地人民政府、省级人民政府卫生行政部门和国务院卫生行政部门报告调查处理情况。省级人民政府卫生行政部门接到较大突发公共卫生事件报告后，要加强对事件发生地区突发公共卫生事件应急处理的督导，及时组织专家对地方卫生行政部门突发公共卫生事件应急处理工作提供技术指导和支持，并适时向本省有关地区发出通报，及时采取预防控制措施，防止事件进一步发展。

国务院卫生行政部门根据工作需要及时提供技术支持和指导。

4. 一般突发公共卫生事件的应急响应

一般突发公共卫生事件发生后，县级人民政府卫生行政部门应立即组织专家进行调查确认，并对疫情进行综合评估。同时，迅速组织医疗、疾病预防控制和卫生监督机构开展突发公共卫生事件的现场处理工作，并按照规定向当地人民政府和上一级人民政府卫生行政部门报告。

市（地）级人民政府卫生行政部门应当快速组织专家对突发公共卫生事件应急处理进行技术指导。

省级人民政府卫生行政部门应根据工作需要提供技术支持。

第八章　健康教育与健康促进

　　健康教育学是研究健康教育的基本理论和方法的一门科学，是医学与行为科学相结合所产生的边缘学科。它力图在医学，尤其是在预防医学领域应用行为科学的方法和成就，研究人类行为和健康之间的相互联系及其规律，探索有效、可行、经济的干预策略及措施，以及对干预效果和效益进行评价的方式方法，从而服务于疾病预防和治疗康复，增进人类身心健康，提高人们的生活质量。健康教育是人类最早的社会活动之一。远古时代，个体的生存和种族的延续面临比今天更大的挑战，将前人或自身在实践中积累起来的关于避免伤害、预防疾病的行为知识和技能传授给同伴和下一代，无疑是最为重要的社会活动。随着社会经济和科学技术的发展、人类与疾病作斗争的形势的变化、健康知识的积累，一些最重要、最基本的相关行为要求逐渐成为全社会都必须遵守的行为规范。但大量的健康知识和技能依然需要通过信息传播和教育等活动来扩散和传承。第二次世界大战后，行为科学体系的形成和传播学、管理科学等的发展成熟，为健康教育从自然的、缺乏理论和方法学指导的状态转变为自觉的、建立在科学理论和方法学基础上的系统的社会活动奠定了基础。另一方面，人类行为与生活方式的改变、疾病谱的变化和新的严重传染性疾病的出现，以及人们对健康的更强烈的追求，也使系统的健康教育活动越来越受到关注与重视。

　　20 世纪 70 年代以来，健康教育的理论和实践有了长足的进步，健康教育学作为公共卫生与预防医学的一门专业课程，将努力反映这些进步。

第一节　健康教育与健康促进的概念

一、健康教育的概念

（一）健康教育的定义

　　健康教育是旨在帮助对象人群或个体改善健康相关行为的系统的社会活动。

　　健康教育在调查研究的基础上，采用健康信息传播等干预措施，促使人群或个体自觉采纳有利于其自身健康的行为和生活方式，从而避免或减少暴露于危险因素，帮助实现疾病预防控制、治疗康复、提高健康水平的目的。

　　以上定义强调了健康教育的特定目标是改善对象的健康相关行为。健康教育的干预活

157

动，应该以调查研究为前提；健康教育的主要干预措施是健康信息传播。但健康教育是包含多方面要素的系统活动，健康教育的首要任务是致力于疾病的预防控制，然而也帮助病人更好地治疗和康复，它还努力帮助普通人群积极增进健康水平。

行为与生活方式是人类健康和疾病的主要决定因素之一，因此在疾病预防控制工作中，健康教育和免疫规划一道并列为最重要的主动健康保护措施。

健康教育可分为专业性健康教育工作和普及性健康教育工作。专业性健康教育工作主要由医疗卫生机构中的公共卫生医师承担；普及性健康教育工作主要由担负基本公共卫生服务任务的基层卫生工作者和社区社会工作者承担。本书主要讨论专业性健康教育工作所涉及的理论和方法。

（二）健康教育与卫生宣教

健康教育与以往的"卫生宣教"既有联系又有区别。

联系在于：我国当前的健康教育是在过去卫生宣教的基础上发展起来的，现在健康教育的主要措施仍可称为卫生宣教。

区别在于：①比之于过去的卫生宣教，健康教育明确了自己特定的工作目标——促使人们改善健康相关行为，从而防治疾病、增进健康，而不是仅仅作为一种辅助方法为卫生工作某一时间的中心任务服务；②健康教育不是简单的、单一方向的信息传播，而是既有调查研究又有干预的，有计划、有组织、有评价的，涉及多层次多方面对象和内容的系统活动；③半个多世纪以来，健康教育在融合医学科学和行为科学（社会科学、心理学、文化人类学等）、传播学、管理科学等学科知识的基础上，已经积累了相当丰富的知识，逐步形成了自己的理论和方法体系。

在20世纪的我国，卫生宣教和健康教育两个名词曾在一段相当长的时期内共存。也可以说以上所定义的健康教育与20世纪70年代以前的卫生宣教是同一事物的不同发展阶段的名称，但二者已经有根本的区别。

（三）健康教育既是卫生工作的一个领域，也是一种方法

健康教育通过改善人们的健康相关行为来防治疾病，增进健康。尤其是在当前预防控制慢性非传染性疾病和获得性免疫缺陷综合征（艾滋病）等缺少生物学预防手段和治愈方法的疾病的工作中，因这些疾病与人类行为关系密切，而使健康教育成为医疗卫生工作的一个独立的活跃的领域。

健康教育同时又是一种工作方法。健康教育对人们的健康相关行为及其影响因素进行调查研究的方法与健康教育干预方法、评价方法，已经被广泛应用于预防医学和临床医学的各个领域。所以，参与其他卫生工作领域的活动或为其提供相关技术支持，应是健康教育另一方面的任务。

历经过去几十年的健康教育实践，尤其是在理论指导下的实践，许多健康教育项目报告了现场对照实验的结果数据，所积累的大量资料已经使健康教育出现朝"循证健康教

育”方向发展的趋势（Janz, et al, 1999）。

二、健康促进的概念

（一）健康促进的定义

世界卫生组织定义健康促进是"促使人们维护和提高他们自身健康的过程。是协调人类与环境的战略，它规定个人与社会对健康各自所负的责任"。根据这一定义，健康促进无疑对人类健康和公共卫生工作具有战略意义。著名健康教育学家 Green 和 Kreuter（1991）等人认为："健康促进指一切能促使行为和生活条件向有益于健康改变的教育和环境支持的综合体。"他将健康促进表达为一个指向行为和生活条件的"综合体"："健康教育+环境支持"。1995 年 WHO 西太区办事处发表《健康新视野》，提出："健康促进指个人与其家庭、社区和国家一起采取措施，鼓励健康的行为，增强人们改进和处理自身健康问题的能力"。在这个定义中，健康促进是旨在改进健康相关行为的活动。

由此可知，对健康促进存在着广义和狭义的理解。将健康促进视为当前防治疾病、增进健康的总体战略，这是广义的理解；将健康促进视为一种具体的工作策略或领域，这是狭义的理解。在实践中，广义和狭义的理解都是有意义的。

事实上，我国于 20 世纪 50 年代在全国全民范围开展的以"爱国卫生运动"为代表的健康干预活动，就是一次基于当时我国实际情况的非常成功的伟大的健康促进实践，中华民族的健康水平和人民的期望寿命那时得以迅速地大幅度提高。

（二）健康促进的 5 个活动领域

首届国际健康促进大会上通过的《渥太华宣言》指出：健康促进是一个综合的社会政治过程，它不仅包含了加强个人素质和能力的行动，还包括改变社会、自然环境以及经济条件，从而削弱它们对大众及个人健康的不良影响。《渥太华宣言》将 5 个方面的活动列为优先领域：

（1）建立促进健康的公共政策。促进健康的公共政策多样而互补：政策、法规、财政、税收和组织改变等。由此可将健康问题提到各级各部门的议事日程上，使之了解其决策对健康的影响并需承担健康责任。

（2）创造健康支持环境。创造安全、舒适、满意、愉悦的工作和生活条件，为人们提供免受疾病威胁的保护，促使人们提高增进健康的能力及自立程度。环境包括人们的家庭、工作和休闲地、当地社区，还包括人们获取健康资源的途径。这需要保护自然和自然资源。营造健康的支持环境有很多要素，例如：政治行动，发展和完善有助于营造该种环境的政策法规；经济行动，尤其是鼓励经济的可持续发展。

（3）加强社区行动。发动社区力量，利用社区资源，形成灵活体制，增进自我帮助和社会支持，提高解决健康问题的能力。确定健康问题和需求是社区行动的出发点，社区群众的参与是社区行动的核心。这要求社区群众能够连续、充分地获得卫生信息、学习机会以及资金支持。

（4）发展个人技能。通过提供健康信息和教育来帮助人们提高作出健康选择的能力，

159

并支持个人和社会的发展。由此可使人们更有效地维护自身健康和生存环境。学校、家庭和工作场所均有责任在发展个人技能方面提供帮助。

（5）调整卫生服务方向。卫生部门不应仅仅提供临床治疗服务，而应该将预防和健康促进作为服务模式的一部分。卫生研究和专业教育培训也应转变，要把完整的人的总需求作为服务对象。卫生服务责任应由个人、社区组织、卫生专业人员、卫生机构、商业部门和政府共同来承担。

1998年7月发表的关于指导21世纪健康促进发展的《雅加达宣言》又提出5个需优先考虑的方面：①提高对健康的社会责任；②增加对健康发展的资金投入；③扩大健康促进的合作关系；④增强社团及个人能力；⑤保护健康促进工作的基层组织。

显然，无论是《渥太华宣言》的5个活动领域还是《雅加达宣言》的5个方面都体现了健康促进的战略性质。影响健康的因素可分为环境因素、人类生物学因素、行为与生活方式因素和卫生服务因素。健康促进的5个活动领域全面针对除人类生物学因素外的所有这个意义上的健康促进，不可能由某一组织、某一部门的专业活动单独完成，它需要全社会的共同努力。从公共卫生和医学角度来推动这一战略的实现，则必须依靠健康教育的具体活动。

（三）健康促进的3项基本策略

《渥太华宣言》指明了健康促进的3个基本策略。

（1）倡导。倡导政策支持、社会各界对健康措施的认同和卫生部门调整服务方向，激发社会关注和群众参与，从而创造有利于健康的社会经济、文化与环境条件。

（2）赋权。帮助群众具备正确的观念、科学的知识、可行的技能，激发其朝向完全健康的潜力；使群众获得控制那些影响自身健康的决策和行动的能力，从而有助于保障人人享有卫生保健及资源的平等机会；使社区的集体行动能在更大程度上影响和控制与社区健康和生活质量相关的因素。

（3）协调。协调不同个人、社区、卫生机构、社会经济部门、政府和非政府组织等在健康促进中的利益和行动，组成强大的联盟与社会支持体系，共同努力实现健康目标。

联合国儿童基金会（United Nations International Children's Emergency Fund，UNICEF）进一步提出："社会动员"是健康促进的核心策略。

（四）健康教育与健康促进的关系

健康教育与健康促进密不可分。健康教育必须以健康促进战略思想为指导，健康教育改善人们的行为需要得到健康促进的支持；健康促进框架包含了健康教育，而健康教育是健康促进战略中最活跃、最具有推动作用的具体工作部门。

（1）健康教育需要健康促进的指导和支持。

健康教育的工作目标是改善人们的健康相关行为。由于人类行为极其复杂，受到多方面因素的影响，仅靠传播健康信息不足以实现这一目标，行为的改善还需要一定的环境条件。我国健康教育工作者早在20世纪90年代初出版的《健康行为学》中即已独立地分析并指出此点。所以健康教育干预不能仅仅是卫生知识宣传，还必须是一种系统的社会活动。因此，健康促进要求全社会承担健康职责、参与健康工作的思想和其 5 个活动领域、3 项基本策略为健康教育提供了指导和支持，为健康相关行为的改善提供了保障。

　　（2）健康促进需要健康教育来推动和落实。

　　健康促进战略及其 5 个领域的活动的开展，不能凭空实现。公共卫生和医学必须依靠健康教育的具体活动，来推动健康促进战略的实施及其目标的实现；离开了健康教育，公共卫生和医学工作者谈论健康促进只能是一纸空文。制定有利健康的公共政策，涉及社会领导群体的行为，加强社区行动涉及社区领袖和社区成员的行为。调整卫生服务方向涉及卫生系统成员和管理群体的行为，创造健康支持环境则需要依靠全体社会成员的行为变化。基于此，健康教育的对象在这个意义上由笼统的群体细分为多种类型，也促使健康教育的认识、策略和方法得以深化和发展。

　　因此，健康促进战略的明确和实施，为健康教育的进步提供了机遇并提出了挑战，而绝非意味着目前健康教育已经可以止步或重新回到卫生宣教阶段。无论怎样定义健康教育，它都必定在今后一个相当长的时期内作为公共卫生和医学领域的一个独立的具体的专业部门而存在。健康教育不能脱离健康促进，健康促进也不能没有健康教育（图 8.1）。事实上，"健康促进"和"健康教育"常在一起被提到（Breckon，Harvey，Lancaster，1994）。然而，另一方面，健康教育机构和人员也必须实事求是，不可能包揽健康促进的全部目标的实现。

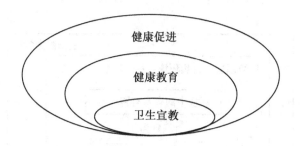

图 8.1　目前健康促进、健康教育、卫生宣教三者间的关系

　　在讨论健康教育和健康促进的概念时，既需要高瞻远瞩也需要脚踏实地，切不可须臾忘记健康教育的首要任务是通过改善人们的健康相关行为而致力于疾病防治。实践中，疾病防治关注的焦点已经从疾病控制转向危险因素控制，人们也已认识到一级预防优于二级预防、全人群策略优于高危人群策略、综合的危险因素干预优于单个危险因素干预。这些变化都呼唤健康教育发挥更大作用，并对健康教育的理论和方法提出了新的、更高的要求。从实际需要出发，无论临床医学还是预防医学都应重视并积极开展健康教育。

　　本教材正是根据这样一种认识，不是侧重宏观的整个人类的卫生策略，而是立足于公共卫生和医学专业领域的这样一个具体的分支领域来讨论健康教育的可操作的理论和方法。

第二节　健康教育的意义

20世纪70年代以来，健康教育在全世界迅速发展，有其内在的、客观的原因。基于这些原因，健康教育体现出它的社会、经济和学术意义。

一、健康教育是人类与疾病作斗争的客观需要

在过去两百年中生物医学技术的发展使传染性疾病基本得到控制，人类疾病谱和死因谱发生了显著变化。导致人们死亡的主要原因由传染性疾病转变为慢性非传染性疾病，恶性肿瘤、心脑血管疾病等名列疾病谱和死因谱前茅。

与急性传染性疾病相比，目前对这些慢性非传染性疾病尚缺少生物学预防手段和治愈方法，导致这一状况的主要原因是这些疾病的病因远较传染性疾病复杂。这些疾病不像传染性疾病那样由单一的病原微生物所引发，而是由多方面的因素共同影响和决定其发生发展。虽然彻底弄清这些因素及其相互关系和影响机制还需时日，但人们并非束手无策。

1974年以来，Blum，Lalond和Dover等人将影响人群健康和疾病的因素分为4类，1991年WHO组织的调查证明了这一分类的正确性（见《社会医学》教材）。目前这一分类方法已被普遍接受。4类因素为：环境因素、行为与生活方式因素、生物遗传因素、医疗卫生服务因素。分析4类因素间的关系，可以得到图8.2。

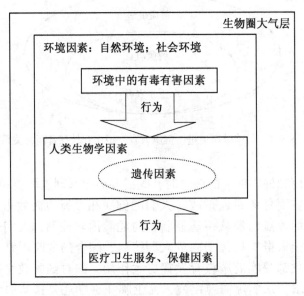

图 8.2　四类疾病影响因素之间的关系

环境中的有毒有害因素与医疗卫生保健因素常常都需要通过人自身的行为作为中介来作用于人体。通过行为可以加强、减弱或避免对环境中有毒有害因素的暴露；行为也意味着接受、利用或排斥医疗卫生保健因素。事实上，人的行为处于这几类因素交互作用的交

叉点。WHO 1992 年估计，全球 60% 的死亡主要归因于不良行为和生活方式。

4 类因素中，行为因素最为活跃，也相对容易发生变化。如美国历经 30 年的努力使心血管疾病的死亡率下降了 50%，此成就的 2/3 归功于健康相关行为的改善。而且，美国学者通过对 7000 人为期五年半的研究，发现只要人们坚持 7 项简单的日常行为，就可以使人群的期望寿命有较大幅度的提高：每日正常而规律的进餐，避免零食；每天吃早餐；每周 2~3 次的适量运动；适当的睡眠（每晚 7~8 小时）；不吸烟；保持适当体重；不饮酒或少饮酒。

事实上，人的行为不仅影响着慢性非传染性疾病的发生发展，与仍危害人类的传染性疾病也密切关联。AIDS 是典型的、突出的例子。2003 年春，全世界许多国家为控制传染性严重急性呼吸综合征（severe acute respiratory syndrome, SARS）疫情所做的工作，也再次说明健康教育对战胜传染性疾病的作用。

医学专家，尤其是预防医学专家，必然地看到了通过改善人们的健康相关行为来防治疾病的重要价值，而改善人们的健康相关行为需要健康教育。因此，健康教育是人类与疾病作斗争的客观需要。这是健康教育走到疾病防治第一线的根本原因，也是健康教育所具有的最重要的意义，即它的社会意义。

二、健康教育是人们提高健康水平的无限愿望与有限资源的矛盾的产物

半个多世纪以来，无论在发达国家还是发展中国家，卫生费用都呈上升趋势。早在 20 世纪 70 年代初，美国等国家的卫生费用就已经耗去其社会财富总量的相当可观的比例，而且继续以高于国内生产总值（GDP）增长速度的速度在增加。

我国卫生费用所占 GDP 比例相对很低，但同样在以比 GDP 增长速度更高的速度增加且持续到现在。造成卫生费用增长的根本原因依然是人类疾病谱的变化以及人口的老龄化。多数慢性非传染性疾病目前无治愈方法，一旦确诊往往意味着需终身服药。这与急性传染性疾病治疗期有限的情况不同。且因为慢性非传染性疾病治疗效果不理想，人们力图发明新的诊断仪器和合成新药物来救治病人，这些新设备和新药通常都很昂贵。与此同时，人口老龄化程度在不断提高，老年人群的慢性非传染性疾病患病率较中青年高得多。老年人口在总人口中所占比例加大，使慢性非传染性疾病总的患病人数大大增加（图 8.3）。预计在今后 20~30 年时期内，我国这一人口构成和疾病趋势还将继续发展。

当然，一次大的传染性疾病的流行，对社会经济的打击也极其沉重。例如 2003 年春，传染性非典型肺炎疫情在我国一些地区发生，所造成的直接和间接经济耗费都是非常巨大的。AIDS 在南部非洲的流行，已使当地人群的零岁组预期寿命减少 15 岁。

卫生费用的增长过快及所占 GDP 比例过大，将对经济和社会发展造成负面影响，所以世界各国都希望能降低或控制卫生费用。然而，在安定和不缺衣食住的情况下，人们对健康有着很高的期望，人们不希望医疗服务水平有所降低，而总是希望能享有更高水平的医疗服务。古往今来人们对健康的追求目标是"长生不老"，这是一种无止境的愿望。但资源是有限的，即便最富足的国家，其资源也是有限的。在这里，人们对健康和生命的无限追求与有限的资源形成了矛盾。WHO 与各国政府和专家看到了预防疾病是解决这一尖锐矛盾的良策。而预防疾病，尤其是预防慢性非传染性疾病，通过健康教育来改善健康相

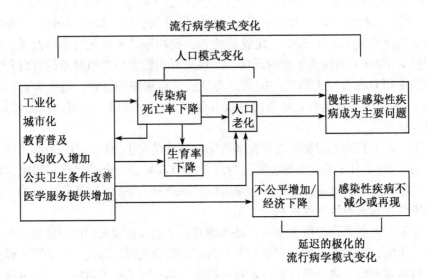

图8.3　人口老化促进慢性非传染性疾病地位上升

关行为、降低发病率和患病率、提高人们生存质量，是代价最小，并最可能在当前取得实效的措施。因而在一系列卫生工作里，特别是在初级卫生保健工作中，医学专家和卫生经济学专家们将健康教育列为首要措施。因此，健康教育是人们提高健康水平的无限愿望与有限资源的矛盾的产物。这是健康教育受到重视的直接原因，也是健康教育的经济学意义。

三、健康教育是医学科学发展的必然结果

医学科学在不断发展进步中。它的发展既同时表现在微观和宏观两个方向，也表现在通过与其他学科融合或吸取其他学科的营养来使自己的外延不断扩大、内涵不断丰富、对人体的认识不断深入、防治疾病的方法不断完善。第二次世界大战后，一批杰出科学家在美国芝加哥大学开会，审视了社会科学、心理学、文化人类学等学科和其他与人类行为有关的学科的成就，在此基础上创立了行为科学，从而揭开了对人自身认识的新一页。与此同时，适应商业活动和社会生活的需要，传播科学和传播技术、管理学和管理方法等也迅速发展成熟。医学，尤其是预防医学欲改善人群健康相关行为的需要，促使医学与行为科学、传播学、管理科学等学科相结合并产生新的边缘学科，健康教育因此而得以成为一个专业领域并开辟了医学科学知识的一个新的生长点。

世界卫生组织《2002年世界卫生报告概要》摘要：影响全世界的十大疾病风险因素是：低体重；不安全性行为；吸烟；酗酒；不安全的水、卫生设施和卫生习惯；与固体燃料有关的室内空气污染；高血压；高胆固醇；肥胖；缺铁。这些因素导致的死亡人数合计占全球总死亡人数的1/3以上。

在亚太地区工业化程度最高的国家，全部疾病负担中至少有1/3归因于吸烟、酗酒、

高血压、高胆固醇和肥胖。

2001 年非洲艾滋病感染病例中 99% 以上归因于不安全的性行为，在中美洲估计为 94%。

2000 年全世界与吸烟相关的死亡人数为 490 万，比 1990 年多 100 万以上。

高血压和高血脂与过多摄入脂肪、糖、盐密切相关。这两种健康问题加上吸烟、酗酒则更为致命。

全世界每年约有 170 万人的死亡归因于不安全的水、卫生设施和卫生习惯，主要引起感染性腹泻并导致死亡。

世界一半人口面临室内空气污染，主要因炊事和取暖所用固体燃料。估计全球 36% 的下呼吸道感染和 22% 的慢性阻塞性肺部疾病是由室内空气污染所引起的。

人类对健康本身的认识也在不断深入、提高。WHO 在 1947 年提出了意义深远的健康定义：健康不仅仅是没有疾病或虚弱，而是生理、心理和社会适应的完美状态。这一定义揭开了生物、心理、社会医学模式的序幕，同时也彻底抛弃了健康与疾病非白即黑的传统观点。

在 WHO 的这个定义中，健康是完美状态，那么这是一种理想的状态。如果将死亡视为绝对的黑，健康状态即为绝对的白，在二者之间则是长长的灰色区域。而且此灰色由白到黑逐渐加深，形成一个坐标轴。抽象地说，任何个人在其生命的每一时刻的健康状态都处在这个坐标上的某个位置，少数人逼近白色端，少数人接近黑色端，大多数人的健康状态散布在黑白之间。

为克服定义健康为一种完美状态所带来的操作性困难，WHO 于 1957 年表述健康状态为：个体在一定环境遗传条件下能够恰当地表达其行为功能；在 1984 年进一步补充：生活自理能力的丧失是健康丧失的终点。根据这些概念，产生了健康的分级：

第一级健康，或称躯体健康：包括无饥寒、无病弱，能精力充沛地生活和劳动，满足基本的卫生要求，具有基本的预防和急救知识；能自由地生活，并享受较新的科技成果；

第二级健康，或称主动健康：包括能主动地追求健康的生活方式，调节自己的心理状态以缓解社会与工作的压力，并过着为社会作贡献的生活方式。

有些学者因此提出"亚健康"和"亚临床"观点（图 8.4）。

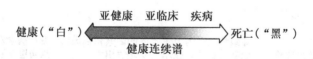

图 8.4　健康连续谱与亚健康的亚临床

总之，一个重要的命题出现了：医学不能仅仅被动地救死扶伤，也不能仅仅为预防疾病而预防疾病。科学还应该帮助人们促进健康——帮助每一个人积极地远离健康坐标的黑色端，移向白色端。激发人们促进健康的意愿，帮助人们掌握促进健康的知识和技能，这个任务当然地落在了健康教育的肩上。

因此，在认识进步、任务演进和学科融合 3 个层次上，均体现出健康教育是医学科学发展的必然结果。这体现了健康教育的科学意义。

第三节　健康教育工作步骤及健康教育学的相关学科

一、健康教育实际工作的一般步骤

健康教育是预防医学实践活动。所有健康教育工作都为取得对象人群健康相关行为的实际改善和防治疾病、提高健康水平的实际效果服务。人的行为及其赖以发生、发展的环境是一个复杂的系统，要促使这个系统向有利于健康的方向转化，健康教育需要做多方面的、深入细致的工作。在健康教育工作以项目形式开展时，其过程一般可以分为几个步骤：调查研究（健康教育诊断）、设计制定健康教育干预计划、准备和实施健康教育干预、对干预进程和结果进行监测与评价。即：行为危险因素评价、行为危险因素干预和干预效果评价（图 8.5）。可以将健康教育工作步骤与临床医学工作步骤加以比较（表 8.1）。

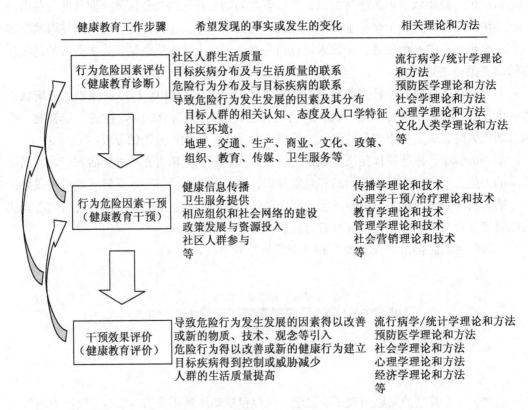

图 8.5　健康教育活动的三大步骤及相关理论和方法

表 8.1　　　　　　　　　健康教育工作步骤与临床医学工作步骤比较

健康教育工作步骤		临床医学工作步骤	
诊断调查		诊断调查	
收集信息	现场调查	收集信息	问诊
	专家咨询		望、扪、叩、听
	文献复习		实验室检查
	等		等
分析信息		分析信息	
得出诊断（推断）		得出诊断	
制定干预方案		制定治疗方案	
实施干预方案		实施治疗方案	
动员、组织、网络		对因治疗	
骨干培训		对症治疗	
大众传播		支持治疗	
人际传播		心理治疗	
等		等	
评价治疗效果		评价治疗效果	

　　临床医学工作如没有调查研究，即对病人制定、实施治疗方案是不可想象的。同样，健康教育欲取得实效，对目标疾病或健康问题的现状和历史、对象人群的相关行为特点和认知状况、当地的经济文化地理情况、传播媒介条件等，进行调查研究应是必不可少的步骤。因健康教育的主要对象为人群，健康教育调查的指标往往也多于临床医学指标，故健康教育调查所获数据量一般较大，必须采用计算机和统计分析软件来处理。在调查研究步骤，健康教育需要综合运用医学、行为科学（社会医学、心理学、文化人类学等）、统计学和流行病学的知识与方法。

　　临床医学得出的诊断结论，是对病人所患疾病或健康问题的判断；健康教育得出的诊断结论，则是对与疾病或健康问题发生发展有关的关键行为及其影响因素的推断。

　　临床医学治疗方案的制定应遵循循证医学原则；健康教育十项方案的设计制定也应充分考虑各方面的实践经验，特别是在世界范围内获得的"最佳实践"的经验。设计制定健康教育干预方案需要综合应用行为科学、传播学、教育学、管理科学的理论和方法。

　　临床医学治疗方案的执行是由医生和护理人员共同完成的；健康教育干预方案的实施则需要健康教育专业人员和其他卫生专业人员、政府部门、非政府组织、企事业单位、志愿者和对象群众等共同参与。临床治疗中需要随时观察患者的情况变化；健康教育干预实施中亦应不断对实际情况的变化进行监测。

　　临床治疗效果的评价是在治疗后将患者的关键症状、体征和实验室指标值，与治疗前的情况和（或）正常人群的相应情况加以比较而得出结论；健康教育干预效果的评价也是将干预后反映目标健康相关行为及其影响因素、目标疾病或健康问题的指标值等，与干预前的情况和（或）对照人群的相应情况加以比较而得出结论。

　　当然，并非所有的健康教育工作都需要完整地经历以上几个步骤。例如，当既往的工作或其他工作已经将某个健康问题的相关行为及其影响因素基本查清时，就不必再组织全面深入的调查研究；当健康教育作为其他卫生领域工作的一部分时，也不一定能清晰地划分这些步骤。

二、健康教育学的知识基础和相关学科

由健康教育所面对的健康相关行为及其影响因素这一系统的复杂性，决定了健康教育需要从多方面吸取营养。健康教育与联系密切的相关领域的关系可见图8.6。

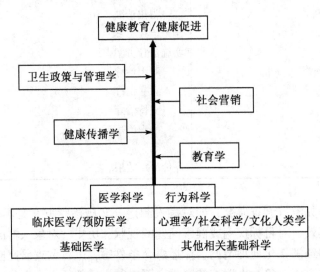

图 8.6　健康教育知识来源和相关学科

实践中，情况在不断发展变化，每一项健康教育工作都具有一定的挑战性。相应地，健康教育需要不断从其他领域引入新的知识和方法技术。因此健康教育学的相关学科还可能随时间而增加。

第四节　健康教育发展概况

一、我国健康教育发展概况

（一）我国古代的健康教育

健康教育的历史大约与人类本身的历史一样长。中国是人类文明的发源地之一，中华民族的健康教育活动可以追溯久远。在我国最早的医学典籍《黄帝内经》中，即论述到健康教育的重要性："知之则强。知，谓知七益八损、全性保命之道也。不知则老。"甚至谈及健康教育的方法："人之情莫不恶死而乐生，告之以其败，语之以其所善，导之以其所便，开之以其所苦，虽有无道之人，恶有不听者乎？"春秋时期著名的政治家、军事

家管仲认为"善为国者"必须注重"除厉（瘟疫）"，"以寿民"，而"明于化（教化）"是重要措施。历代仁人志士，多有健康教育的实践，留下了许多传播医药、防病、养生健体知识的著述。但在漫长的封建社会里，传播健康知识的只是少数人，对人民健康影响不大。

（二）近代以来至新中国成立前的健康教育

太平天国运动的领袖洪秀全曾亲自从事健康教育活动。他写下一段民歌劝群众戒毒、戒烟、戒酒："他若自驱陷阱者，炼食洋烟最颠狂；如今多少英雄汉，多被烟枪自打伤。即如好酒亦非正，成家宜戒败家汤；请观桀纣君天下，铁统江山为酒亡。"

20世纪初，随着西方现代医学在我国逐渐传开，健康教育活动也开始在科学基础上活跃起来。1915年"中华医学会"成立，首任会长颜福庆宣布学会的宗旨之一即是向民众普及现代医学科学知识。1916年"卫生教育联合会"成立并有了专职从事健康教育的医师。1920年我国出现第一部健康教育影片《驱灭蚊蝇》。1924年我国最早的健康教育期刊《卫生》创刊。1927年在北京协和医学院，以健康教育为根本任务的"丙寅医学社"成立，主要成员有陈志潜、朱章庚、贾魁、诸福棠、李振翩、杨济时等。1931年中央大学教育学院设立卫生教育科提供学士学位，陈志潜、朱章庚、徐苏恩先后担任科主任。1933年陈志潜在《中华医学杂志》上发表"定县乡村健康教育实验"报告。

1934年陈志潜编译出版《健康教育原理》、涂苏恩主编出版《学校健康教育》。1936年"中华健康教育学会"在南京成立，朱章庚任首届理事长。1937年后日本帝国主义扩大侵华战争，全国陷入战火，在国民党统治区的健康教育活动虽仍有发展，但非常困难。

中国共产党作为与人民群众血肉相连的先进政党，从建立红色根据地始，就十分重视保障人民和军队的健康，并在极端艰难的条件下积极开展疾病预防控制工作和相应的健康教育工作。1929年在赣东北的红军总医院开设卫生宣传栏。1931年《健康》（《健康报》的前身）在江西瑞金创刊；1932年中华苏维埃人民委员会号召"要努力向群众做卫生宣传工作"；1933年红军总卫生部出版大众健康教育刊物《卫生讲话》；中华苏维埃人民共和国中央政府机关报《红色中华》发表社论，要求"必须在广大群众中进行防疫卫生运动的宣传"，"应该利用壁报与一切小报、活报、戏剧来进行这一宣传"。1934年在中华苏维埃人民共和国中央政府中建立常设卫生宣传管理机构，同年编辑出版《卫生常识》。

1937年在延安，《新中华报》（原《红色中华》）开设《卫生突击》栏，这是中央政府机关报纸最早的卫生专栏。在艰苦卓绝的抗日战争和如火如荼的解放战争中，革命根据地的健康教育活动继续开展，并且为群众和子弟兵的健康、为民族的独立和人民的解放作出了贡献。

中国健康教育事业的奠基者之一——陈志潜教授，是享誉世界的我国公共卫生学专家。他热爱祖国，热爱人民，早年在北京求学时积极投身五四革命运动。抗日战争时期他转战千里参加抗战，新中国成立前三天毅然从台湾回到大陆。他献身于医学事业，治学严谨、勇于创新，强调理论与实践相结合，主张立足我国实际学习应用各国先进经验。他一生勤奋工作，成果累累，为我国健康教育工作者树立了榜样。

陈志潜教授1929年毕业于北京协和医学院，后获美国纽约州立大学医学博士学位。

他在做医学生期间即与后来成为我国著名医学专家的朱章庚、诸福宋、贾魁、杨济时、林巧稚等同学一道创办了"丙寅医学社"。他以平民的健康教育为己任，写下大量卫生科普作品。1929年起创办"南京晓庄乡村卫生实验区"，开展农村健康教育。1932—1937年他在河北定县创立了我国第一个社区保健实验基地，为农民健康服务。

新中国成立后，他亲自带领学生深入西南边陲和少数民族地区防病治病，并长期从事公共卫生科学研究，同时为我国培养了大批专业人才。陈教授所创建的适合农村实际的三级医疗卫生保健网组织形式、与当地资源相协调的可持续的卫生筹资方式和培训本地村民担任农村卫生院医务体系的基础人员的经验，被世界卫生组织采纳作为在全球推广的"初级卫生保健"的基本模式。因其杰出工作，陈志潜教授被公认为我国社区医学的创始人和健康教育事业的奠基者。

陈志潜教授于2000年去世后，美国伯克利加州大学的学者们发起建立了"陈志潜教授基金会"作为对他的纪念，并资助优秀青年公共卫生工作者继续他为农村群众服务的工作。记录陈教授一生经历的著作《中国农村的医学——我的回忆》英文版，由联合国儿童基金会向全世界推荐发行。

（三）新中国成立以后的健康教育

新中国成立之初，百废待兴。但在1950年召开的第一届全国卫生会议上即号召开展卫生宣教，动员人民并使人民懂得与疾病和不卫生习惯作斗争。1952年美帝国主义悍然对我国和朝鲜发起细菌战争，党和政府组织全国人民展开具有伟大意义的"爱国卫生运动"，毛泽东主席发出"动员起来，讲究卫生，减少疾病，提高健康水平"和"除四害，讲卫生，增强体质，移风易俗，改造国家"的号召。自那时起，很短时间内，天花、鼠疫、霍乱等严重威胁人民健康的烈性传染病和新生儿破伤风、血吸虫病等得到控制，几乎一夜之间清除了妓院、改造了妓女，控制了性病，然后于1964年在全国范围内基本消灭性病，从而成为当时全世界唯一基本消灭性病的国家。各种传染病、寄生虫病和地方病的发病率、患病率和病死率大幅度下降，人口预期寿命大幅度提高，中华民族彻底摘掉了"东亚病夫"的帽子。这是永载民族史册的伟大成就。其中，卫生宣教发挥了巨大作用。实际上，我国当时的实践就是一项规模宏大、成就辉煌的健康促进典型范例。

新中国成立以来，健康教育专业机构、人才培养机构、研究机构和学术团体不断发展。1951年中央卫生部卫生宣传处、卫生部电化教育所、卫生宣教器材制造所建立，北京、上海、沈阳、南京等地的卫生教育所也相继建立。1956年卫生部发出《关于加强卫生宣传工作的指示》，明确了健康教育工作体制，要求在省一级和大中城市建立卫生教育所，并要求卫生防疫站、妇幼保健站把卫生宣传作为主要业务之一，其他医疗卫生单位和医务工作者也都要进行卫生宣传工作。至1986年，各省（自治区、直辖市）和70多个大中城市建立了健康教育专业机构；1997年全国已有健康教育机构2654个，全国大多数县都建立了健康教育所，各级卫生防疫站、妇幼保健院（所）也普遍设立卫生宣教科(室)；健康教育专业队伍规模显著扩大。1984年"中国健康教育协会"在北京成立；1985年专业学术期刊《中国健康教育》创刊。1986年中国健康教育研究所正式建立，标志着一个比较完整的健康教育组织体系的形成。20世纪80年代后期，当时的上海医科大学、北京医科大学、华西医科大学、同济医科大学、河北职工医学院等一批重点大学和专科学校，开始培养健康教育领域的硕士、学士和专科人才。从那时起，一批又一批健康教育工作者到先进国家和地区。学习进修，促进了我国健康教育学科建设、学术水平提高及国际学术交流。2002 年预防医学和公共卫生机构改革，从中央到地方的健康教育专业机构与同级其他预防医学/公共卫生机构组成疾病预防控制中心，使健康教育与疾病预防和健康促进其他方面的工作机构整合为一体，健康教育事业得以更迅速地前进。

新的理论和工作模式的引进，使得健康教育工作的横向联系及与其他社会部门的合作不断加强，健康教育途径、方式、方法越来越丰富多彩，国际合作也日益广泛。多年来，我国健康教育机构和专业人员积极发展和依靠与其他社会部门的合作，同新闻媒介、教育、计划生育、交通、公安、街道社区等部门和工会、妇联、共青团等组织及工商界密切联系，建立正式和非正式的健康教育网络，使健康教育/健康促进活动顺利开展，使我国绝大多数地区、场所和人群都能得到健康教育覆盖。一方面，电视、电影、广播、报刊、计算机网络等大众传播媒介在我国健康教育工作中被广泛利用，另一方面我国健康教育工作者积极通过培训班、专题讲座、"卫生科普一条街"、"卫生科普游园"、"卫生科普赶集"、"卫生乘凉晚会" 等生动活泼、引人入胜的方式方法开展人际传播。以 "亿万农民健康促进行动" 等为代表的健康促进/健康教育活动在农村蓬勃发展；以 "健康促进学校" 等为代表的活动使城镇健康促进/健康教育深入进行。与 WHO、UNICEF、联合国艾滋病规划署等国际卫生组织的合作日益广泛；世界银行和一些国家的政府所资助的大规模健康促进/健康教育项目的成功实施标志着我国在此领域与国际的交流进入了新阶段。在防制 AIDS、SARS 等严重威胁人类健康的疾病的斗争中，健康教育所取得的显著成效已经再次向世人证明了其重要意义和地位。

1997 年《中共中央、国务院关于卫生改革与发展的决定》明确指出："要十分重视健康教育"。我国健康教育事业一定会有更大、更深入的发展，并将为保护和促进中华民族的健康做出更大的成绩。

二、国外健康教育发展概况

（一）国外健康教育简要回顾

近代以来较早重视健康教育的国家有苏联、英国和德国等。目前北美、欧洲地区健康促进/健康教育工作水平较高，发展中国家的健康促进/健康教育事业也在迅速发展。

苏联自十月革命胜利后，即坚定贯彻 "预防为主" 的卫生方针，明确强调 "没有健康教育就没有苏联的保健事业"，并且在苏联卫生工作条例中规定各地健康教育事业费不少于当地卫生经费的 5%。当时的苏联在中央一级设苏联保健部中央健康教育研究所，各加盟共和国及以下的州、市、区设健康教育馆，各级卫生防疫站和较大的医院设立健康教育科。健康教育学一直被列为苏联医学、卫生、护理专业教育的必修课。此外，还培养了一大批受过训练的卫生积极分子，有教师、工人、学生、家庭主妇、退休职工等，在各地协助开展健康教育工作。健康教育对苏联在保障人民健康方面所取得的杰出成就有重要贡献。

美国于 1840 年即在一些学校设"急救"课。1971 年后，美国设立健康教育总统委员会，联邦卫生福利部设保健信息及健康促进办公室，国家疾病控制中心设立健康促进/健康教育中心。1974 年美国国会通过《美国健康教育规划和资源发展法案》，规定健康教育为国家优先项目。1979 年美国卫生署发表《健康人民》，宣告发动"美国历史上的第二次公共卫生革命"。目前美国有约 300 所院校提供有关健康教育的学士学位教育。有 20 多所大学培养健康教育硕士、博士。

加拿大政府在 1974 年发表《加拿大人民健康的新前景》，首先将死亡与疾病的影响因素归为环境、生物学、行为与生活方式、卫生服务 4 类，阐明改善行为与生活方式是降低疾病患病率与死亡率、改善健康状况的有效途径，并制定提倡健康生活方式的行动计划。

欧洲作为医疗卫生服务较先进的地区，健康教育工作开展既早，也较好。英国于 1927 年成立全国健康教育委员会。德国最早在学校开展健康教育，1976 年成立全国健康教育协会，将健康教育学列为医学院校必修课程。

近年来，亚洲和西太平洋地区国家的健康教育进展较快，如新加坡、澳大利亚、韩国、菲律宾、马来西亚等在制定国家卫生政策、健康教育机构建设和人才培养、健康促进/健康教育项目开展等方面也都有大的进步。

为防治目前对人类生命威胁最严重的疾病 AIDS，健康教育工作在全世界得到空前加强。包括非洲国家在内的发展中国家也积极开展健康教育，并已经对疾病防治、提高人民生活质量产生成果。

(二) 国外通过健康教育减少疾病、提高健康水平的成功范例

芬兰的北卡地区从 1972 年始，针对高血压和冠心病在全区实施改变不利健康的生活方式的全方位健康教育干预，经 15 年努力，总吸烟率从 52% 下降到 35%，吸烟量净下降 28%。人群血清胆固醇水平下降 11%，中年男性缺血性心脏病死亡率下降 38%，与其他地区比较取得了用其他措施难以取得的显著成绩。

美国通过预防慢性非传染性疾病的健康教育，早已使群众的生活方式发生深刻变化。1980 年与 1963 年比较，美国居民食用动物脂肪量减少 38%，植物油和鱼类消费量增加 57.6%，与冠心病死亡率下降近 40%，脑血管病死亡率下降近 50% 密切关联。

(三) 国际健康促进大会

1986 年 40 多个发达国家在加拿大渥太华召开了第一届国际健康促进大会，发表了《渥太华宣言》，试图率先在发达国家实现"人人享有卫生保健"的战略目标。

1988 年在澳大利亚的阿德莱德召开了第二届国际健康促进大会。

1991 年在瑞典的宋斯瓦尔召开了第三届国际健康促进大会，通过了以"创造有利于健康的环境"为主要内容的《宋斯瓦尔宣言》，将健康与环境两大主题相连接。

1997 年 7 月在印度尼西亚首都雅加达召开了第四届国际健康促进大会并发表了《雅加达宣言》。

2000 年 6 月第五届国际健康促进大会在墨西哥城召开，主题为"架起公平的桥梁"。

重申为了实现人人健康和平等，各国应将健康促进作为卫生政策和规划的基本组成部分。

回顾全世界健康教育和健康促进的发展历程，人类在医疗卫生保健方面的视野从关注疾病的预防治疗扩展到通过改善行为与生活方式来提高健康水平，再扩展到人与环境的协调，经历了一个不断进步的过程：疾病防治——身心健康——生态健康。

(四) 有关国际组织

国际健康教育联合会 (International Union for Health Education，IUHE) 是成立于1951年的国际民间学术组织，会员遍及世界70多个国家和地区，总部设在法国巴黎。IUHF 的主要活动是组织国际性的大型专题会议，对健康教育重大问题进行广泛深入的研讨。

WHO 于1948年建立，目前有192个成员国。WHO 明确地将协助各国人民开展健康教育作为其主要任务之一，下设有公共信息与健康教育司。WHO 的6个地区区域性组织也都设有健康教育专员。其互联网网站 (www.who.org) 提供大量健康促进/健康教育文献。

联合国儿童基金会于1946年建立，主要任务是保护儿童及青少年的权利和健康，促进他们的身心发展。其互联网网站 (www.unicef.org) 提供各种相关的健康促进/健康教育材料。

联合国教科文组织 (United Nations Educational，Scientific and Cultural Organization，UNESCO) 于1946年建立，目前有188个成员国。主要任务是通过教育、科学、文化交流，促进世界各国的发展，其互联网网址为 www.unesco.org。

联合国人口基金会于1969年建立，主要致力于计划生育和妇女生殖健康、预防性传播疾病和 AIDS、保护妇女权益和制止家庭暴力等。其互联网网站为 www.unfpa.org。

第九章 卫生法规与卫生管理

第一节 卫生法规与卫生监督

一、卫生法的概念

1. 卫生和卫生活动

"卫生"一词的含义主要指"养生",有"护卫生命"的意思。现代汉语中,狭义的卫生是指一种状态,如人的身体状态或精神状态、环境的清洁状况等;广义的卫生则指为了一种好的状况而进行的个人和社会活动的总和,确切地说,是为了维护人体健康状况而进行的个人和社会活动的总和。在现代医疗卫生活动中,主要包括传染病防治、地方病防治、慢性非传染病防治、免疫接种、国境卫生检疫、妇幼卫生、计划生育、青少年卫生、老年卫生、生殖健康、健康教育、口腔卫生、精神卫生、职业卫生、食品安全、营养、生活饮用水卫生、环境卫生、化妆品卫生、学校卫生、放射卫生、化学品安全、爱国卫生、药品生物制品、医疗器械、传统医学、医疗服务、康复、卫生规划、卫生政策、卫生组织、卫生人员、卫生技术、卫生立法、卫生伦理、卫生信息、卫生监督、国际卫生合作、医学教育等。以上这些卫生活动良好的运行,必须要有相关法律法规的监管,卫生法就是在卫生活动过程中产生的一种应用性法律法规。

2. 卫生法概念

卫生法是指由国家制定或认可,并由国家强制执行,旨在调整在卫生活动过程中所发生的社会关系的法律法规的总和。

目前,卫生活动中发生的卫生社会关系包括了卫生行政部门与卫生机构之间关系、卫生行政部门与管理相对人关系、卫生机构与卫生人员关系、卫生人员与患者的关系等。以上这些卫生社会关系具体构成卫生行政关系和民事关系。如"在诊断、治疗、护理过程中,因医务人员的诊疗护理过失,直接造成病员死亡、残废、组织器官损伤导致功能障碍、病情加重造成其他不必要损失等,因此引发的医疗单位对病员及其家属的赔偿",就是医疗事故中的民事关系。

二、卫生法的来源

适用于卫生活动的各种法律、法规、条例、办法等卫生法来自如下途径,在具体工作中,我们可以通过相关途径查阅和应用卫生法条款。

1. 宪法和其他法律部门有关卫生法规的内容

我国宪法中有适用卫生法的内容，如宪法第 21 条：国家发展医疗卫生事业，发展现代医药和我国传统医药，鼓励和支持农村集体经济组织、国家企事业组织和街道组织举办各类医疗卫生设施，开展群众性的卫生活动，保护人民健康；第 45 条：中华人民共和国公民在年老、疾病或者丧失劳动能力的情况下，有从国家和社会获得物质帮助的权利。国家发展为公民享受这些权利所需要的社会保险、社会救济和医疗卫生事业。

很多其他法律中具有卫生法内容，如民法第 119 条：侵害公民身体造成伤害的，应当赔偿医疗费、因误工减少的收入、残废者生活补助费等费用；造成死亡的，并应当支付丧葬费、死者生前抚养的人必要的生活费等费用。刑法第 141 条：生产销售假药，足以严重危害人体健康的，处三年以下有期徒刑或者拘役。

2. 由全国人大及其常务委员会制定的各种卫生法律

目前，由全国人大及其常务委员会制定和颁布的卫生法有 10 部，具体是《食品安全法》、《传染病防治法》、《药品管理法》、《国境卫生检疫法》、《职业病防治法》、《红十字会法》、《母婴保健法》、《献血法》、《执业医师法》、《人口与计划生育法》。随着我国法制建设步伐加快，将会有更多卫生法通过全国人大制定和颁布。

3. 由被受权的其他国家机关制定颁布的在其所管辖范围普遍有效的卫生法规和规章

行政法规是国务院依宪法授权制定的法规、办法、条例等法律文件。另外，地方政府可以根据本地区情况，在遵循国家法规的基础上，颁布适合地方的相关卫生法规。如由国务院颁布的主要卫生法规有《中华人民共和国传染病防治法实施办法》、《突发公共卫生事件应急条例》、《国境卫生检疫法实施细则》、《学校卫生工作条例》、《医疗事故处理办法》、《医疗机构管理条例》、《药品管理法实施办法》等。各级行政部门制定的卫生规章有《解剖尸体规则》、《精神疾病司法鉴定暂行规定》、《上海市城乡集市贸易食品卫生规定》等。

4. 卫生标准、卫生技术规范和操作规程

由于卫生法律、行政法规比较原则和抽象，除了需要卫生规章予以具体化外，还需要卫生标准予以细化。卫生标准是一类技术法规，是卫生法的一类特殊法源。具体有《工业企业设计卫生标准》、《生活饮用水卫生标准》、《食品卫生标准》、《放射卫生防护标准》、《职业病诊断标准》等。

5. 卫生国际条约

卫生国际条约可以由全国人大常委会决定同外国缔结，或者由国务院按职权范围同外国缔结。卫生国际条约虽然不属于我国国内法范围，但一旦生效，就对我国卫生活动具有约束力。如对我国生效的《联合国 1961 年麻醉品单一公约》、《联合国 1971 年精神药品公约、应用卫生和植物卫生措施协议》等。

三、卫生法的分类

根据以卫生活动的学科分类将卫生法进行归类如下：

1. 公共卫生与疾病防治法律法规

公共卫生与疾病防治法律法规主要包括：①疾病预防与控制，如包括传染病、地方病、慢性病、国境卫生检疫、爱国卫生、健康教育等法律法规；②职业卫生与公共场所监督，包括职业卫生、环境卫生、学校卫生、放射卫生等法律法规；③健康相关产品监督，包括药品、食品、化妆品、消毒用品、保健用品、饮用水等法律法规。

2. 医疗保健服务的法律法规

医疗保健服务的法律法规体系包括：①医疗服务，如医疗人员（医师、护士、卫技人员、药师）、医疗机构、医疗活动（诊疗规范、病人权益保护、医疗事故处理、精神卫生、医学新技术、生命权益）等方面的法律法规；②保健服务，包括母婴保健和康复等方面的法律法规；③医疗保险，包括职工保险、合作医疗、商业保险等法规。

3. 中医药管理法律法规

此类法律法规包括《中医药条例》以及中医医疗机构与从业人员、中医药发展的保障措施等方面的内容。

4. 其他

如医学教育、科学研究、人事管理、卫生计划财务、外事等法律法规。

四、卫生法的实施

1. 卫生法实施定义

（1）卫生法的实施是指通过一定方式使卫生法律规范在社会生活中得到贯彻和实现的过程。卫生法的实施包括卫生法的适用和遵守。

（2）卫生法的适用是指国家机关和法律法规授权的其他组织依照法定的职权和程序，行使国家权力，将卫生法律规范创造性地运用到具体人或组织，用来解决具体问题的一种专门活动。包括卫生行政执法和司法活动。

（3）卫生法的遵守也称守法，是指一切国家机关、政党、企事业单位、国家工作人员和全体公民必须自觉严格地遵守卫生法规。

2. 卫生法的效力范围

（1）卫生法的时间效力：包括了卫生法的生效、卫生法的失效和卫生法的溯及力三个方面。法律法规颁布时明确规定了其什么时间生效；所谓卫生法失效有两种情况，一是新的法律法规生效时原对应老的法律法规自动失效，二是在新的法律法规颁布条款中加以说明，明确其失效时间；卫生法律对生效后时间的违法事件具有约束力，但不能追溯生效之前的违法行为，即不具备溯及力。

（2）卫生法的空间效力：法律法规空间范围有两种情形，即我国主权管辖的全部范围和地方局部范围两种情况。

（3）卫生法对人的效力：包括我国居民、居住在我国国境内的外国人员、特定职责的人、相关境外人员必须遵守卫生法律法规。

3. 卫生法实施的基本原则

（1）各机关依法行使职权的原则；

（2）公民在法律面前一律平等的原则；

（3）以事实为依据、以法律为准绳的原则；

（4）惩罚与教育相结合的原则；

（5）实施国家监督、群众监督和舆论监督相结合的原则。

4. 我国卫生执法主体及相关职责

目前我国卫生法执法机关或主体包括：卫生行政机关、药品监督管理机关、计划生育管理机关、出入境检验检疫机关、法律法规授权的其他机关，各执法机构在规定范围行使相关职责。

卫生行政机关主要职责是对公共卫生、健康相关产品、医疗机构及人员进行监督检查，审查、审批和颁发卫生许可证，对各类医疗事故和中毒事故进行调查处理；药品监督管理机关负责注册药品，负责药品的评价、不良反应监测、临床试验等，核发药品生产、经营、制剂许可证，监督检定药品质量等；计划生育管理机关行使制订计划生育计划、综合管理计划生育技术服务等职责；出入境检验检疫机关对出入境人员、物质进行卫生检疫查验、卫生处理等。随着机构改革的深入，卫生执法职责范围也将会发生相应变化。

5. 卫生行政执法行为的类型

(1) 卫生行政许可：指卫生行政主体依据行政相对人的申请，依法赋予特定的行政相对人拥有可以从事为法律一般禁止的权利资格的法律行为。

(2) 卫生行政处罚：指卫生行政机关依据卫生法规定，对违反卫生法的相对人所实施的一种行政法律制裁。

(3) 卫生行政监督检查：指卫生行政执法机关为了实行行政管理的目标和任务，依法对行政相对人遵守卫生法律和履行决定情况予以查看、监督的行政执法行为。

(4) 卫生行政强制措施：指卫生行政机关采取强制手段保证卫生行政管理秩序、维护公共利益、迫使行政相对人履行义务的行政执法行为。

6. 违法与法律责任

(1) 违法定义和判断条件。违法：指一切违反法律规定，从而造成某种危害社会的、有过错的行为。判断违法条件：是危害社会的行为，侵害了法律保护的社会关系和社会秩序；是行为人的故意或过失行为；违法主体是达到法定年龄、具有责任能力或行为能力的自然人或依法成立的法人。

(2) 违反卫生法的法律责任：①卫生行政责任，如行政处罚（警告、通报、罚款、没收非法财物和违法所得、责令停业停产、暂扣或吊销卫生许可证）和行政处分（警告、记过、降级、降职、撤职、留用查看、开除）两种；②民事责任：民事责任方式有停止损害、排除妨碍、消除危害、返还财产、恢复原状、修理、重作、更换、赔偿损失、支付违约金、消除影响、恢复名誉、赔礼道歉，但一般以赔偿责任为主要形式，主要是弥补受害人一方当事人的损失；③刑事责任：实施刑事责任的方法只有刑罚，包括主刑（管制、拘役、有期徒刑、无期徒刑、死刑）和附加刑（罚金、剥夺政治权利、没收财产）。

五、卫生行政救济

1. 卫生行政救济的概念

卫生行政救济是指公民、法人或者其他组织认为卫生行政机关的行政行为造成自己合法权益的损害，请求有关国家机关给予补救的法律制度的总称。

2. 卫生行政救济途径

卫生行政救济包括卫生行政复议、卫生行政诉讼、卫生行政赔偿 3 种途径，实际情况中以卫生行政复议和卫生行政诉讼诸多。

卫生行政复议是指公民、法人或者其他组织认为卫生行政机关的行政行为造成自己合法权益的损害，按照法定的程序和条件向作出该具体行政行为的上一级卫生行政机关提出申请，受理申请的行政机关对该具体的行政行为进行复查，并作出复议决定的活动。其程序是：申请\受理\决定。

卫生行政诉讼是指公民、法人或者其他组织认为卫生行政机关的行政行为侵害了自己合法权益，依法向人民法院起诉，人民法院审理和解决行政案件的活动。程序：起诉\受理\审查\判决\执行。

卫生行政赔偿是指卫生行政机关及其工作人员违法行使职权，侵害公民、法人或者其他组织的合法权益并造成损害，由国家承担赔偿责任的制度。根据国家赔偿法规定，国家赔偿以支付赔偿金为主要方式。此外还有返还财产、恢复原状、消除影响、恢复名誉、赔礼道歉等。

第二节　卫生管理学

一、卫生管理学的定义

卫生管理学是研究中国特色社会主义市场经济体制下卫生事业发展的基本特点与规律，用管理科学的理论与方法探索如何通过最佳卫生服务把医疗预防保健的科学技术和卫生资源及时有效地提供给全体人民，最大限度地满足整个社会对医疗卫生保健的需要，有效保障人民健康的一门科学。卫生管理学是现代管理科学在卫生事业管理中的应用，它是研究如何从宏观上和全局上对卫生事业进行科学管理的问题。它既不同于卫生管理学基础，又区别于卫生机构管理学，如医院管理学、卫生防疫管理学和妇幼保健管理学等。它是卫生管理工作者必须学习和掌握的基本知识。

二、卫生管理学研究的任务与内容

1. 卫生管理学研究的任务

卫生管理学研究的任务是研究卫生事业发展与新时期我国基本卫生国情和卫生改革与发展政策相适应的一系列理论与政策问题，研究卫生系统各部门最优的卫生服务管理与工作方法问题。

改革开放以来，我国的社会经济按照社会主义市场经济体制的规则与要求迅速发展，使得卫生事业赖以生存与发展的社会经济的大环境发生了根本变化，指导卫生事业发展的理论问题与政策原则也随之发生变化，如卫生事业的性质、卫生发展规划、卫生事业管理体制与运行机制、卫生机构产权制度、卫生服务模式等，都需要打破在计划经济时期所形成的固有的思维定式，用全新的观点和理念去思考与探索指导卫生事业发展的理论与政策问题。这是卫生管理学适应新的形势所要研究的基本任务之一。

卫生事业是一个复杂的、庞大的组织系统，在这个系统中有不同层次的子系统，各层次及各子系统之间互相依存、互相制约，协同发展，为整体卫生事业的发展提供了重要的组织保证。但不同层次、不同子系统之间卫生服务管理与工作方法不尽相同。特别是在社会主义市场经济体制下卫生改革的目的与原则、卫生工作的方针与政策、卫生管理的方式与手段都发生重大调整与变化的情况下，如何使卫生系统各部门的管理工作能够冲破旧观念，适应新形势，以全新的理念探索适宜的管理工作新模式，这是卫生管理学研究的另一基本任务。

2. 卫生管理学研究的内容

卫生管理学主要研究卫生事业管理中带有普遍性的理论与政策问题以及具有特殊性的卫生系统各部门的管理问题。主要包括：

（1）卫生事业管理的基本特点和发展规律；

（2）卫生事业的性质、地位与作用；

（3）卫生工作的方针与政策；

（4）卫生事业管理的基本理论与方法；

（5）卫生事业的管理体制、产权制度与运行机制；

（6）卫生资源的优化配置与合理使用；

（7）城乡基层卫生服务的模式；

（8）卫生系统各部门的卫生服务管理与工作方法。

三、我国卫生事业的地位与作用

我国卫生事业是造福于人民的事业。卫生事业关系到生产力水平的提高，城乡经济的发展，以及促进社会的进步、公平和稳定。它在国民经济和社会发展中具有独特的地位，发挥着不可缺少，不可替代的作用。卫生事业是社会发展的一个重要组成部分。健康是人类发展的基本条件和权利。保护和增进人民群众的健康水平，是党和政府应尽的任务和责任。其作用和地位表现为以下四个方面。

1. 发展卫生事业是社会主义现代化建设的重要目标

我国社会主义现代化建设的目的是发展生产力，强国富民，不断满足人民日益增长的物质和文化需求。我国确定了"三步走"的发展战略：①到 2000 年我国将基本消除贫困现象，使人民生活达到小康水平；②到 2010 年，使人民的小康生活更加宽裕；③争取本世纪中叶基本实现社会主义现代化。

社会主义现代化的内涵极为丰富，既有经济建设方面的，也有社会发展方面的，包括人们健康水平及卫生事业发展状况。实现社会主义现代化要坚持以经济建设为中心。经济发展客观上必然要求社会事业有一个大的提高。作为社会发展重要方面的卫生事业关系着人民健康的保护，体现了党和政府对广大人民群众的关怀和照顾，它既是发展生产力的手段，又是生产力发展的目的。

2. 发展卫生事业是人民生活质量改善的重要标志

我国人民的小康生活水平，是指在温饱的基础上丰衣足食、居住条件改善、文化生活充实、享有卫生保健、普及义务教育等方面。随着社会主义现代化建设的不断发展，我国人民生活水平将继续有较大幅度的提高，消费水平、消费结构和生活质量将快速向世界中等收入国家的平均水平迈进。在这个过程中，人民群众对自身健康和卫生服务的需求将日益提高，要求卫生事业与之相适应，更好地保护和增进人民的健康，提高人民的生活质量，从而为社会创造更多财富和享用社会经济发展的成果。但是，我国卫生事业面临十分繁重的任务。以防治传染性疾病为主要任务的第一次卫生革命在我国农村远未完成，而以防治慢性非传染性疾病为主要任务的第二次卫生革命已经到来。卫生服务能力、质量和方式都还不能适应人民群众对健康的需求。卫生服务作为人民生活的必需消费应当有一个较大的发展和提高。

3. 发展卫生事业是社会主义精神文明建设的重要内容

社会主义精神文明建设贯穿在经济和社会各个方面。一方面，卫生事业的行业特点要求把社会主义精神文明建设提到更加突出的地位。卫生行业是与人民群众利益密切相关的"窗口"行业。坚持两手抓，两手都要硬，搞好卫生队伍的精神文明建设具有重要的社会意义。卫生工作不仅是一种业务技术活动，而且与社会伦理道德密切相关。卫生工作是救死扶伤、扶危解困的崇高职业，卫生工作者必须具备正确的世界观、人生观、价值观和高尚的职业道德。另一方面，广泛宣传科学文化知识，倡导广大人民群众移风易俗，改造环境，养成良好的生活方式和卫生习惯，建立文明健康的生活方式，对于提高全民族的思想道德和科学文化素质具有重要促进作用，也是社会主义精神文明建设的重要内容与必然要求。

4. 发展卫生事业是经济和社会可持续发展的重要保障

卫生事业是社会发展的一个重要组成部分，卫生工作与经济工作密切相连，相辅相成。当前，经济工作是中心，没有经济工作的发展，卫生事业的发展就没有物质基础。然而，在现代社会中劳动者只有具备较高的科学文化知识，掌握先进劳动技能，并具有健康的身体和心理素质，才能在社会生产中发挥更大的作用。如果卫生事业发展滞后，人民的健康得不到基本保障，不仅直接影响经济发展，还会因疾病造成人力、物力和财力的巨大损失，甚至影响社会稳定。保护和提高广大人民群众的健康，是发展经济、促进社会进步的必要条件。一个没有健康体魄的民族，其经济和社会是不可能持续发展的。

四、卫生工作方针与卫生发展战略

卫生工作方针是政府领导卫生工作的基本指导思想。卫生发展战略是一定历史时期内卫生事业优先发展的工作思路。它们之间既有联系又有区别。卫生工作方针和卫生发展战略都是对一个较长时期内我国宏观卫生发展趋势和存在的全局性问题做出总体判断而提出的工作指导思想、优先发展重点、基本要求与对策措施，并用简明的语言高度概括之。卫生发展战略则从属于卫生工作方针并体现卫生工作方针阶段性重点目标和内容。

(一) 新中国成立初期卫生工作方针的形成

1949 年 9 月，中央人民政府卫生部和中国人民解放军军事委员会卫生部召开了全国卫生行政会议，确定了全国卫生建设的总方针："预防为主，卫生工作的重点应放在保证生产建设和国防建设方面，面向农村、工矿，依靠群众，开展卫生保健工作。"

1950 年 8 月，中央人民政府卫生部和军委卫生部联合召开了第一届全国卫生会议，讨论并确定了全国卫生工作的总方针和总任务。毛泽东主席给会议题了词："团结新老中西各部分医药卫生人员，组织巩固的统一战线，为开展伟大的人民卫生工作而奋斗。"毛主席的题词给会议指明了方向。中央人民政府副主席、中国人民解放军总司令朱德亲临大会，做了重要讲话，指出："政府和军队的医药卫生工作，应当确定为群众服务的方针，并依靠群众去推动和发展人民的卫生事业，过去 23 年的人民军队和人民政权，在共产党的领导下，是正确地执行了这一方针的，因此，我们卫生部门的医务工作者，能在困难条件下完成任务……中西医务人员要团结起来，互相学习，共同发挥所长，为群众服务。"最后，会议在交流和总结经验的基础上，确定了我国卫生工作三大原则为"面向工农兵，预防为主，团结中西医"。1950 年 9 月，原中央人民政务院第 49 次政务会议正式批准了卫生工作三大原则。

1952 年 12 月，第二届全国卫生会议总结了当时开展爱国卫生运动的经验，根据周恩来总理的提议，将"卫生工作与群众运动相结合"列入我国卫生工作原则之一，并经过167 次政务会议正式批准。从此，我国卫生工作"面向工农兵，预防为主，团结中西医，卫生工作与群众运动相结合"的四大原则正式形成。这四大原则以后也被称为卫生工作的四大方针。

1. 面向工农兵

面向工农兵是我国卫生工作的方向。卫生工作必须为人民群众服务，这是一个重大原则问题。1950 年 8 月 19 日，卫生部副部长贺诚同志在第一届全国卫生会议的总结报告中指出："为人民服务，首先为工农兵服务，这是我们工作的唯一出发点。为什么首先为工农兵服务呢？因为工人、农民人数最多，又是人民民主政权的基础和生产建设的基本力量。他们所受疾病的灾难最深，得到卫生保障也最少。兵是武装了的工农，是国防建设的基本力量，没有它，生产建设与和平生活就无从获得保障。"这一方针的确立，保证了我国卫生事业得以沿着正确的方向健康发展。

2. 预防为主

预防为主是卫生工作方针的核心。它是最经济、最人道、最主动、最有效的防治疾病的方针，符合人民群众的最高利益。预防为主应贯穿在医疗、预防、保健工作的全过程，所有医疗、预防、保健机构和全体人员都必须做预防工作。

3. 团结中西医

团结中西医是指把中西医药卫生人员团结起来，更好地为人民健康服务。当时全国卫生人员只有 50 多万，中医师占了 54.6%，而西医师只占 7.5%。中医人数比西医多，且大部分在农村，广大的农民主要依靠他们防治疾病。但是中医在新中国成立以前，却受到国民党的歧视和排斥，造成中西医之间的隔阂。为了解决这一矛盾，在老解放区就积累了重视团结中西医务人员的经验。因此，确定"团结中西医"的方针是非常必要的。

4. 卫生工作与群众运动相结合

卫生工作与群众运动相结合是指发动和依靠人民群众，自己行动起来同疾病作斗争。1952 年为了反对美国在朝鲜和我国东北施行的细菌战而开展的"爱国卫生运动"，对改变我国的环境卫生，提高人民群众的卫生知识水平，养成良好的卫生习惯等方面都起到了十分显著的作用。另一方面发动和依靠群众，还可以加快卫生事业的建设，如对基层卫生机构的建立和卫生人员的培养，都需要人民群众的支持。因此，卫生工作必须依靠群众，发动群众广泛参与，才能达到预期的目标。

（二）新时期卫生工作方针

1990 年，卫生部和中医药管理局起草的《中国卫生发展与改革纲要》，提出了卫生工作的基本方针："贯彻预防为主，依靠科技进步，动员全社会参与，中西医协调发展，为人民健康服务"。经中央同意列入《中共中央关于制定国民经济和社会发展十年规划和"八五"计划的建议》之中。1991 年 4 月，全国人大七届四次会议通过的《国民经济和社会发展十年规划和第八个五年计划纲要》，将卫生工作基本方针修改为："贯彻预防为主，依靠科技进步，动员全社会参与，中西医并重，为人民健康服务"，从而确定了我国卫生工作方针的基本框架。此后，在卫生管理学界和卫生行政主管部门中，对我国卫生工作方针及与之相关的我国卫生事业的性质以及卫生工作在国家社会经济发展中的地位和作用，仍在进行着讨论。特别为准备全国卫生工作会议所进行的一系列座谈讨论，为制定卫生工作方针起到了集思广益的作用。

1996 年 12 月，中共中央、国务院在北京召开了全国卫生工作会议。1997 年 1 月，发布了《中共中央、国务院关于卫生改革与发展的决定》，明确提出了新时期卫生工作的方针："以农村为重点，预防为主，中西医并重，依靠科技与教育，动员全社会参与，为人民健康服务，为社会主义现代化建设服务"。至此，新时期的卫生工作方针正式形成。

新时期卫生工作指导方针的七句话，可以划分为三个组成部分：第一部分是卫生工作的战略重点，包括以农村为重点、预防为主、中西医并重；第二部分是卫生工作的基本策略，包括依靠科技与教育、动员全社会参与；第三部分是卫生工作的根本宗旨，包括为人民健康服务、为社会主义现代化建设服务。卫生工作方针的基本内容如下：

1. 以农村为重点

农村卫生工作是我国卫生工作三大战略重点的第一个重点。农村卫生工作历来受到了我们党和国家的高度重视，毛泽东同志早在 20 世纪 60 年代就提出"把医疗卫生工作的重点放到农村去"。近年来，我国政府又提出农村卫生是卫生工作的三大战略重点之一。在党和政府的关怀下，农村卫生工作有了很大的发展，积累了丰富的经验，县乡村三级医疗预防保健网、乡村医生队伍、合作医疗制度曾是我国农村卫生工作的"三大支柱"。但是，农村卫生工作依然是个薄弱环节，面临着许多困难和问题，因病致贫、因病返贫是制约农村经济和社会发展的重要因素。因此，必须大力加强农村卫生工作。

（1）做好农村卫生工作，保护和增进农民健康是各级党和政府义不容辞的责任。农村卫生工作关系到九亿农民健康、振兴农村经济的大局，是卫生工作的战略重点。农村卫生工作对深化农村改革，推进农村经济和社会全面协调发展，加强农村物质文明和精神文明建设，都具有十分重要的意义。因此，各级党组织和政府要高度重视，采取有力措施，切实予以加强。

（2）初级卫生保健是农村卫生工作的关键，是农村卫生工作的"龙头工程"。各地区要把实现初级卫生保健目标纳入当地国民经济和社会发展规划，并作为小康县、乡、村的考核指标。要切实加强对初级卫生保健工作的领导，实行目标管理，全面推动农村卫生工作的发展。到 2010 年，努力使我国农村卫生工作整体水平有较大提高。

（3）积极、稳妥地发展和完善合作医疗制度。合作医疗对于保证农民获得基本医疗服务、落实预防保健任务、防止因病致贫具有重要作用。举办合作医疗，要坚持民办公助和自愿参加的原则，通过宣传教育，提高农民自我保健和互助共济意识，动员农民积极参加。合作医疗基金的筹集，坚持农民个人投入为主，集体经济加以扶持，地方财政适当支持的筹资机制。要因地制宜确定合作方式、筹资标准、报销比例，逐步提高保障水平。要加强科学管理和民主监督，使农民真正受益。力争在我国农村多数地区建立起各种形式的合作医疗制度，并逐步提高社会化程度。有条件的地方可以向社会医疗保险过渡。

（4）加强农村卫生组织建设，完善县、乡、村三级卫生服务网。合理确定卫生机构的规模和布局，调整结构和功能。切实办好县医院，提高其综合服务能力。继续加强县级卫生防疫、妇幼保健机构和乡镇卫生院的建设，基本实现"一无三配套"（无危房、房屋、人员、设备配套）的目标。乡镇卫生院要切实做好预防保健工作，努力提高医疗质量，重点加强急救和产科建设。村级卫生组织以集体办为主。乡村卫生组织的经营管理形式可根据各地实际情况确定。

（5）巩固与提高农村基层卫生队伍。合理解决农村卫生人员待遇，村集体卫生组织的乡村医生的收入不低于当地村干部的收入水平。要制定优惠政策，鼓励大专以上毕业生到县、乡卫生机构工作。禁止非卫生技术人员进入卫生机构的业务技术岗位。通过多种形式培训，使绝大多数乡村医生达到中专水平。医药卫生院校要做好定向招生和在职培训工作，为农村培养留得住、用得上的人才。

（6）高度重视和做好贫困地区的卫生工作。各级政府要把卫生扶贫纳入当地扶贫计划，安排必要的扶贫资金，帮助贫困地区重点解决基础卫生设施，改善饮水条件和防治地方病、传染病。鼓励发达地区对口支援贫困地区的卫生工作。

2. 预防为主

预防保健是我国卫生工作三大战略重点的第二个重点。预防为主是新中国成立初期所制定的卫生工作四大方针之一。新时期的卫生工作方针继续把预防为主确定为主要内容，不仅是新中国成立以来卫生工作宝贵经验的总结，也是世界卫生工作发展的潮流。

（1）预防为主是我国控制疾病形势的需要。20 世纪 50 年代以来，我国以急性传染病、寄生虫病和地方病为主要防治对象的第一次卫生革命，取得了举世公认的成就。但是，由于影响疾病流行的社会环境因素依然存在，特别是新的经济体制带来的人口和物资大量流动，促成部分疾病的播散，原来一些局部性的传染病，发病日趋广泛化；某些已经消灭的传染病也死灰复燃，传染病、寄生虫病和地方病的防治任务依然十分严峻，第一次卫生革命的任务尚未完成。同时，以慢性非传染性疾病和退行性疾病为主要防治对象的第二次卫生革命也已经来临，任务非常艰巨。但是，目前我国的防治力量尚不能适应防治慢性非传染性疾病的需要，更缺乏群体性防治的系统经验。两次卫生革命的艰巨任务，要求卫生工作必须坚持预防为主的方针。

（2）各级政府对公共卫生和预防保健工作要全面负责。加强预防保健机构的建设，给予必要的投入，对重大疾病的预防和控制工作要保证必需的资金。预防保健机构要做好社会群体的预防保健工作。医疗机构也要密切结合自身业务积极开展预防保健工作。要宣传动员群众，采取综合措施，集中力量消灭或控制一些严重危害人民健康的传染病、地方病和慢性非传染性疾病。

（3）认真做好"五大卫生"工作。改善生活、生产、工作、学习、娱乐场所的卫生条件，加强环境卫生监测和职业病防治，保护人们的健康权益。

（4）依法保护妇女儿童健康。努力提高出生人口素质，降低婴幼儿死亡率、孕产妇死亡率，积极推行计划免疫保偿制和妇幼保健保偿制。同时，积极开展老年人保健和老年病防治工作。

（5）各级医疗、预防、保健机构都要贯彻预防为主的方针。要切实做好三级预防工作：一级预防，是病因预防，针对病因及相关因素，采取增进健康和特殊防护措施，使健康人免受感染和发病；二级预防，是发病学预防，针对发病早期，采取早发现、早诊断、早治疗措施，以控制疾病的发展和恶化，防止疾病复发或转为慢性病患；三级预防，是病残预防，针对发病后期，采取合理的康复治疗措施，做到病而不残，残而不废，恢复劳动能力，延长寿命。

（6）加强卫生宣传，开展健康教育，是贯彻预防为主方针的重要措施。为适应医学模式的转变和两次卫生革命的需要，要采取多种形式，加强全民健康教育，提高广大群众的健康意识和自我保健能力。普及医药科学知识，教育和引导人民群众破除迷信，摒弃陋习，养成良好的卫生习惯和健康、文明的生活方式。

3. 中西医并重

振兴中医药是我国卫生工作三大战略重点的第三个重点。新中国成立以来，在党的团结中西医方针的指导下，中医药事业的发展取得了伟大的成就。新时期提出中西医并重的方针，是以往团结中西医方针的继承和发展，是振兴中医药和中医药走向世界的政策保证。

（1）中医药学是中华民族的优秀传统文化，是我国卫生事业的重要组成部分和独具的特色与优势。中医药与现代医药要互相补充，共同承担保护人民健康的任务。各级党委和政府要加强对中医药工作的领导，认真贯彻中西医并重的方针，逐步增加对中医药的投入，为中医药发展创造良好的物质条件。中西医要加强团结，互相学习，取长补短，共同提高，发挥各自的优势，积极探索中西医结合的途径和方法。

（2）正确处理继承与创新的关系。既要认真继承，又要勇于创新。要努力发挥中医药在医疗卫生保健服务方面的特色和优势，遵循中医药理论体系，积极利用现代科学技术，发展中医理论和实践，拓宽中医药服务领域和服务功能，提高防治疾病水平。要充分利用现代高科技，在中医药基础理论、传统技术挖掘、疾病防治手段开发等方面加强研究，力争有新的突破，实现中医药现代化。要坚持双百方针，繁荣中医药学术。

（3）加强中医医疗机构建设。要改善技术装备条件，拓宽服务领域，加强优势专科和特色科室建设，提高服务效率和效益，不断满足人民群众对中医药的需求。

（4）根据中医药发展需要，多种形式培养中医药专业人才，努力造就新一代名中医。要认真总结高等中医药院校的办学经验，深化中医药教育改革，继续做好名老中医药专家学术思想和经验的继承工作。要加强重大疾病防治、中药生产关键技术、中医复方以及基础理论的研究，力争有新的突破。积极创造条件，使中医药更广泛地走向世界。

（5）改革、完善中药材生产组织管理形式。要实行优惠政策，保护和开发中药资源。积极进行中药生产企业改革，推进中药生产现代化。中药和中药材经营按照少环节、多形式、渠道清晰、行为规范的原则，逐步形成统一、开放、竞争、有序的流通体制。加快制订中药和中药材的质量标准，促进中药、中药材生产和质量的科学管理。

4. 依靠科技与教育

依靠科技与教育是卫生工作的基本策略之一，是落实科学技术是第一生产力思想和科教兴国战略的具体表现，也是新中国成立以来卫生工作长足发展基本经验的总结。发展科学技术和培养医学人才是发展卫生事业必不可少的基本条件，必须提高到卫生工作方针的高度予以重视。

（1）加强医学科学技术研究。要针对严重危害我国人民健康的疾病，在关键性应用研究、高科技研究和医学基础性研究方面，突出重点，集中力量攻关，力求有所突破，使我国卫生领域的主要学科和关键技术的科技实力逐步接近或达到国际先进水平。

（2）深化卫生科技体制改革。要优化结构，分流人员，增强卫生科研机构的活力。保证重点卫生研究机构和重点学科、实验室的投入和建设，大力促进科技成果的转化和应用，推广适宜技术，促进卫生科技与防病治病的有机结合。高度重视科技信息的有效利用和传播。

（3）办好医学教育，培养一支适应社会需求、结构合理、德才兼备的卫生专业队伍。要深化高等医学教育改革，提高教育质量和办学效益，完善研究生培养和学位制度以及继续教育制度。加快发展全科医学，培养全科医生。要高度重视卫生管理人才的培养，造就一批适应卫生事业发展的职业化管理队伍。重视学术带头人和技术带头人的培养，努力创造条件，使优秀人才尤其是中青年人才脱颖而出。各级各类卫生专业教育，都要突出职业道德教育，为全面提高卫生队伍素质打好基础。

5. 动员全社会参与

动员全社会参与是卫生工作的又一项基本策略，它是卫生工作与群众运动相结合方针的发展和完善。动员全社会参与，包括各级党政领导重视、社会各部门协作配合和广大人民群众积极参与。

（1）各级党政领导重视。发展卫生事业，做好卫生工作，保护和增进人民健康，是各级党委和政府的重要职责。保护和提高广大人民群众的健康水平，是发展经济、促进社会进步的必要条件。卫生工作做好了，人民群众健康水平提高了，就能创造较为良好的经济发展和社会进步的条件。卫生工作是一个涉及面极广的工作，与人的生老病死密切相关，关系到每个人的切身利益，也体现党和政府对人民群众的关怀。各级党政领导要深刻认识卫生工作的重要性，切实加强对卫生工作的领导。一个地区卫生工作的好坏，人民健康水平提高的程度，要作为领导干部任期目标责任制和政绩考核的重要内容。

（2）社会各部门协作配合。发展卫生事业，保护和增进人民健康是一项庞大的社会系统工程，单靠卫生部门的力量是不能取得成功的。必须坚持"大卫生"观点，在各级党委和政府的统一领导下，充分发动社会各有关部门协作配合，各尽其责，共同做好卫生工作。卫生部是国务院卫生工作的行政主管部门，负责对全国卫生工作统一规划，实行全行业管理和监督。各级计划、财税、物价、农业等有关部门要认真履行自己的职责，积极参与和支持卫生事业，努力为卫生改革和发展创造必要的条件。宣传、教育、科普等部门，要广泛宣传卫生事业的重要性，普及医学科学和卫生保健知识，提高全社会的文明卫生意识。

（3）人民群众积极参与。广大人民群众积极参与卫生工作，是我国卫生事业发展的成功经验。只有把广大人民群众发动起来了，各项社会卫生活动才能开展起来，各项卫生工作任务才能落到实处，从环境卫生的改善到改水、改厕任务的落实，都要依靠广大人民群众的积极参与。同时，只有把广大人民群众积极性调动起来，自觉学习卫生知识，提高自我保健意识与能力，才能把人民群众由单纯的保健对象，变成一个既是保健对象，又是保健工作的积极参与者，从而使卫生工作具有更加坚实的群众基础。

6. 为人民健康服务，为社会主义现代化建设服务

为人民健康服务，为社会主义现代化建设服务，是我国卫生工作的根本宗旨，是卫生工作方针的核心，是党和政府对卫生事业改革和发展的基本要求，是卫生工作必须坚持的正确方向。

（1）卫生工作的根本宗旨。为人民健康服务，为社会主义现代化建设服务，是卫生工作的根本宗旨。卫生事业是造福于人民的事业，卫生事业关系到经济发展和社会进步的大局，保护和提高广大人民群众的健康水平，是发展经济、促进社会进步的必要条件。因此，各项卫生工作都要始终把为人民健康服务，为社会主义现代化建设服务，作为最终目标和根本宗旨。

（2）卫生工作方针的核心。卫生工作方针三个组成部分中，为人民健康服务，为社会主义现代化建设服务，是卫生工作方针的核心，是卫生工作的根本宗旨。其他两部分是实现这一根本宗旨的战略重点和基本策略。卫生工作千头万绪，要实现既定的宏伟目标，必须抓住农村卫生、预防保健，中医药这三个战略重点；而依靠科技与教育和动员全社会参与，则是实现宏伟目标的基本策略，这些战略策略都是为了实现卫生工作的根本宗旨的。

（3）卫生改革和发展的基本要求。在我国已经确立社会主义市场经济体制的条件下进行卫生改革，必须适应社会主义市场经济的发展，遵循卫生事业发展的内在规律，逐步建立起宏观调控有力、微观运行富有生机的新机制，从而调动卫生机构和卫生人员的积极性，不断提高卫生服务的质量和效率，更好地为人民健康服务，为社会主义现代化建设服务。

（4）卫生工作的正确方向。我国的卫生事业是政府实行一定福利政策的社会公益事业。这一基本属性规定卫生事业是使全体社会成员共同受益的事业。因此，卫生工作必须坚持为人民健康服务和为社会主义现代化建设服务的正确方向。要正确处理社会效益与经济效益的关系，把社会效益放在首位，防止片面追求经济效益而忽视社会效益的倾向。政府要对卫生工作给予必要的投入和各方面的支持。卫生机构和卫生工作者要坚持全心全意为人民健康服务的宗旨，一切工作要以提高人民健康为中心，切实做好各项卫生工作。

五、卫生发展战略

（一）卫生发展战略的概念

卫生发展战略是根据卫生政策的需要，对卫生事业在预定时间内可能达到的发展程度

进行科学预测，据此确定战略和战略目标。卫生发展的基本战略是以满足人们的健康需求为导向，以提高人民健康水平为中心，按照公平与效率相统一的原则，强化基本卫生服务工作，走以内涵发展为主、内涵与外延发展相结合的发展道路。

（二）卫生发展战略的内容

1. 农村卫生

加强农村卫生是由我国国情决定的。我国人口的绝大多数在农村，农村卫生状况一定程度上决定着我国总体的卫生发展水平。但是目前农村卫生仍然相对落后，各种疾病严重威胁着农民的健康，一些贫困地区的卫生问题则更为严重，因病致贫、因病返贫现象占相当的比例。做好农村卫生工作，保护和增进农民群众的健康，关系到农村经济发展，关系到社会主义现代化建设的全局，这是各级党和政府义不容辞的责任。加强农村卫生工作要面对现实，把握住农村卫生这一重点，增加农村卫生投入，改善农民基本卫生服务条件，积极鼓励城市卫生人员到农村去，逐步缩小城乡卫生差距，为实现人人享有初级卫生保健的目标而努力。

2. 预防保健

预防为主是我国卫生工作成功经验的总结。新中国成立以来之所以能以较低投入取得举世瞩目的卫生发展成就，预防保健功不可没，而且它能更好地体现党和政府对人民群众的关心和爱护。现在我们面临两次卫生革命交错的挑战，不仅传统的传染病、地方病在大部分地区特别是农村仍然存在，新发现的艾滋病、莱姆病、疯牛病等不仅危害大，而且发展很快，正日益对群众的健康和生命形成威胁；同时，心脑血管病、恶性肿瘤、意外伤害等慢性非传染性疾病的危害也越来越严重。由此可见，预防保健所承担的任务更加艰巨。但是，原有预防保健体系的功能、结构、人员已不能完全适应经济和社会发展的需要，尤其是基层预防保健基础薄弱。要把预防保健体系建设纳入区域卫生规划，建立起布局合理、分工负责、高效精干的体系，政府根据所承担的任务安排资金，使预防保健工作得到强化。

3. 中医中药

中医中药是我国卫生事业的重要组成部分，是中华民族的宝贵财富，历来是人民群众防病治病的重要手段，并越来越受到世界很多国家的关注和重视。目前，我国中医医疗机构办医条件相对较差，整体服务功能较弱。在制定区域卫生规划过程中，要全面贯彻"中西医并重"的方针，处理好继承和发扬的关系，合理规划中医医疗机构，构建分工合理、优势互补、功能明确、层次清晰的中医服务体系，优化人员结构，推广适宜技术，充分发挥中医药在整个卫生工作中的作用。

六、卫生管理体制

（一）卫生管理体制的含义

卫生管理体制是指国家依法将卫生管理组织系统内部的组织机构设置、隶属关系、责权利划分及其运作制度化的总称。它是国家管理卫生事务的主体，其管理活动的开展和管理效率的提高将直接关系到广大居民的健康保障和国家经济的发展。卫生管理体制是一个开放性的系统，周围环境受到诸如政治体制、经济体制、财政体制、物价体制、人事管理体制等因素的影响，内部同样也关系到党、政、群之间的协调与分工，以及系统内部信息的传递、事业的监管、法律法规的执行等，但其职能作用只有在不断运转中才会体现，并不断寻求与环境的平衡、适应，为社会提供更好的卫生服务。我国现行卫生管理体制是"条块结合、以块为主、分级管理"的体制。条，是指自上而下地按行业系统管理；块，是指各省（自治区、直辖市）、市（地）、县等地方行政管理。

（二）卫生组织结构

卫生组织是卫生体制的重要组成部分，其设置的形式、层次决定了卫生管理体制运行的效果和效率。按性质和职能，可将卫生组织分为卫生行政组织、医疗卫生服务组织和群众性卫生组织。医疗卫生服务组织独立构成体系，但与其他组织系统之间也有着千丝万缕的联系。与卫生部门直接相关的部门有计划生育、药品监督管理、爱国卫生运动、红十字委员会、劳动和社会保障部门等。还有一些部门也在从事着与保护人们健康有关的工作，如国家环保部门、农业部门等。此外，还有一些部门间接从事与卫生有关的工作，如文化部门的文化传播、水利部门的环境改造、信息产业部门的信息咨询、人事部门的人事安排、民政部门的贫困救助、科学技术部门的高新技术应用、教育部门的医学人才培养、国家发展计划委员会的卫生重大项目、财政部门的宏观调控、国家经济贸易委员会的技术设备引进，等等，或多或少地都会对卫生事业产生影响。下面就卫生系统内部的组织结构进行介绍。

1. 卫生行政组织

（1）卫生行政组织的含义

卫生行政组织是在卫生工作方面行使国家政权的公务机关，它执行国家卫生方针政策，对卫生事业进行管理，在公务人员的集体意识支配下，经由职权、职责分配构成的具有层级与分工结构的组织。

（2）卫生行政机构的级别。

我国从中央到地方按行政区划设立的卫生行政组织为中央、省（自治区、直辖市）、市、县（含县级市、市辖区）四级，依次是中华人民共和国卫生部（简称卫生部）、省（市、区）卫生厅（局）、市级卫生局、县级卫生局。

● 中华人民共和国卫生部（简称卫生部）

卫生部是全国最高卫生行政机关，它在党中央和国务院的领导下，实施党和政府的卫生工作方针政策，负责全国和地方的卫生事业管理工作。

卫生部的机构设置在不同的发展阶段，根据国务院的要求，特别是每次国家机构改革的需要，都作了相应的调整。1998 年机构改革后，经国务院批准，卫生部编制为 225 名，内设有办公厅、人事司、规划财务司、卫生法制与监督司、基层卫生与妇幼保健司、医政司、疾病控制司（全国爱国卫生运动委员会办公室）、科技教育司、国际合作司、保健局，共 10 个司、厅、局。

卫生部的职能是研究拟定卫生工作的法律、法规和方针政策，研究提出卫生事业发展规划和战略目标，制订技术规范和卫生标准并监督实施；研究提出区域卫生规划，统筹规划与协调全国卫生资源配置，制订社区卫生服务发展规划和服务标准，指导卫生规划的实施；研究制订农村卫生、妇幼卫生工作规划和政策措施，指导初级卫生保健规划和母婴保健专项技术的实施；贯彻预防为主方针，开展全民健康教育；制订对人群健康危害严重疾病的防治规划；组织对重大疾病的综合防治；发布检疫传染病和监测传染病名录；研究指导医疗机构改革，制订医务人员执业标准、医疗质量标准和服务规范并监督实施；依法监督管理血站、单采浆站的采供血及临床用血质量；研究拟定国家重点医学科技、教育发展规划，组织国家重点医药卫生科研攻关，指导医学科技成果的普及应用工作；管理直属单位；监督管理传染病防治和食品卫生、职业卫生、环境卫生、放射卫生、学校卫生，组织制订食品、化妆品质量管理规范并负责认证工作；制订国家卫生人才发展规划和卫生人员职业道德规范，拟定卫生机构编制标准、卫生技术人员资格认定标准并组织实施；组织指导医学卫生方面的政府与民间的多边、双边合作交流和卫生援外工作，组织参与国际组织倡导的重大卫生活动；组织协调我国与世界卫生组织及其他国际组织在医学卫生领域的交流与合作；贯彻中西医并重方针，推进中医药的继承与创新，实现中医药现代化；承担全国爱国卫生运动委员会的日常工作；负责中央保健委员会确定的保健对象的医疗保健工作；组织调度全国卫生技术力量，协助地方人民政府和有关部门对重大突发疫情、病情实施紧急处置，防止和控制疫情、疾病的发生、蔓延；承办国务院交办的其他工作。

● 省、自治区卫生厅、直辖市卫生局

卫生厅（局）在当地人民政府的领导下，在业务上受卫生部的指导，下设与卫生部相对应的相关处室，对本辖区内的卫生事业工作进行行政管理。民族自治地方结合当地实际情况，自主地管理当地的卫生事务。

● 市级卫生局

根据以块为主、条块结合的管理原则，市级卫生局在当地人民政府的直接领导下，在省卫生厅的业务指导下，开展本辖区内的卫生事业行政管理工作。其内设科、室基本与省卫生厅相对应。

● 县（旗）、县级市、市辖区卫生局

县级卫生局在当地人民政府的领导下，在上级卫生行政部门的业务指导下，根据当地的卫生状况，有针对性地开展各项卫生事业管理工作。卫生局所设科（股）、室基本上与上级卫生行政部门相对应。

乡镇人民政府不设独立的卫生行政部门，国内个别乡镇在公务员编制内设卫生助理或卫生办公室，有专人或兼职办公。

从卫生行政机关内设办事处室情况来看，越往上，其内部设置越多，分工越细；越往下，由于受编制等因素的影响，科室设置数目越少，往往下级卫生行政部门内的一个科室要对应上级的一个或多个处室，人员越少，综合性越强。

（3）卫生行政组织的基本职能。

①规划：制订中长期卫生事业发展规划和年度实施计划，卫生资源配置标准和卫生区域发展规划，用法律、行政、经济等手段加强宏观管理，调控卫生资源配置，实行卫生工作全行业管理。

②准入：建立和完善有关法律法规和管理制度，对卫生机构、从业人员医疗技术应用、大型医疗设备等医疗服务要素以及相关的健康产品实行准入制度，保护人民的健康和安全。

③监管：依法行政，实施卫生监督；规范医疗卫生服务行为，加强服务质量监控；打击非法行医，整顿医疗秩序，规范医疗广告等市场行为。

④卫生经济调控：制定和实施卫生筹资等卫生经济政策，确保公共卫生服务和弱势人群基本医疗服务的供给，促进健康公平。明确对不同类型医疗卫生事业的补助政策、税收政策和价格政策，通过购买服务的方式引导医疗服务，提高效率。

⑤发布医疗卫生有关信息：定期发布医疗机构服务数量、质量、价格和费用信息，引导病人选择医院、医生，减少医务人员与患者之间因信息不对称而带来的市场缺陷。

⑥促进公平竞争：营造和规范医疗服务领域有序、平等竞争环境，促进医疗卫生服务多样化和竞争公平化。

⑦其他：加强中介组织和学术团体的作用，加强行业自律、质量监督和医疗技术管理等。

（三）医疗卫生服务组织

医疗卫生服务组织是由为提高全民健康水平而提供医疗卫生服务的各级各类专业机构组成的有机整体，包括医疗、预防、妇幼保健、医学教育、医学科研和城乡综合性医疗卫生服务机构等类别。

1. 医疗卫生服务组织结构

医疗卫生服务组织结构是由垂直系统和水平系统构成的。垂直系统有医疗卫生保健服务专业职能分系统、给养职能分系统、财务职能分系统、人事职能分系统等。因为各自为本位目标和利益工作，所以必须很好地进行他们之间的协调。水平系统有高级、中级和基层三个层次，各负责本层次的水平协调和控制工作。高层负责制定战略计划、规划、预算、预测、投资方案和重大决策；中级管理层负责制定本地、本部门目标、实施方案，资源分配，协调各部门关系，制定服务范围、任务和评价方法等控制管理工作；基层负责执行上级指示的目标和任务，具体实施卫生服务，处理具体问题。

2. 医疗卫生服务机构的种类

根据职能分工不同，医疗卫生服务机构可分为医疗机构，卫生防疫机构，妇幼保健机构，医学教育机构，医学科学研究机构，军队、企业医疗卫生服务机构，其他卫生组织机构。按照地域不同，又可将医疗卫生服务机构分为城市医疗卫生服务机构和农村医疗卫生服务机构。

（1）医疗机构

医疗机构是以救死扶伤、防病治病、为公民的健康服务为宗旨的，从事疾病诊断、治疗活动的医院、卫生院、门诊部、诊所、卫生所（室）以及急救站等卫生事业单位。设置医疗机构应当符合医疗机构设置规划和医疗机构标准，申请设置者向有审批权的卫生行政部门提交规定的文件后，经审核发给《设置医疗机构批准书》，申请者在《设置医疗机构批准书》有效期内组建医疗机构，经卫生行政部门考核验收合格后予以登记，核发

《医疗机构执业许可证》。任何单位和个人未取得《医疗机构执业许可证》不得行医。

我国医疗机构实行等级管理，共分三级。一级医院是指直接为一定人口的社区提供预防、医疗、保健、康复服务的基层医院；二级医院是指为多个社区提供综合医疗卫生服务和承担一定教学、科研任务的医院；三级医院是指提供高水平专科性医疗卫生服务和执行高等教学、科研任务的区域性以上的医院。

医院分综合性医院和专科医院。医院的规模主要指医院开设的床位数。根据医院的规模大小不同，其床位、卫生技术人员数和行政人员数的比例，卫生部都制订了相应的标准。医院内部科室的设定根据医院管理的需要而定，一般设行政管理、医务、医疗、护理、科教、财务、设备管理、总务、保卫、病案管理等科室。

（2）卫生防疫机构。

我国的卫生防疫组织设立分三块，一是爱国卫生运动委员会系统，二是地方病防治管理系统，三是卫生防疫管理系统。

各级政府内都设有爱国卫生运动委员会，其办公室有独立设在政府内的，也有挂靠当地卫生行政部门的，负责开展爱国卫生运动委员会的日常工作。

原来中央设地方病防治局，统一领导管理全国的地方病防治工作。各省、市、自治区也设立相应的地方病防治办公室，或在卫生厅、局下设立业务处，统管地方的地方病防治工作。在地方病、寄生虫病流行严重的地区，均设立了地方病、寄生虫病的专业防治机构，在未建立专业防治机构的地区，地方病、寄生虫病的防治管理工作，由当地卫生防疫站设置专业科室负责实施。由于地方病防治体制近年来进行了一些大的改革，目前各地区根据当地的情况设立相应的机构，体制尚未划一，地区之间差异很大。改革前地方病防治系统管理的疾病主要有：血吸虫病、疟疾、丝虫病、黑热病、钩虫病、肺吸虫病、鼠疫、布氏杆菌病、克山病、大骨节病、地方性甲状腺肿、地方性克汀病、地方性氟中毒等。

卫生防疫机构又分为两块，一块是卫生防疫站系统，另一块是国境卫生检疫系统。卫生检疫工作在卫生体制改革中将作调整，在此不再赘述。这里重点介绍卫生防疫站系统。

卫生防疫站是运用预防医学理论、科学技术进行卫生防疫监测、监督、科研、培训相结合的专业机构，是当地卫生防疫工作的业务指导中心。它的任务是：根据国家和地方政府授权，依据国家颁发的法令、标准、条例、规定、制度，对所辖地区的有关部门、单位实行经常性和预防性的卫生监督工作。其服务对象是社会人群，它从群体方面探讨疾病的发生、发展和分布规律，认识社会人群的疾病对健康影响的本质，分析外界环境因素对人群疾病和健康的影响及其发展趋势，从而进行监测、监督，采取预防、控制、消灭疾病和消除环境影响因素的对策，增进群体健康，延长人类寿命。

（3）妇幼保健机构。

妇幼保健机构包括妇幼保健院（所、站）、妇产科医院、儿童医院等。地（市）以上妇幼保健机构设有门诊、床位（或只设门诊）。县级妇幼保健机构有院、所、站三种形式。设置床位及门诊者称妇幼保健院；不设床位但开展门诊业务（包括设5张以下观察床）者称妇幼保健所；深入基层开展业务技术指导，但不设床位、不开展门诊业务者称妇幼保健站。其职责是以临床为基础，把保健、医疗、科研、培训有机结合起来，完成妇幼保健业务指导工作，如妇产科、妇女保健、儿科、儿童保健、计划生育、儿童保健、妇女儿童的常见病防治，开展计划生育手术和住院分娩、信息统计分析、健康干预等，落实"以保健为中心，保健与临床相结合，面向基层，面向群众，预防为主"的妇幼保健工作。

（4）医学科学研究机构。

除了中国医学科学院、中国预防医学科学院、中医研究院外，各省、市、自治区也成立了医学科学分院及各种研究所。不少医学院（校）及医疗卫生机构中也附设医学研究院（室）。

（5）其他卫生组织机构。

如军队卫生组织、企业卫生组织、铁路系统卫生组织、司法系统卫生组织、各类医学院校等。

（四）群众性卫生组织

卫生工作与群众运动相结合是我国的卫生工作方针之一，也是我国卫生事业取得成就的重要原因。群众性卫生组织是发动群众参加，开展群众性卫生工作的组织保证。这类组织可分为三类：由国家机关、人民团体的代表组成的群众性卫生机构；由卫生专业人员组成的学术团体；由广大群众卫生积极分子组成的基层群众卫生组织。在我国影响比较大的群众性卫生组织有：爱国卫生运动委员会、中华医学会、中华全国中医学会、中国医师协会、中国中西医结合研究会、中国药学会、中华护理学会、中国防痨协会、中国红十字会、中国卫生工作者协会、中国农村卫生协会、中华预防医学会、全国中药学会、初级卫生保健基金委员会等。

七、卫生管理机制

卫生管理机制在卫生事业运行和发展中起着重大作用。完善的卫生管理机制，可以实现卫生资源的优化配置，促进卫生事业的协调发展，更好地满足人民群众不同层次的卫生服务需求，为经济建设和社会主义现代化建设服务。

（一）卫生管理机制的内涵

卫生管理机制是指卫生事业赖以运转的一切方式、手段、环节的总和。简言之，卫生管理机制就是卫生系统内各构成要素之间相互联系和作用的制约关系。

如果将整个卫生事业作为一个机体的话，卫生管理机制就是使这个机体协调运动、控制发展的手段和方式。卫生事业机体的整体运行中包含着它的构成要素的局部运行。各构成要素都自成体系，各自都有特定的运行机制。卫生管理机制按其作用方式可分为计划机制、市场机制、价格机制等；按照卫生机构经营性质又可分为非营利性卫生机构管理机制和营利性卫生机构管理机制。不同的分类有不同的优缺点。

卫生管理机制包含三层意思：一是卫生管理机制是协调卫生管理过程的机理的总称；二是卫生管理机制功能的发挥依赖于其中构成要素间的相互作用和相互关系；三是整个管理机制是有规律地按一定方式运行并发挥总体功能的。因此，我们不能简单地把卫生管理的任一管理机制理解为一孤立的要素，而应当将它们看做是卫生事业运行过程中的联系和互动。

（二）卫生管理机制的内容

卫生管理涉及人员、物资与设备、信息、业务技术、教育与科研等，每项管理内容都有不同的管理机制。

1. 人员管理机制

人员管理机制是指卫生机构管理者合理配备人员，充分调动人员积极性，发挥所有员工所长，使其最大程度地提供卫生服务的科学的管理方法和手段。其内容包括人事任用、人事制度、人员编配、工资福利等。

2. 物资与设备管理机制

物资与设备管理机制是指卫生机构充分利用各种物资设备资源，发挥资金效用，提高经营管理水平，获取最佳技术经济效果的手段和方法。随着卫生服务经营管理的不断深化，高新技术设备的广泛应用，服务成本核算的进一步实施，物资和设备的种类日益增加，卫生服务机构的物资与设备管理工作越来越复杂，也越来越重要。

3. 信息管理机制

信息管理机制是指在管理过程中运用信息方法，科学地收集和处理信息，更好地服务于卫生服务和管理。信息管理机制是为了激励和约束信息传递过程中保证准确、及时而制定的。现代卫生服务机构管理依赖信息管理的程度是前所未有的，可以这样理解，没有信息管理就没有现代卫生管理。

4. 业务技术管理机制

业务技术管理机制是指对卫生服务活动全过程针对业务和技术所进行的组织、计划、协调和控制，使之达到最佳效率和效果的管理方法和手段。广义上讲，业务技术管理机制包括卫生服务技术管理机制和卫生服务质量管理机制两部分。业务技术管理是卫生服务机构管理的重中之重，为保障卫生服务工作的正常进行，卫生服务机构一般都制订了一系列规章制度，如医院里的值班制度、病案管理制度、入出院制度、门诊工作制度、处方制度、病房管理制度、病房工作人员守则、住院规则、病历书写制度、查房制度、医嘱制度、查对制度、会诊制度、转院转科制度、病例讨论制度、交接班制度、护理工作制度、隔离消毒制度、差错事故登记报告制度、医院感染管理制度等。

5. 教育与科研管理机制

教育与科研管理机制是卫生机构为开发卫生服务人员智力、培养人才，增强工作能力，鼓励技术创新，提高工作效率和质量而采取的方法和手段。

附录1 医学生誓言

健康所系，性命相托。

当我步入神圣医学学府的时刻，谨庄严宣誓：

我志愿献身医学，热爱祖国，忠于人民，恪守医德，尊师守纪，刻苦钻研，孜孜不倦，精益求精，全面发展。

我决心竭尽全力除人类之病痛，助健康之完美，维护医术的圣洁和荣誉，救死扶伤，不辞艰辛，执著追求，为祖国医药卫生事业的发展和人类身心健康奋斗终生。

THE OATH OF A MEDICAL STUDENT

Health related, life entrusted.

The moment I step into the hallowed medical institution, I pledge solemnly,

I will volunteer myself to medicine with love for my motherland and loyalty to the people.

I will scrupulously abide by the medical ethics , respect my teachers and discipline myself.

I will strive diligently for the perfection of technology and for all – round development of myself.

I am determined to strive diligently to eliminate man's suffering, enhance man's health conditions and uphold the chasteness and honor of medicine.

I will heal the wounded and rescue the dying , regardless of the hardships.

I will always be in earnest pursuit of better achievement . I will work all my life for the development of the nation's medical enterprise as well as menkind's physical and mental health.

附录2 本科医学教育全球标准

本科医学教育全球标准

2001 年 6 月

世界医学教育联合会

定义

世界医学教育联合会推荐如下本科医学教育的国际标准，它分为九大领域共计 36 个亚领域。

领域是根据医学教育结构和过程中明确的组成部分来定义的，包括如下方面：

1. 宗旨及目标
2. 教育计划
3. 学生考核
4. 学生
5. 教学人员/考核
6. 教育资源
7. 教育计划评估
8. 管理和行政
9. 持续更新

亚领域是每个领域中的具体方面，与操作指标相对应。

每个亚领域都有其特定的标准，分为两个层次：

- 基本标准：这是每所医学院必须达到的标准，在评估过程必须展示出来。基本标准以"必须"来表示。
- 质量提高：表示该标准与国际公认的最佳医学院和本科医学教育一致。医学院应能证明他们已全部或部分地达到了该标准，或已经及正在采取积极行动来达到这些标准。因各校的发展阶段、资源及教育政策不同，达标情况也各有不同，即使是最负盛名的学校也可能达不到所有标准。

1 宗旨及目标

1.1 宗旨及目标报告

基本标准：

医学院必须确定其宗旨及目标，并使学校全体师生员工及有关各方周知。办学宗旨及目标应说明其教育过程是培养学生成为初步合格的医生，具有在医学某一领域进一步深造的功底，并能在卫生保健系统承担医生的各项工作。

质量提高：

宗旨及目标内容应该包括对社会职责、科研、社区参与，及参加毕业后医学培训的能力要求。

注释：

- 宗旨及目标的报告可包括有关本校、本国及地区性政策的一般及特殊问题。
- 某一领域可以是某一医学学科或研究领域。
- 毕业后医学培训包括开业前培训、职业技能培训、专科培训及继续医学教育/进修。

1.2　参与制订宗旨及目标

基本标准：

医学院的宗旨及目标报告必须由主要利益方确定。

质量提高：

宗旨及目标报告的制订应该以广泛的利益方的意见为基础。

注释：

- 主要利益方包括院长、院务委员会/理事会的成员、大学、政府主管部门及行业本身。
- 广泛的利益方包括教师、学生、社区、教育及卫生保健机构、行业组织及毕业后教育人员的代表。

1.3　学术自治

基本标准：

医学院必须具备管理人员与教员/教学人员能自行对之负责的政策。在政策允许的范围内，他们有权制订课程计划，并能自主分配实施计划所需资源。

质量提高：

全体教学人员都应该围绕实际教学活动努力工作，教育资源应根据教育需要分配。

1.4　教育结果

基本标准：

医学院必须确定学生在毕业时应达到的并与其今后的学习和未来的工作相应的能力。

质量提高：

学生在毕业时应该具备的能力和在毕业后培训中需具备的能力之间的联系应具体化。毕业生能力的测定及相关信息应作为反馈意见用于完善教育计划。

注释：

- 教育结果以学生毕业前必须达到的能力来定义。
- 对医学认识及医疗实践的能力包括对基础、临床、行为和社会科学的知识与理解，其中包含与医疗实践相关的公共卫生、人口医学及医学伦理学；态度及临床技能（诊断确定、操作程序、交流技能、疾病治疗与预防、健康促进、康复、临床思维及问题解决）；以及进行终身学习及在职进修的能力。

2　教育计划

2.1　课程计划模式及教授方法

基本标准：

医学院必须有明确的课程计划模式及使用的教授方法。

质量提高：

所订的课程计划及教授方法应该确保学生能对自己学习过程负责，并为他们终身自学打下基础。

注释：

- 课程计划模式包括学科、课程体系、以问题及社区为中心的教学模式等。
- 教授方法包括教与学的方法。
- 课程计划及教授方法以扎实的学习为准则，应培养学生以专业人员与未来的同事的身份参加发展医学科学的能力。

2.2　科学方法

基本标准：

医学院必须在整个教学期间讲授科学方法及循证医学原理，其中包括分析及批判性思维。

质量提高：

课程计划中应该包含培养学生科学思维及研究方法的部分。

注释：

- 科学思维及研究方法的培训可包括学生的选修课题研究项目。

2.3　基础生物医学课程

基本标准：

医学院必须明确并在课程计划中安排适量的基础生物医学科学课程，这些课程要有助于学生理解学习和应用临床医学的科学知识、概念和基本方法。

质量提高：

生物医学科学在课程计划中所占分量应当适合于科学、技术和临床科学的发展以及社会对卫生保健的需求。

注释：

- 基础生物医学，根据当地的需要和利益及传统，通常包括解剖学、生物化学、生理学、生物物理学、分子生物学、细胞生物学、遗传学、微生物学、免疫学、药理学及病理学等。

2.4　行为和社会科学以及医学伦理学课程

基本标准：

医学院必须明确并在课程计划中安排适量的行为科学、社会科学、医学伦理学和卫生法学，使学生具有好的交流能力，做出正确的临床决策和进行合乎伦理道德的实践。

质量提高：

行为科学、社会科学和医学伦理学在课程计划中所占的分量，应当适合于医学科学的发展和日益变化的人口、文化背景以及社会的卫生保健需求。

注释:

- 行为和社会科学,根据当地的需要和利益及传统,包括有代表性的心理学、医学社会学、生物统计学、流行病学、卫生学和公共卫生以及社区医学等。
- 行为和社会科学以及医学伦理学应向学生传授有关的知识、概念、方法、技能和态度,以便理解健康问题的起因、分布和后果的社会经济、人口、文化等决定因素。

2.5 临床医学和技能

基本标准:

医学院必须确保学生能接触病人,获得足够的临床知识和技能,从而能在毕业时承担适当的临床职责。

质量提高:

每个学生都应该早期接触病人,参与病人的医护工作;教学计划的不同阶段应当有序地安排不同的临床技能培训内容。

注释:

- 临床医学,根据当地的需要和利益及传统,通常包括内科学(及其各分支)、外科学(及其各分支)、麻醉学、皮肤病学及性病学、诊断放射学、急诊医学、全科/家庭医学、老年病学、妇产科学、实验医学、神经科学、神经外科学、肿瘤学和放射治疗学、眼科学、骨科学、耳鼻喉科学、儿科学、病理解剖学、理疗及康复医学,以及精神病学,等等。
- 临床技能包括采集病史、体检、诊断处理、急诊处理及与病人交流的能力。
- 适当的临床技能包括健康促进、疾病预防和病人医护。
- 参与病人医护包括有关社区工作及与其他卫生人员协同工作。

2.6 课程计划结构、组成和期限

基本标准:

医学院必须在课程计划大纲中陈述课程的内容、程度及安排顺序,还有其他课程计划的要素,包括核心课和选修课之间的平衡,健康促进、预防医学和康复医学的作用,以及与非公认的传统医学或替代疗法的关系。

质量提高:

课程计划应该将基础学科与临床学科整合。

注释:

- 核心课程和选修课程指一种既包含有必修成分又有选修成分的课程模式,二者之间的比例不固定。
- 学科整合包括课程组成部分的横向(并行课程)和纵向(先后课程)的整合。

2.7 教育计划管理

基本标准:

课程计划委员会必须被赋予责任及权威规划并实施课程计划,以保证学校目标的实现。

质量提高:

　　课程计划委员会应当具备足够资源，规划并实施教与学的方法、学生考核、课程评估，更新课程计划。课程计划委员会中应该有教师、学生和其他利益方的代表。

　　注释：

- 课程计划委员会的权利高于各学科或学科利益，在学校领导机构和政府规定的规章制度范围内对课程计划进行控制。
- 其他利益方包括教育过程的其他参与者、其他卫生行业的代表或大学其他系科的代表。

2.8　医疗实践与卫生保健体系的联系

基本标准：

教育计划必须与毕业后学生将要进入的培训或工作阶段有行之有效的联系。

质量提高：

课程计划委员会应该从毕业生将从事工作的环境中搜集信息，应该根据社区及社会反馈调整教育计划。

　　注释：

- 毕业后培训包括开业前的培训及专科培养。
- 行之有效的联系要明确定义并描述在不同阶段的培训和实践中教育计划的组成及其相互关系，并应注意到当地的、国家的、地区的和全球的相关情况。

3　学生考核

3.1　考核方法

基本标准：

医学院必须对考核学生的方法有明确的规定和说明，包括通过考试的标准。

质量提高：

考核方法的信度和效度应当有评定并记录在案，不断开发新的考核方法。

　　注释：

- 考核方法的规定可以包括说明考试与考查的搭配、考试和其他测试的数量、笔试和口试的搭配、使用多选题与问答题，以及特殊类型考试的使用，如客观结构临床考试。
- 对考核方法的评估包括对考核方法如何促进学习的评估。
- 新的考核方法可以包括使用校外考官。

3.2　考核和学习之间的关系

基本标准：

考核原则、方法及实施必须完全符合教育目标，并促进学习。

质量提高：

考试的数量和性质应该以课程计划内不同课目间的综合考试予以调整，以鼓励进行融会贯通地学习。应该减少学习额外知识的要求，防止课程计划超负荷。

　　注释：

- 调整考试数量和质量要考虑避免考试对学习的负面作用。

4　学生

4.1　招生政策及录取

基本标准：

医学院必须有招生政策，包括对学生录取过程的清晰陈述。

质量提高：

应当根据有关的社会和行业方面的资料，定期地审查招生政策，以履行医学院的社会职责，满足社区和社会的健康需求。应当说明录取、教育计划及毕业生应达到的质量之间的关系。

注释：

- 学生录取过程包括说明招生原则、遴选方法，还包括申诉机制。
- 招生政策的审查以及学生的录取要包括录取标准的完善，既要反映有潜力成为医生的学生潜能，又要照顾到不同医学领域所要求的能力的差异。

4.2　新生录取

基本标准：

必须根据医学院在不同教育和培训阶段的接收能力而确定新生的规模。

质量提高：

应该与有关的利益方协商审核招生规模和招生要求，并根据满足社区和社会的需要而作定期调整。

注释：

- 社区和社会的需要可以根据性别、种族和其他社会要求而作通盘考虑，包括对处于弱势的学生施行特殊招生政策。
- 利益方包括那些在国家卫生部门负责人力资源的人士。

4.3　学生支持与咨询

基本标准：

医学院必须提供学生支持服务，包括咨询。

质量提高：

应当根据对学生成长的了解来提供咨询服务，要有针对性以满足社会和学生个人需求。

注释：

- 社会和个人需求包括学业的帮助、就业指导、健康问题和经费问题。

4.4　学生代表

基本标准：

医学院必须有政策规定学生代表参与课程计划的制订、管理和评估，以及其他与学生有关的事宜。

质量提高：

应当鼓励学生开展活动，成立学生组织，并为之提供设备及场所。

注释：

- 学生活动和组织包括学生自我管理，学生代表参与教育委员会和其他相关团体，以及社会活动。

5　教学人员/教员

5.1　聘任政策

基本标准：

医学院必须有教员聘任政策，它要列出能胜任课程计划教学要求教学人员的类型、职责和人员比例，如医科教学人员和非医科教学人员的搭配、全职和兼职教员的比例等。必须详细规定教员的职责，并对其工作加以监督检查。

质量提高：

应当制定一项政策以明确选择教师的标准，包括医、教、研的业绩，以及与落实办学宗旨、经济考虑及对当地影响的关系。

注释：

- 教学人员/教员的搭配包括既有基础又有临床教学任务的教员，既在大学又在卫生保健部门担任职务的教员，以及双职位的教员。
- 对地方的影响包括性别、民族、宗教、语言和其他有关的问题。
- 业绩可从正式资格证书、专业经验、研究成果、教学、同行认可等方面来衡量。

5.2　师资政策及人才培养

基本标准：

医学院必须有一项师资政策，表明要保持教学、科研和服务职能的平衡，确保对有价值的业务活动的认可，并适当地强调科研造诣和教学资格。

质量提高：

师资政策应当包括教师培训和人才开发以及教师鉴定，课程计划中不同部分要求的师生比例以及各相关机构中要有教师代表的问题应当予以考虑。

注释：

- 服务职能包括卫生保健系统中的病床工作以及行政管理与领导职务。
- 对有价值的业务活动的认可应通过奖赏、晋升和/或酬金来实现。

6　教育资源

6.1　基础设施

基本标准：

医学院必须有足够的基础设施供师生们使用，确保课程计划得以实现。

质量提高：

应该根据教育的发展对设施定期进行更新及添加，以改善学生的学习环境。

注释：

- 基础设施包括讲演厅、辅导讨论室、实验室、图书馆、信息技术设施和娱乐设施等。

6.2　临床教学资源

基本标准：

医学院必须确保学生有足够的临床经历和必要的资源，包括足够的病人及临床培训设施。

质量提高：

临床培训设施应予开发以保证临床培训符合地域上相关区域的人口的需要。

注释：

- 临床培训设施包括医院（适当的一级、二级和三级医院群体）、门急诊、诊所、初级卫生保健环境、卫生保健中心和其他社区保健环境及技能实验室。
- 用于临床培训的设施应当定期评估以保证在医学培训计划实施时的适宜性和质量。

6.3　信息技术

基本标准：

医学院必须有一项政策，使信息和通信技术能有效地用于教学领域并评估相关状况。

质量提高：

师生们应当能够利用信息和通信技术进行自学、获取信息、治疗管理病人及开展卫生保健工作。

注释：

- 关于涉及使用计算机、校内外网络以及其他信息和通信技术的政策应包括协调图书馆服务。
- 使用信息和通信技术还可以是循证医学教育及为学生准备继续教育和职业培训的内涵。

6.4　研究工作

基本标准：

医学院必须有一项促进建立科研和教育相互关系的政策，必须说明学院的科研设施及优先研究领域。

质量提高：

科研和教育活动之间的相互作用应该在课程计划和对现实教学的影响中反映出来，应当鼓励学生参加医学研究与开发，并为之提供方便。

6.5　教育专家

基本标准：

医学院必须有一项在医学教育及开发教学方法中使用教育专家的政策。

质量提高：

应该有联系教育专家的途径，并证实在师资培养和医学教育的学科研究中使用了医学教育专家。

注释：

- 教育专家是处理医学教育问题、过程和实践的专门人才，包括具有医学教育研究经历的医师、教育心理学家和社会学家等。它可由学院的某一教育单位提供，也可以从另一国家或国际机构获得。
- 医学教育科研研究的是教与学方法的有效性及学校学习的大环境。

6.6　教育交流

基本标准：

医学院必须有与其他教育机构合作及学分互认的政策。

质量提高：

应当提供适当资源促进教员和学生进行地区及国际交流。

注释：

- 学分互认可通过医学院之间积极的相互认可课程来实现。
- 其他教育机构包括其他医学院或公共卫生学院、其他系，以及其他卫生和卫生相关行业的教育机构。

7 教育计划评估

7.1 教育计划评估机制

基本标准：

医学院必须建立教育计划评估机制，以监督课程计划及学生学习进展，并保证能及时发现问题和解决问题。

质量提高：

教育计划评估应该涉及教学过程的背景、课程计划的特殊内容以及总体结果。

注释：

- 教育计划评估机制需要使用可靠而有效的方法和医学课程计划的基本资料。医学教育专家参与评估会更有助于较全面了解学校的医学教育质量的事实依据。
- 相关问题包括向课程委员会提出的问题。
- 教育过程的背景包括医学院的机构和资源，以及学习环境和文化氛围。
- 教育计划评估的特殊内容包括课程说明和学生成绩表现。
- 总体结果可通过如职业选择及毕业生成绩等指标来衡量。

7.2 教师和学生的反馈

基本标准：

必须系统地搜集、分析教师和学生的反馈并做出答复。

质量提高：

教师和学生应当积极参加教育计划评估的规划，并将评估结果用于计划改进。

7.3 学生成绩

基本标准：

学生成绩必须与课程计划及医学院的宗旨与目标联系起来分析。

质量提高：

学生成绩应该与学生背景、条件及入学资格联系起来分析，并且为负责学生录取、课程计划设计及学生咨询的委员会提供反馈信息。

注释：

- 学生成绩的测量包括平均学习期限、分数、考试及格与不及格率、完成学业率及留学率、学生对教学条件的看法的报告以及学生用于特别感兴趣领域的时间等方面的信息。

7.4 利益方的参与

基本标准：

医学院的管理层及师生必须参与教育计划评估。

质量提高：

应该使广泛的利益方获知课程和计划的评估结果，他们对课程计划的适宜性和改进的意见应当予以考虑。

注释：

- 广泛的利益包括教育和卫生保健机构的领导、社区代表、职业组织以及从事毕业后教育的工作者。

8　管理和行政

8.1　管理

基本标准：

必须明确医学院的管理机构和职能，包括他们在大学内的地位。

质量提高：

管理机构应该采取委员会模式，并有教学人员、学生及其他利益方的代表。

注释：

- 委员会模式可包括一个有权制订和管理医学课程计划的委员会。
- 大学内的关系及其领导结构应予明确说明，如果医学院是某大学的一部分或附属于该大学。
- 其他利益方包括卫生保健部门和社会公众。

8.2　学术领导阶层

基本标准：

必须明确说明医学院的学术领导阶层实施医学教育计划的职责。

质量提高：

应该根据办学宗旨及目标的完成情况定期评估学术领导阶层。

8.3　教育预算和资源配置

基本标准：

医学院必须有明确的方针规定教育计划和资源配置的责任与权力，包括专项的教育经费。

质量提高：

应该有足够的自主权以适当的方式管理资源，包括教员的报酬，以实现学院的整体目标。

注释：

- 教育预算视每所学院及每个国家的预算惯例而定。

8.4　行政管理人员及经营

基本标准：

医学院的行政管理人员必须能适合于实施学院的教育计划及其他活动，确保资源的良好经营及配置。

质量提高：

管理应该包括质量保障项目，经营管理应接受定期审核。

8.5　与卫生部门的相互作用

基本标准:

医学院必须与社会及政府的卫生及卫生相关部门形成建设性的相互关系。

质量提高:

与卫生部门的合作应当是正式有效的。

注释:

- 卫生部门包括公共的以及私立的卫生保健服务体系、医学研究机构等。
- 卫生相关部门依问题和当地结构而定,包括涉及健康促进与疾病预防(如负有环境、营养及社会职责)的机构及协调机构。

9　持续更新

基本标准:

作为呈动态发展的学院,医学院必须启动定期审查及更新机构与职能的程序,必须弥补已经证实的不足。

质量提高:

更新过程应该基于前瞻性研究及分析,应该根据以往经验、目前活动及未来远景,对医学院的政策和实线做出修正。要做到这些,应该处理如下事宜:

- 医学院的宗旨和目标要适应科学、社会经济和文化的发展。
- 根据经证实的毕业生将进入的环境所需,调整所要求的毕业生应具备的能力,这种调整应包括能够胜任毕业后的职责的临床技能及公共卫生培训,以及参与病人医护。
- 调整课程计划模式及授课方式,确保他们的适应性及相关性。
- 调整教学计划的组成及相互关系,以便与生物医学、行为医学、社会科学和临床科学的发展保持同步、与人口变化和人口健康/疾病谱以及社会经济和文化条件的变化相一致。这种调整应确保新的相关知识、概念和方法及时补充,而陈旧的应被去除。
- 根据教育目标、学习目的和方法完善考虑原则、方法及次数。
- 招生政策和录取方法要适应人们期望值和环境的变化,适应人力资源的需求以及医学前期课和教育计划要求的改变。
- 根据医学院不断变化的需要,调整教员的聘任政策。
- 根据医学院不断变化的需要更新教育资源,即招生数量、教员的规模及素质、教育计划和当代教育原则。
- 完善课程监督和评估。
- 改进组织结构完善管理原则,以适应不断变化的环境和医学院的需要,就长期来说,应使不同利益的群体获益。

附录3 全球医学教育最低基本要求

全球医学教育最低基本要求

1999 年 6 月 9 日，经纽约中华医学基金会（China Medical Board of New York，CMB）理事会批准资助，成立了国际医学教育专门委员会（Institute for International Medical Education，IIME）。该委员会的任务是为制定本科医学教育"全球最低基本要求"提供指导。2001 年 11 月，IIME 正式出台《全球医学教育最低基本要求》（又称最低标准）文件，为各国在医学教育标准方面的互认搭建了一个国际性平台。《最低基本要求》包括 7 个宏观的教学结果和能力领域：① 职业价值、态度、行为和伦理；② 医学科学基础知识；③ 沟通技能；④ 临床技能；⑤ 群体健康和卫生系统；⑥ 信息管理；⑦ 批判性思维和研究。

1. 职业价值、态度、行为和伦理

敬业精神和伦理行为是医疗实践的核心。敬业精神不仅包括医学知识和技能，而且也包括对一组共同价值的承诺、自觉地建立和强化这些价值，以及维护这些价值的责任等。医科毕业生必须证明他们已达到以下各点：

- 认识医学职业的基本要素，包括这一职业的基本道德规范、伦理原则和法律责任；
- 正确的职业价值包括：追求卓越、利他主义、责任感、同情心、移情、负责、诚实、正直和严谨的科学态度；
- 懂得每一名医生都必须促进、保护和强化上述医学职业的各个基本要素，从而能保证病人、专业和全社会的利益；
- 认识到良好的医疗实践取决于在尊重病人的福利、文化多样性、信仰和自主权的前提下，医生、病人和病人家庭之间的相互理解和关系；
- 用合乎情理的说理以及决策等方法解决伦理、法律和职业方面的问题的能力，包括由于经济遏制、卫生保健的商业化和科学进步等原因引发的各种冲突；
- 自我调整的能力，认识到不断进行自我完善的重要性和个人的知识和能力的局限性，包括个人医学知识的不足等；
- 尊重同事和其他卫生专业人员，并具有和他们建立积极的合作关系的能力；
- 认识到提供临终关怀，包括缓解症状的道德责任；
- 认识有关病人文件、知识产权的权益、保密和剽窃的伦理和医学问题；
- 能计划和处理自己的时间和活动，面对事物的不确定性，有适应各种变化的能力；
- 认识对每个病人的医疗保健所负有的个人责任。

2. 医学科学基础知识

毕业生必须具备坚实的医学科学基础知识，并且能够应用这些知识解决医疗实际问题。毕业生必须懂得医疗决定和行动的各种原则，并且能够因时、因事而宜地作出必要的反应。为此，医学毕业生必须掌握以下的知识：

- 人体作为一个复杂的、具有适应性的生物系统的正常结构和功能；
- 疾病发生时机体结构和功能的异常改变；
- 决定健康和疾病的各种重要因素和影响健康的危险因素，人类同自然和社会环境之间的相互影响；
- 维持机体平衡的分子、细胞、生化和生理机制；
- 人类的生命周期及生长、发育、衰老对个人、家庭和社会的影响；
- 急、慢性疾病的病因学和发生发展过程；
- 流行病学和卫生管理；
- 药物作用的原理和使用药物的原则以及不同治疗方法的效果；
- 在急、慢性疾病防治、康复和临终关怀中，恰当地采取生化的、药物的、外科的、心理的、社会的和其他各种干预措施。

3. 沟通技能

医生应当通过有效的沟通创造一个便于与病人、病人亲属、同事、卫生保健队伍及其他成员和公众之间进行相互学习的环境。为了提高医疗方案的准确性和病人的满意度，毕业生必须能够做到：

- 注意倾听，收集和综合与各种问题有关的信息，并能理解其实质内容；
- 会运用沟通技巧，对病人及他们的家属有深入的了解，并使他们能以平等的合作者的身份接受医疗方案；
- 有效地与同事、教师、社区、其他部门以及公共媒体之间进行沟通和交流；
- 通过有效的团队协作与涉及医疗保健的其他专业人员合作共事；
- 具有教别人学习的能力和积极的态度；
- 具有对有助于改善与病人及社区之间的关系的文化的和个人的因素的敏感性；
- 有效地进行口头和书面的沟通；
- 建立和妥善保管医疗档案；
- 能综合并向听众介绍适合他们需要的信息，与他们讨论关于解决个人和社会重要问题的可达到的和可接受的行动计划。

4. 临床技能

毕业生在诊断和处理病例中必须讲求效果和效率。为此，毕业生必须能够做到：

- 采集包括职业卫生等在内的相应病史资料；
- 进行全面的体格和精神状态检查；
- 运用基本的诊断和技术规程，对获得的观察结果进行分析和解释，确定问题的性质；
- 运用循证医学的原则，在挽救生命的过程中采用恰当的诊断和治疗手段；
- 进行临床思维，确立诊断和制订治疗方案；

- 识别危及生命的紧急情况和处理常见的急症病例；
- 以有效果的、有效率的和合乎伦理的方法，对病人作出包括健康促进和疾病预防在内的处理；
- 对病人的健康问题进行评价和分析，并指导病人重视生理、心理、社会和文化的各种影响健康的因素；
- 懂得对人力资源和各种诊断性干预、医疗设备和卫生保健设施的适宜使用；
- 发展独立、自我引导学习的能力，以便在整个职业生涯中更好地获取新知识和技能。

5. 群体健康和卫生系统

医学毕业生应当知道他们在保护和促进人类健康中应起的作用，并能够采取相应的行动。他们应当了解卫生系统组织的原则及其经济和立法的基础。他们也应当对卫生保健系统的有效果和有效率的管理有基本的了解。毕业生应当能证明他们已达到以下各点：

- 掌握对一个群体的健康和疾病起重要作用的生活方式、遗传、人口学、环境、社会、经济、心理和文化的各种因素的知识；
- 懂得他们在预防疾病、伤害和意外事故中，以及在维持和促进个人、家庭和社区健康中应起的作用和应能采取的行动；
- 了解国际卫生状况、具有社会意义的慢性病的发病和病死的全球趋势、迁移、贸易和环境等因素对健康的影响、各种国际卫生组织的作用等；
- 认识到其他卫生人员和与卫生相关的人员在向个人、群体和社会提供卫生保健服务中的作用和责任；
- 理解在健康促进干预中需要各方面共同负责，包括接受卫生服务的人群的合作和卫生保健各部门间的以及跨部门的合作；
- 了解卫生系统的各种基本要素，如政策、组织、筹资、针对卫生保健费用上升的成本遏制、卫生保健服务的有效管理原则等；
- 了解保证卫生保健服务的公平性、效果和质量的各种机制；
- 在卫生决策中运用国家、地区和当地的调查资料以及人口学和流行病学的资料；
- 在卫生工作中，当需要和适宜时乐于接受别人的领导。

6. 信息管理

医疗实践和卫生系统的管理有赖于有效的源源不断的知识和信息。计算机和通信技术的进步对教育和信息的分析和管理提供了有效的工具和手段。使用计算机系统有助于从文献中寻找信息，分析和联系病人的资料。因此，毕业生必须了解信息技术和知识的用途和局限性，并能够在解决医疗问题和决策中合理应用这些技术。毕业生应该能够做到以下各点：

- 从不同的数据库和数据源中检索、收集、组织和分析有关卫生和生物医学信息；
- 从临床医学数据库中检索特定病人的信息；
- 运用信息和通信技术帮助诊断、治疗和预防，以及对健康状况的调查和监控；
- 懂得信息技术的运用及其局限性；
- 保存医疗工作的记录，以便于进行分析和改进。

7. 批判性思维和研究

对现有的知识、技术和信息进行批判性的评价，是解决问题所必须具备的能力，因为医生如果要保持行医的资格，他们就必须不断地获取新的科学知识和新的技能。进行良好的医疗实践，必须具有科学思维能力和使用科学的方法。因此，医学毕业生应该能够做到以下几点：

- 在职业活动中表现出有分析批判的精神、有根据的怀疑、创造精神和对事物进行研究的态度；
- 懂得根据从不同信息源获得的信息在确定疾病的病因、治疗和预防中进行科学思维的重要性和局限性；
- 应用个人判断来分析和评论问题，主动寻求信息而不是等待别人提供信息；
- 根据从不同来源获得的相关信息，运用科学思维去识别、阐明和解决病人的问题；
- 理解在作出医疗决定中应考虑到问题的复杂性、不确定性和概率；
- 提出假设，收集并评价各种资料，从而解决问题。

总之，在完成本科医学教育学习时，毕业生应能显示出：

- 专业能力。这些专业能力将确保在所有环境中领会和关注病人的适应性，在卫生保健监控下提供最佳服务；
- 把对疾病和损伤处理的与健康促进和疾病预防相结合的能力；
- 团队中协作共事和在需要时进行领导的能力；
- 对病人和公众进行有关健康、疾病、危险因素的教育、建议和咨询的能力；
- 能认识自身不足以及自我评估和同行评估的需要，能进行自主学习和在职业生涯中不断自我完善的能力；
- 在维护职业价值和伦理的最高准则的同时，适应变化中的疾病谱、医疗实践条件和需求、医学信息技术发展、科技进步、卫生保健组织体系变化的能力。

参 考 文 献

[1] 文历阳. 医学导论 [M]. 北京：人民卫生出版社，2012.

[2] 张大萍，甄橙. 中外医学史摘要 [M]. 北京：中国协和科技大学出版社，2007.

[3] 陆志刚，胡盛麟，康玉堂. 医学导论 [M]. 北京：人民卫生出版社，1999.

[4] 沈胜娟，王悦. 医学导论 [M]. 上海：第二军医大学出版社，2010.

[5] 孙宝志. 临床医学导论 [M]. 北京：高等教育出版社，2013.

[6] 阮芳赋. 原始社会的医药卫生 [J]. 北京医学院学报，1977 (3)：189-191.

[7] 程之范. 西方古代医学 [J]. 中华医史杂志，1994，24 (1)：54-60.

[8] 廖育群. 印度医学经典《阇罗迦集》中的治疗方法 [J]. 中华医学杂志，1997，27 (2)：114-118.

[9] 文历阳. 21 世纪医学发展趋势 [J]. 医学与社会，2000，13 (1)：1-2.

[10] 罗长坤. 当前生物医学发展趋势与特征 [J]. 医学与哲学，2011，32 (2)：1-4.

[11] 任应秋. 中医学发展概述 [J]. 黑龙江中医药，1982，(1)：1-4.

[12] 吴忠道. 基础医学课程导读 [M]. 北京：中国医药科技出版社，2010.

[13] 文历阳. 医学导论（第 3 版）[M]. 北京：人民卫生出版社，2012.

[14] 孙宝志. 临床医学导论（第 3 版）[M]. 北京：高等教育出版社，2007.

[15] 程书钧，方福德. 基础医学发展现状及前沿发展方向 [M]. 北京：科学出版社，2010.

[16] 邓世雄. 基础医学概论 [M]. 北京：人民卫生出版社，2012.

[17] Zubair Amin, Khoo Hoon Eng. 医学教育精要（中文翻译版）[M]. 北京：科学出版社，2008.

[18] 陈季强. 基础医学教程导论 [M]. 北京：科学出版社，2004.

[19] 邹飞. 预防医学导论 [M]. 北京：人民卫生出版社，2010.

[20] [美] 洛伊斯·N. 玛格纳著，刘学礼译. 医学史（第二版）[M]. 上海：上海人民出版社，2009.

[21] 陈文彬，潘祥林. 诊断学 [M]. 北京：人民卫生出版社，2009.

[22] 陆再英，钟南山. 内科学 [M]. 北京：人民卫生出版社，2008.

[23] 吴在德，吴肇汉. 外科学 [M]. 北京：人民卫生出版社，2008.

[24] 乐杰. 妇产科学 [M]. 北京：人民卫生出版社，2008.

[25] 沈晓明，王卫平. 儿科学 [M]. 北京：人民卫生出版社，2008.

[26] 沈洪. 急诊医学 [M]. 北京：人民卫生出版社，2008.

[27] 杨秉辉，祝墡珠. 全科医学导论 [M]. 上海：复旦大学出版社，2006.

[28] 医师资格考试指导用书专家编写组. 临床执业医师实践技能应试指南 [M]. 北京：人民卫生出版社，2012.

[29] 北京协和医学院，CMB 公共卫生教育改革考察团总结报告 [R/OL]. 2012. http://chinamedicalboard. org/sites/chinamedicalboard. org/files/sph _ study _ tour _ report. chinese. pdf.

[30] 徐善东，张拓红，赵鸿雯. 公共卫生人才全球化视野的内涵与培养[J]. 中国卫生政策研究，2013，6(4)：51-55.

[31] 马司宇，张哲，陶婧婧，等. 美国公共卫生教育的启示[J]. 上海交通大学学报(医学版)，2013，3(2)：240-244.

[32] 刘移民，林爱华. 美国公共卫生教育的现状与优势[J]. 中国高等医学教育，2000，(6)：42-44.

[33] Frenk J, Chen L, Bhutta AZ, et al. Health professionals for a new century：transforming education to strengthen health system in a interdependent world [J]. The Lancet Chinese Edition，2011，5(4)：286-321.

[34] Kichbusch I, Lister G. European perspectives on global health：A policy glossary [R]. Brussels：European Foundation Centre，2006.

[35] 姚站馨，裘著革. 国内外公共卫生专业硕士(MPH)教育现状及发展启示[J]. 解放军预防医学杂志，2011，29(6)：459-463.

[36] 王绍光. 中国公共卫生的危机与转机[N/OL]. 2007. http：//lingli. ccer. edu. cn/he 2007/wangshaoguang. htm

[37] 陈可莉，马骁，张建新，等. 关于"公共卫生教育基本要求"认知和态度的调查[J]. 现代预防医学，2009，36(1)：62-67.

[38] 杨克敌. 环境卫生学(第七版) [M]. 北京：人民卫生出版社，2012.

[39] 孙贵范. 职业卫生与职业医学(第七版)[M]. 北京：人民卫生出版社，2012.

[40] Robert EM, John H D, Jytte M C, et al. Risk assessment for occupational exposure to chemicals-A review of current methodology(IUPAC Technical Report). Pure Appl Chem. 2001，73：993. 1031.

[41] 林嗣豪，王治明，唐文娟，等. 职业危害风险指数评估方法的初步研究[J]. 中华劳动卫生与职业病杂志，2006，24(12)：769-771.

[42] 杜燮炜，王丹，李文捷译. 基本职业卫生-风险评估[J]. 中华劳动卫生与职业病杂志，2009，27(2)：108-110.

[43] 徐国，刘向阳，万青. 职业卫生分类及量化分级管理工作探索[J]. 职业与健康，2007，23(22)：2035-2037.

[44] GBZ/T 196-2007. 建设项目职业病危害预评价技术导则[S].

[45] 杨乐华. 定量分级法在建设项目职业病危害控制效果评价中的应用[J]. 中国卫生工程学，2006. 5(1)34-36.

[46] GBZ2. 1-2007. 工作场所有害因素职业接触限值第1部分：化学有害因素[S].

[47] GBZ 230-2010. 职业性接触毒物危害程度分级[S].

[48] 李金奎，邵华，张志虎，等. 职业卫生的发展状况及前景展望[J]. 中国职业医学，2008，35(2)：151～153.

[49] [美]安妮·马克苏拉克著. 杜承达等译. 废弃物处理——减少全球废弃物[M]. 北京：科学出版社，2011.

[50] 李立明. 流行病学[M]. 第5版. 北京：人民卫生出版社，2006.

[51] 傅华. 高血压自我管理[M]. 第2版. 上海：复旦大学出版社，2012.

[52] 曾光主译. 流行病学原理[M]. 第1版. 北京：中国协和医科大学出版社，2009.

[53] Johns T, Jaar BG. U. S. Centers for Disease Control and prevention launches new chronic kidney disease surveillance system website. BMC Nephrol 2013,14:196.

[54] Talan DA, Moran GJ. Infectious disease/CDC update. Update on emerging infections: news from the Centers for Disease Control and Prevention. Ann Emerg Med 2013,62:269-270.

[55] Iskander J, Ari M, Chen B, Hall S, Ghiya N, Popovic T. Public Health Grand Rounds at the Centers for Disease Control and Prevention: Evaluation Feedback From a Broad Community of Learners. J Public Health Manag Pract 2013.

[56] Ikram MS, Powell CL, Bano RA, Quddus AD, Shah SK, Ogden EL, et al. Communicable disease control in Afghanistan. Glob Public Health 2013.

[57] Baker MC, Krotki K, Sankara DP, Trofimovich L, Zoerhoff KL, Courtney L, et al. Measuring treatment coverage for neglected tropical disease control programs: analysis of a survey design. Am J Epidemiol 2013,178:268-275.

[58] Torgerson PR. One world health: socioeconomic burden and parasitic disease control priorities. Vet Parasitol 2013,195:223-232.

[59] Karen Glanz, Frances Marcus Lewis, Barbara K. Rimer. Health Behavior and Health Education. 4th. Jossey-Bass, 2008.

[60] Randall R. Cottrell, James T. Girvan, James F. McKenzie. Principles & Foundations of Health Promotion and Education. 4th ed. Pearson Benjamin Cummings, 2007.

[61] 马骁. 健康教育学[M]. 北京：人民卫生出版社，2004.

[62] 常春. 健康教育与健康促进[M]. 北京：北京大学医学出版社，2010.

[63] 黄敬亨. 健康教育学[M]. 第5版. 上海：复旦大学出版社，2011.

[64] 杨廷忠. 健康教育理论与方法[M]. 杭州：浙江大学出版社，2004.

[65] 郑振佺，霍建勋. 健康教育学——案例版[M]. 北京：科学出版社，2008.